みんなの麻酔科学

麻酔科医は手術室の内科医だ

稲田英一 著

順天堂大学医学部
麻酔科学・ペインクリニック講座主任教授

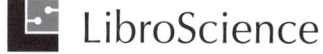

謹 告

　本書に記載されている診断法・治療法に関しては、発行時点における最新の情報に基づいて、正確を期するよう最善の努力を払っております。しかしながら、医学・医療の進歩により記載された内容が正確かつ完全でなくなる場合も生じます。実際の診断・治療に際しましては、医薬品添付文書や機器・器具の説明書で確認されるようお願いいたします。

　本書に示した診断法・検査法・治療法(医薬品、適応疾患)を患者に適用して不都合が生じた場合、著者ならびに出版社はその責を負いかねますのでご了承ください。

商標、登録商標について

　本書に記載されている製品名、商品名などはそれぞれ各社の商標または登録商標です。

序　文

　麻酔科における臨床研修は、選択必修科目となっており、1～2か月の研修が行われるのが通常である。麻酔科研修は、将来麻酔科専門医を目指すものだけでなく、外科系診療科や、内科系診療科に進む医師にとっても、有用なものである。麻酔科研修で学ぶ気道の評価や気道管理、人工呼吸や酸素療法などの呼吸管理、血圧コントロールや不整脈治療などの循環管理、輸液・輸血などの体液管理などの全身管理は、プライマリケアと言えるものであり、どの診療科においても必要なものだからである。バイタルサインやモニターから得られる情報を理解、統合、判断し、治療に結びつけることも重要な要素である。技術的に見ても、バッグ-マスクによる用手換気、気管挿管、静脈路確保や動脈カテーテル挿入、腰椎穿刺など基本的な技術を学ぶことができる。これら基本的技術は、心肺蘇生においても重要なものである。

　1か月で学べることは、おそらく想像以上に多い。麻酔科の特徴は、新生児から超高齢者まで幅広く、また外科系診療科の手術全てに対応することである。高血圧、虚血性心疾患、不整脈、慢性閉塞性肺疾患、気管支喘息、糖尿病、腎機能不全などの重大な合併症をもつ患者を術前回診において評価し、適切な術中、術後管理をする必要がある。内科的な基礎知識を周術期において応用する必要がある。手術に伴う急性痛に対して、区域麻酔や、非ステロイド性抗炎症薬、オピオイドをどのように組み合わせて使用していくかなど鎮痛療法の基礎を学ぶこともできる。

本書では、内科医志望の研修医を主人公に、二人のチューターが半月ずつみっちりとトレーニングをするという形式をとっている。初期研修医が担当するであろう症例を中心に設定をした。失敗談など含め、研修医が実際に体験するエピソードを多く取り上げている。

　臨床研修医のみなさんには、是非、楽しみながら学んでいただきたいと思っている。また、臨床研修医を指導する先生方には、問答形式の中に日常における教育のヒントを得ていただければと考えている。

2015年3月吉日

稲田 英一

contents

研修 1 日目

【初日オリエンテーション】

一般生活3か条と麻酔科研修3か条 ……………………………… 1

【一般生活3か条】

1. 自分の健康管理をしっかりとすること。
2. 患者さんや同僚、メディカルスタッフらとのコミュニケーションをよくすること。
3. 遅刻をしないこと。

【麻酔科研修3か条】

1. 症例一例一例を大切にすること。
2. 自主的に麻酔・周術期管理計画を立てること。
3. 準備を怠りなくすること。

【術前回診前】

術前回診に行く前に……………………………………………… 8

1. 申し込み書、診療録の確認をすること。
2. 必ず上級医師と相談すること。

【術前面接】

患者さんとの術前面接…………………………………………… 10

1. 良い患者-医師関係を短時間で築け。そのためには気持ちの良い挨拶と自己紹介が大切。
2. 患者さん自身の言葉で語ってもらおう。

Self Study Tips 01　気管支喘息の重症度評価　15
Self Study Tips 02　気管支喘息のコントロール状態の評価　16
Self Study Tips 03　気管支喘息の治療ステップ　17

【インフォームドコンセント】

麻酔のインフォームドコンセントを取得する ………………… 18

1. わかりやすい簡単な言葉で説明せよ。
2. 麻酔法の短所と長所を詳しく説明せよ。

3 患者さんの不安を取り除け。
4 身体所見は手際よく、気道の評価をしっかり行え。
5 「何か質問はありませんか？」と質問し、質問がないことを確認せよ。
Self Study Tips 04　術前評価項目　27

【自　習】
麻酔薬とラリンジアルマスクの勉強……………………………… 33
1 麻酔薬の適応と麻酔薬の禁忌を知ろう。
2 麻酔薬必要量は年齢、全身状態、併用薬で変化する。
3 ラリンジアルマスクなどの声門上器具の適応と禁忌を理解しよう。
Self Study Tips 05　吸入麻酔薬の体内への取り込み　37

研修 2 日目

【麻酔器の始業点検と薬物の準備】
麻酔器と麻酔薬の準備……………………………………………… 38
1 麻酔器の始業点検は確実に実施せよ。
2 薬物準備はダブルチェック。薬物名、濃度を記載せよ。

【術前カンファレンス】
石田教授の術前カンファレンス…………………………………… 52
1 プレゼンテーションは簡潔に行え。
2 重要度の高い問題点に時間をかけろ。
3 プランB、プランCまで準備せよ。
4 術前投与薬、中止薬について把握せよ。
5 術後肺合併症発生率を減少させるためには少なくとも8週間は禁煙させよ。
Self Study Tips 06　高血圧患者の術前評価　58
Self Study Tips 07　喫煙と疾患との関係　59
Self Study Tips 08　術後肺合併症発生率上昇に関与する因子　60

【患者さん入室、麻酔導入】
基本的モニタリング装着、静脈路確保、麻酔導入……………… 61
1 基本的モニタリングを装着し、バイタルサインを確認せよ。

2 静脈路確保成功の第一歩は、よい静脈を見つけること。
3 適切なサイズのラリンジアルマスクを選択せよ。
4 ラリンジアルマスクの位置はカプノグラム、陽圧をかけたときの胸郭の動き、リークで判断せよ。
Self Study Tips 09 酸素解離曲線（ODC） 77

WHOチェックリスト ………………………………………… 78
1 WHOのチェックリストを覚え、実行せよ。
2 指示は復唱せよ。
3 薬物投与量指示や実施時には単位をつけよ。
4 麻薬は呼吸抑制作用を持つ。
Self Study Tips 10 換気調節系 84
Self Study Tips 11 ターニケット使用時の注意 85

【麻酔維持】

麻酔維持：酸素消費量と体内の酸素備蓄量 ………………… 86
1 体は常に酸素を必要とするが、酸素備蓄量は少ない。
2 成人の安静時分時酸素消費量は 2〜3mL/kg である。
Self Study Tips 12 酸素に関する主な指標 90

麻酔維持：術中血圧上昇の鑑別診断 ………………………… 92
1 周術期血圧上昇の鑑別診断リストを作成せよ。
2 ターニケット使用で血圧が上がり、解除で血圧低下が起こる。
3 外科医の言葉を麻酔科医の言葉に翻訳して、理解、行動せよ。
Self Study Tips 13 術中血圧上昇時のチェックリストと対応 97

【手術終了、覚醒】

麻酔からの覚醒と抜管 ………………………………………… 98
1 揮発性麻酔薬のほとんどは呼気中に排泄される。
2 術後鎮痛は術中から始めよ。
3 覚醒したからといって安心するな。

【明日の術前回診】

婦人科腹腔鏡補助下手術、術前回診、IV-PCA ……………… 108
1 術前の気道評価を怠ってはならない。
2 経静脈患者管理鎮痛法(IV-PCA)は術後鎮痛法として有用である。
3 IV-PCAを有効に利用するには、患者の理解が不可欠である。

- Self Study Tips **14** アレルギー歴評価における注意点　109
- Self Study Tips **15** 術後悪心・嘔吐（PONV）の危険因子　119
- Self Study Tips **16** 術後悪心・嘔吐のリスクスコアと対応アルゴリズム　120

【自　習】
二酸化炭素産生量 ……………………………………… 121
1. 二酸化炭素産生量は代謝率や気腹など外部からの二酸化炭素投与で変化する。
2. 動脈血二酸化炭素分圧は二酸化炭素産生量に比例し、肺胞換気量に反比例する。
- Self Study Tips **17** 動脈血二酸化炭素分圧が上昇する要因　124

研修 **3** 日目

【術前準備】
全静脈麻酔（TIVA）のための麻酔準備 ……………… 125
1. 気道確保のための器具は念入りに準備、点検せよ。
2. BISモニターは脳波を用いて鎮静度を評価する。
3. レミフェンタニルを0.1～1.0μg/kg/minで持続投与する。
4. プロポフォールはTCIポンプを用いて投与する。

【術前カンファレンス】
腹腔鏡手術における注意点 …………………………… 133
1. 気腹に用いられた二酸化炭素は血中に吸収される。
2. 気腹と体位変換時には換気量の調整をすべし。

【麻酔導入、気管挿管】
麻酔導入、気管挿管 …………………………………… 136
1. 静脈路確保は狙いを定めてから自信をもってやれ。
2. 針刺し事故を起こさないように注意せよ。
3. 三方活栓の使い方に慣れろ。
4. 気管挿管は嗅ぐ姿勢で行え。
5. 喉頭鏡ブレードはそっと力を入れずに進めろ。
6. 気管チューブの位置が確認できるまでは、気管挿管に成功したことにはならない。

【気腹の開始】

気腹の影響 ………………………………………………………… 151

1. 気腹時は換気量、酸素化、二酸化炭素排泄に注意せよ。
2. ソーダライムは早めの交換が安全。

Self Study Tips 18 ソーダライム　155

Self Study Tips 19 周術期高二酸化炭素症の原因　156

【抜　管】

手術終了、覚醒、筋弛緩薬の拮抗、抜管 ……………………… 157

1. 術中に十分に効果部位オピオイド濃度を上げてからIV-PCAを開始せよ。
2. 吸気の加温・加湿には人工鼻が有用である。
3. 気管吸引は慎重に行え。
4. 筋弛緩の程度に応じてスガマデクスの投与量を調整せよ。

【術後回診と術前回診】

術後回診、肩関節手術の術前回診 ……………………………… 165

1. 自分の麻酔を見直すために術後回診は有用である。
2. 術後回診で思わぬ麻酔合併症がみつかることがある。

Self Study Tips 20 術後回診における注意点　167

【自　習】

デスフルラン ……………………………………………………… 168

1. デスフルランは麻酔維持にのみ用いられる。
2. 血液/ガス分配係数が小さく、覚醒は迅速である。
3. 用量依存性の血圧低下を起こす。
4. 急激な濃度上昇で血圧上昇、心拍数増加が起こる。
5. 用量依存性の呼吸抑制作用を持つ。
6. 体内でほとんど代謝されない（0.02％）。

研修**4**日目

術前カンファレンス、麻酔導入、気管カフ注入の意味と注意点
………………………………………………………… 172

1. 手術部位によりモニターや静脈路の位置を工夫しよう。

2 エアリークを防ぐためにカフに空気を注入する。
3 カフへの空気の注入量が多いと、気管粘膜のびらん、浮腫、狭窄を起こす。
4 体位変換により血圧が低下する。
Self Study Tips 21 危険な低血圧　179
Self Study Tips 22 周術期血圧低下の鑑別診断　180

術中の低体温の予防、高体温 …………………………………… 182
1 術中は低体温になることが多い。
2 麻酔は体温調節機構を障害する。
3 低体温には多くの有害作用がある。
4 低体温の予防は大切である。
5 輸液・輸血の加温器、人工鼻、温風対流式ブランケットなどを活用せよ。
Self Study Tips 23 術中の体温低下の原因　189
Self Study Tips 24 低体温の悪影響　190
Self Study Tips 25 周術期の高体温の原因　191

【麻酔からの覚醒と麻酔後回復室】

麻酔後回復室におけるシバリング …………………………………… 192
1 手術が終了したからといって麻酔管理は終わらない。
2 シバリングは患者にとって最も不快な周術期の体験である。
3 シバリングの治療にペチジンは有効である。

先輩からの教え …………………………………………………… 194
1 適切な麻酔法はいくつもある。問題はそれを選択した理由だ。
2 薬物投与は患者の反応、モニターを観察しながら行え。
Self Study Tips 26 手術部位と麻酔法の選択の概略　198

【術前回診】

糖尿病と高血圧を合併した肥満患者の股関節全置換術 …… 201
1 ARBは手術前日に中止せよ。
2 糖尿病患者では血糖値コントロールのほか、三大合併症の評価をせよ。
3 経口血糖降下薬は手術前日に中止せよ。
4 自己血貯血がある患者の輸血計画を立てておけ。

Self Study Tips 27 糖尿病患者の術前評価のポイント　203
Self Study Tips 28 硬膜外麻酔　205

【自　習】

肺血栓塞栓症のリスクと予防……………………………………　206
1. 手術、患者要因を考慮して肺血栓塞栓症の予防を行え。
2. 抗凝固療法を実施している場合の硬膜外カテーテルの挿入と抜去に注意せよ。

研修 **5** 日目

【麻酔準備と術前カンファレンス】

腰部硬膜外麻酔の実施位置、低血圧の治療……………………　211
1. 硬膜外麻酔をするときは、手術術式から挿入部位を考慮せよ。
2. 術中と術後で局所麻酔薬を使い分けよ。
3. 局所麻酔薬中毒の予防と治療について理解せよ。
4. 硬膜外麻酔による低血圧への対処を理解せよ。
5. 側臥位の取り方のポイントを理解しよう。

【硬膜外麻酔】

硬膜外麻酔の実際…………………………………………………　216
1. 硬膜外麻酔の成功の鍵は体位の取り方である。
2. 脊椎の構造をイメージし、椎間を選択せよ。
3. 抵抗消失法をマスターせよ。
4. テストドーズを投与せよ。

硬膜外麻酔後の全身麻酔の導入…………………………………　224
1. 硬膜外麻酔後の全身麻酔では低血圧が起こりやすい。
2. 臓器血流量の自己調節能について理解せよ。

Self Study Tips 29 臓器血流量の自己調節　229

麻酔維持と麻酔からの覚醒………………………………………　230
1. 輸血の方法について理解せよ。
2. 輸血用血液の加温は体温低下防止のために重要である。
3. 輸血のトリガーと、輸血の効果の予測法について理解せよ。

Self Study Tips 30 自己血輸血の方法　238

研修 6，7 日目

ウィークエンドはゆっくり休め！ ……………………………… 239
1. 週末はゆっくり休んで気分転換をせよ。
2. まとまった勉強は週末が一番。

研修 8 日目

【麻酔準備と術前カンファ】
患者と手術のリスク層別化 ……………………………………… 242
1. 患者と手術のリスクを評価して、リスクを層別化せよ。
2. 心筋虚血発見に有効な心電図誘導を選択せよ。
3. 糖尿病患者では血糖値の測定を行え。

【麻酔導入】
眼球心臓反射 ……………………………………………………… 247
1. 眼球心臓反射が起きたら、直ちに外科医に伝えよ。
2. 眼球心臓反射の治療にはアトロピンを静注せよ。

Self Study Tips 31　眼球心臓反射（oculocardiac reflex）　251

【宿　題】
徐脈の原因 ………………………………………………………… 253
1. 徐脈が起きたときの緊急性を判断せよ。
2. 徐脈の際の調律をチェックせよ。
3. 原因に応じた治療を行え。

Self Study Tips 32　徐脈が起きた場合の対応　255

研修 9 日目

区域麻酔と抗凝固薬・抗血小板薬 ……………………………… 256
1. 出血傾向がある患者では、神経軸麻酔は禁忌である。
2. ワルファリンは術前4〜5日前に中止し、ヘパリン持続静注に切り替えよ。
3. ラリンジアルマスクには適切な量の空気を注入せよ。

研修 10 日目

甲状腺疾患患者の術前評価……………………………………… 262
1. 甲状腺疾患患者では甲状腺機能が正常化されているかを確認せよ。
2. 大きな甲状腺腫瘍では気管偏位があり挿管が難しいことがあるので注意せよ。
3. 術後合併症として、反回神経麻痺、低カルシウム血症、出血などに注意せよ。

甲状腺手術の麻酔と気道管理……………………………………… 264
1. 頭頸部手術では気道管理に細心の注意を払え。
2. 頭位により気管チューブの位置は変わる。

研修 11 日目

冠動脈疾患、冠動脈ステント挿入患者の経尿道的膀胱腫瘍切除術
……………………………………………………………… 267
1. 心房細動では、抗凝固と心拍数のコントロールに注意せよ。
2. 冠動脈ステント挿入患者では、ステントの種類、部位、挿入期間、抗血小板薬の管理に注意せよ。
3. 閉鎖神経ブロックの手技を身につけよう。

Self Study Tips 33　冠動脈ステント（DES と BMS）挿入患者における抗血小板療法　272
Self Study Tips 34　心房細動への対応　273
Self Study Tips 35　閉鎖神経ブロック（obturator nerve block）　274

研修 12 日目

口腔外科症例、経鼻挿管……………………………………… 275
1. 経鼻挿管の適応や禁忌、合併症を理解しよう。
2. 経鼻挿管に必要な器具や薬物を覚えよう。

研修 13 日目

妊婦の生理学の学習……………………………………… 281
1. 妊婦では胎児を養うために酸素消費量、心拍出量、換気量が増加する。
2. 循環血液量が増加し、凝固因子活性が上昇する。
3. 仰臥位低血圧症候群に気を付けろ。

研修 14 日目

脊髄くも膜下麻酔の学習……………………………………… 284
1. 脊麻は単純だが、奥が深い。
2. 麻酔高のコントロールが重要。
3. 低血圧、徐脈に注意。

Self Study Tips 36　脊髄くも膜下麻酔　287
Self Study Tips 37　脊髄くも膜下麻酔の合併症　289
Self Study Tips 38　帝王切開に対する神経軸麻酔法の差　290

研修 15 日目

予定帝王切開術、脊髄くも膜下麻酔……………………………… 291
1. 脊麻には高比重ブピバカインとフェンタニル、モルヒネの混合液を用いる。
2. 仰臥位低血圧症候群を避けるために子宮の左方移動を行う。
3. 昇圧薬にはフェニレフリン、エフェドリンを投与する。

研修 16 日目

小児麻酔、仙骨硬膜外麻酔……………………………………… 300
1. 緩徐導入は、患者の反応を見ながら慎重に行え。
2. 仙骨硬膜外麻酔実施時は気道確保、バイタルサインの変化に注意せよ。

研修 **17** 日目

肥満と睡眠時無呼吸症候群………………………………… 307
1. 肥満に伴う生理学的な変化を理解せよ。
2. 睡眠時無呼吸症候群では鎮静薬、オピオイド投与に注意せよ。
3. 肥満患者は仰臥位、全身麻酔では酸素化が悪化しやすい。
4. 全身麻酔でFRCが減少する。

研修 **18** 日目

脊椎手術、初めての腹臥位、動脈カテーテル挿入………… 317
1. 腹臥位をとる際には細部まで注意を払え。
2. 動脈カテーテルは一発で入れろ。
3. 出血に対しては速やかに対応せよ。

研修 **19** 日目

申し送り、緊急手術、イレウス、術中の尿量減少、酸素化の悪化
………………………………………………………………… 324
1. Handoverは安全のために大切である。
2. 予想出血量、術前血算、体重、全身状態などに応じて輸血準備をせよ。
3. フルストマックで全身麻酔が必要なら気道確保の容易さを考慮して、迅速導入あるいは意識下挿管するかを決めよ。
4. PaO_2はFiO_2を考慮して判断せよ。
5. ドパミンなどの投与量が計算できるようにせよ。
6. 抜管の基準を理解せよ。

Self Study Tips **39** 抜管の基準例 341

研修 20 日目

カテコラミンの学習 ……………………………… 342
1. カテコラミンはそれぞれ異なるアドレナリン作用性受容体に作用する。
2. カテコラミンは用量依存性に血行動態を変化させる。
3. カテコラミンに対する反応は個人差が大きい。

研修 21 日目

片肺麻酔の学習 ……………………………… 346
1. 術後せん妄は高齢者で起こりやすい。
2. 片肺麻酔の適応を理解しよう。
3. 低酸素性肺血管収縮の意義を理解しよう。

Self Study Tips 40　片肺麻酔（一側肺換気）の適応　348

研修 22 日目

気胸手術、片肺麻酔、低酸素血症 ……………………………… 349
1. 胸部硬膜外麻酔は正中法と傍正中法がある。
2. 一側肺換気の合併症とその対処法を覚えよう。
3. 低酸素性肺血管収縮を抑制する要因を把握しよう。

Self Study Tips 41　低酸素性肺血管収縮（HPV）　359

研修 23 日目

小児緊急手術 ……………………………… 360
1. 小児では気管チューブの太さをあらかじめ計算しておけ。
2. 小児では術前に体重あたりで計算しておけ。
3. 成人と体重では薬物の投与量が異なるので注意せよ。

Self Study Tips 42　心室中隔欠損症（VSD）　368

研修 **24** 日目

内視鏡下腎臓摘出術、気道内圧上昇、高二酸化炭素症 …… 369
1. 高血圧の服用薬には注意せよ。
2. 血糖値コントロールは緩めが安全。
3. 術前腎機能評価は大切である。
4. End-tidal CO_2 の測定意義を理解せよ。

研修 **25** 日目

耳下腺腫瘍手術、顔面神経刺激 ………………………… 379
1. ステロイド服用患者ではステロイドカバーを考慮せよ。
2. 術中の神経刺激を行う場合は筋弛緩薬投与を控えろ。
3. 神経筋モニタリングを使いこなせ。

研修 **26** 日目

肝疾患患者の麻酔 ………………………………………… 384
1. 肝機能は合成能、解毒能など多面的に評価せよ。
2. 肝血流について理解せよ。
3. 肝機能低下患者における注意点を理解せよ。
4. 肝機能低下患者では凝固障害、血小板減少症を伴うことがあるので輸血療法は重要である。
5. 薬物作用の遷延により覚醒遅延を起こすことがある。
6. 覚醒遅延の要因を理解せよ。

研修 **27** 日目

困難気道に対応するためのアルゴリズム ……………… 393
1. 困難気道に対応するためのアルゴリズムを理解せよ。

研修 28 日目

麻酔関連偶発症 ……………………………………………… 398
1. 手術中の心停止の原因としては、危機的出血、気道管理不適切、麻酔薬の誤投与・過量投与、高位脊髄くも膜下麻酔が重要である。
2. さまざまなタイプのショックに対応する必要がある。

Self Study Tips 43 アナフィラキシーショックの治療　400

研修 29 日目

脳腫瘍手術、髄膜腫、頭蓋内圧の管理 ……………………… 401
1. 脳外科手術においては頭蓋内圧（ICP）の管理が大切である。
2. 脳潅流圧の理解なしには脳外科手術の管理はできない。

研修 30 日目

無痙攣通電療法（ECT） ………………………………………… 408
1. ECTでは、気道確保の準備が大切である。
2. ECTでは、プロポフォールあるいはチオペンタール、スキサメトニウムを準備せよ。
3. ECTでは頻脈や高血圧など大きな血行動態変化が起こりうる。

レジデント歓送会 ……………………………………………… 415

あとがき ………………………………………………………… 421

index …………………………………………………………… 423

研修1日目【初日オリエンテーション】

一般生活3か条と麻酔科研修3か条

Key messages

【一般生活3か条】

1 自分の健康管理をしっかりとすること。
Be in good health.

2 患者さんや同僚、メディカルスタッフらとのコミュニケーションをよくすること。
Keep good communication.

3 遅刻をしないこと。
Be punctual.

【麻酔科研修3か条】

1 症例一例一例を大切にすること。
Every single case is important.

2 自主的に麻酔・周術期管理計画を立てること。
Make your own management plan.

3 準備を怠りなくすること。
Prepare for everything.

　初期研修医の安部先生。今月は麻酔科研修です。つい数か月前まではまだ医学生。医師免許を取得したとはいえ、まだまだ不安がいっぱいです。新しい診療科のローテーションの開始となると、さらに不安が増します。でも、やる気は十分。麻酔科ローテーション前に1週間だけだけれど、学生時代のノートや教科書を読んで麻酔の勉強をしました。きっとなんとかなるさと、自分を励ましながら、病院に向かいました。

　今日は、まずはオリエンテーション。麻酔科医の仕事とは何か、麻酔や麻酔科医の大切さなどについての話を石田教授に聞き

ました。

　石田教授の言葉で印象に残ったのは、学生なら試験で60点取れば合格だけれど、臨床の現場では100点を取らなければならないということでした。たとえ研修医でも、患者さんから見れば、頼りになるお医者さんです。命を託されていると言ってもいいのです。いつも、試験はぎりぎりで通ってきた安部先生。「やっぱり俺には無理！」と思いましたが、これはどの診療科に行っても同じことと覚悟を決めました。もう一つ印象に残ったのは、何かあったらいつでもチューターや指導医に相談しなさいということでした。大したことでないと思っても、質問してくれたほうがいい、相談してくれたほうがいいと言われました。最初の2週間は、日本麻酔科学会専門医の加藤先生がチューターとして指導してくれるということでした。次の2週間は、日本麻酔科学会指導医の山元先生がチューターになってくれるということでした。それを聞いて、安部先生はちょっと安心しました。一番怖いのは一人ぼっちで悩むことでしたから。高木、星野という研修医仲間もいます。

▶生活の3か条

　石田教授から生活上の3か条を守ってほしいとも言われました。本当はもっとたくさんあるけれど、3つくらいなら守れそうだから、その3つをしっかりと頭に叩き込んでおいてくれと言われました。

> ① 自分の健康管理をしっかりとすること。
> ② 患者さんや同僚、他診療科の医師、メディカルスタッフらとのコミュニケーションをよくすること。
> ③ 遅刻をしないこと。

●自分自身の健康管理

　患者さんの治療を十分にするには、まず自分が健康であることが大切です。睡眠を十分にとり、疲れを貯めないようにと言われ

ました。睡眠不足や疲労は、集中力を低下させ、医療事故を起こす危険があることや、自分自身の針刺し事故なども起こす要因になると言われました。患者さんのためにも、自分自身のためにも、健康管理は重要だと言われました。

● 円滑なコミュニケーション

　コミュニケーションをとることは、どのような社会的場面でも大切です。安全に、円滑に診療をこなしていくためには、良好なコミュニケーションは欠かせません。笑顔も大切です。深刻な場面では、深刻な表情も大切です。危機的な場面では、いくらどきどきしていても、冷静にふるまわなければなりません。状況に合った態度が大切だと言われました。患者さんやその家族とのコミュニケーションエラーは、医療訴訟にもつながりかねません。とにかく、周囲の人との和を保たなければ、チーム医療は成り立ちません。

● 遅刻厳禁

　遅刻は厳禁です。それだけで、信用を失います。遅刻しないことが一番ですが、遅刻しそうになったらきちっと連絡をすることが大切です。業務上の支障だけでなく、ほかの人がその人のことを心配しなくてすみます。

▶ 麻酔科研修の3か条

　さらに、麻酔診療上の3か条も守ってほしいと言われました。これもたくさんある中のほんの3つだそうです。そのためには、麻酔の流れを理解しておくようにと言われました。

> ① 症例一例一例を大切にすること。
> ② 自主的に麻酔・周術期管理計画を立てること。
> ③ 準備を怠りなくすること。

● 一例一例の症例を大切に

一人一人の患者さんはみな特別だから大切に扱うようにと言われました。患者さんは、決して one of them ではなく、special な存在として、尊厳をもって扱われることを望んでいることをよく理解しておくようにと言われました。そのために、患者さんと話をするときは、できるだけ患者さんの名前を呼ぶようにすることが、信頼感を得るためにも重要だと言われました。そうした態度をとらないと、特別な存在である患者さんがただの「患者さん」となり、自分自身もただの「麻酔の先生」となってしまうと言われました。

● 周術期管理計画の立案

研修医といえども、麻酔科研修中は麻酔科医としての自覚をもって、患者さんの安全を守るようにと強く言われました。指導されるだけの麻酔科人形であってはなりません。生半可な気持ちでいてはならないと思いました。

一人一人の患者さんは、それぞれ違う病気を持ち、異なった悩みや苦しみを持ち、異なった希望や期待を持っています（図1）。たとえば、糖尿病を合併しているといっても、血糖値のコントロールの程度や進行、全身合併症の程度も治療薬も異なります。糖尿病に高血圧を合併していたり、気管支喘息を合併していたり

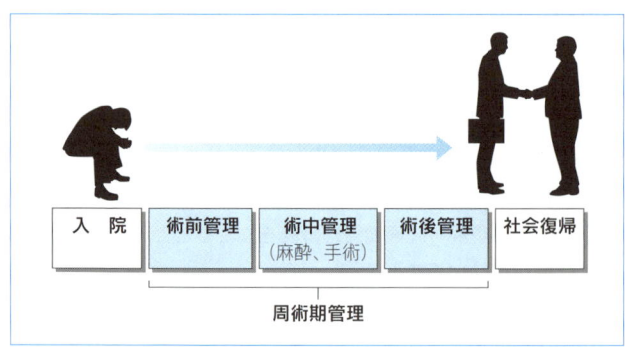

図1　入院から社会復帰まで

することもあります。受ける手術も異なっています。患者さん一人一人について、しっかりと術前評価を行い、麻酔を含めた周術期管理計画を立てる必要があります(図2)。

　問題点を整理し、麻酔計画を立てたら、診療録に記録するようにとも言われました。そうすることにより、頭の中も整理できます。ほかの人もその術前ノートを見れば、診察した医師が患者さんをどのように評価し、どのような周術期管理計画を立てたかがわかります。時には見逃していることも人が気づいて、アドバイ

術　前	❏ 手術・麻酔申し込み ❏ 麻酔担当医の決定 ❏ 術前回診 ❏ 麻酔を含む麻酔計画の立案 ❏ インフォームドコンセントの取得 ❏ 診療録への記載 　（術前評価、麻酔管理計画、術後鎮痛計画など）
術　中	❏ **麻酔準備**（麻酔に必要な器具、薬物など） ❏ 患者入室 ❏ サインイン (☞p.78参照) ❏ モニタリングの装着 ❏ **麻酔導入** ❏ **麻酔維持** ❏ タイムアウト ❏ 手術開始 ❏ 手術終了 ❏ **麻酔からの覚醒** ❏ サインアウト
術　後	❏ 麻酔後回復室（PACU）あるいは集中治療室（ICU） ❏ 病棟帰室 ❏ 術後回診

図2　麻酔科医が関与する周術期管理の流れ

スをくれるかもしれません。手術当日に突然、ほかの人が麻酔を担当することになっても、情報が伝わるようにしておく必要があります。診療録は自分のものではなく、患者さんを含めて関係者全員のもの、病院の公的文書であることを自覚するようにと言われました。医療事故などが起これば、重要な法的な証拠にもなります。また、誰にでもわかりやすいように書くこと、略語はできるだけ使用しないことなども注意されました。

● 周到な準備

周術期管理計画を立てたら、それに必要な準備をする必要があります。薬物や器具の準備といったことだけでなく、必要な事項の学習も含めてです。臨床は、こういった毎日の積み重ねです。その毎日の小さな努力が、やがてしっかりとした実力につながっていきます。石田教授の研修医時代や、米国でのレジデント時代の症例ごとの学習ノートも見せてもらいました。患者さんの術前評価や麻酔計画が記載してあり、そのあとには麻酔チャートがつけられています。その日に麻酔の指導者から教わったこと、叱られたことのメモも入っています。術後回診で気づいたことも書いてありました。症例に関連して勉強したことも、書き写してあっ

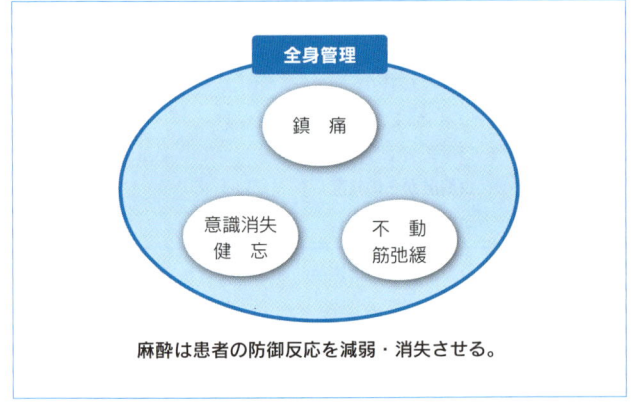

図3　麻酔管理における重要な要素

たり、資料のコピーが貼り付けられていました。ノートの量や、とったメモは何冊もの分厚いノートになっていました。

安部先生は将来は内科医になりたいと考えています。麻酔科研修では血管確保や気道確保、呼吸・循環管理、輸血管理を含む体液管理などの基本的な全身管理の基礎を学ぶことができるので(図3)、内科に進んでも役に立つと思っています。気管挿管ができるようになるだけでも、非常時に慌てなくてすみそうです。麻酔のプロにはならなくても、1か月間の麻酔科ローテーションで学べることは、最大限に学んでいきたいと思っています。石田教授みたいにはいかなくても、自分の能力に合わせて、あせらず、着実にやっていこうと思いました。Slow and steady wins the race. ローマは一日にしてならずです。

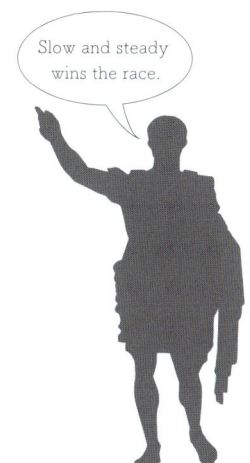

研修1日目【術前回診前】

術前回診に行く前に

Key messages

1 申し込み書、診療録の確認をすること。
Check all the documentations and review the chart before you see the patient.

2 必ず上級医師と相談すること。
Consult your attending physician to make perioperative management plans.

Key words

膝関節鏡手術、気管支喘息

オリエンテーションも終了しました。安部先生には明日のスケジュールが渡されました。午前中は見学、でも午後には症例があたっています。チューターの加藤先生が指導でついてくれています。

明日の症例は、整形外科の膝関節鏡手術です。佐田さんは21歳男性、左膝の関節鼠の除去のようです。21歳の男性、きっと膝以外は問題はなく、健康に違いない。ラッキー!と思いました。さてさて、そう簡単に問屋はおろしてくれるでしょうか。

▶申し込み書および診療録の確認

まずは手術申し込みと麻酔申し込みの確認です。手術は仰臥位、手術時間は1時間。術者は太田助教。助手には安部先生と同期の中村先生も入っています。これで、またちょっと安心。中村先生になら、気軽に相談もできます。電子カルテを開いて、情報を確認。身長178cm、体重70kg。趣味はサッカー。今回も

サッカーの試合中に受傷したようです。手術側は左側。左膝痛や関節のひっかかりなど病歴も所見も合っています。**左右の確認は重要**です。これは、しっかりと佐田さんにも確認しなくてはと安部先生は思いました。既往歴は？　あれっ、気管支喘息の合併。気管支喘息があったら何を確認するんだっけ。医師国家試験での知識も総動員です。7年間の気管支喘息の既往、1年間ほどテオフィリンを服用、その後は発作時のみβ_2刺激薬を吸入。最終発作は？　2年前。そのときに受けた治療や重症度は佐田さんに確認しないといけません。

　検査所見はどうでしょうか。胸部X線写真も大きな変化はなし。呼吸機能検査も実施されていましたが、特に基準値からはずれたものもありませんでした。血液ガス所見はありません。状態は安定しているし、運動による息切れもなさそうだし、胸部X線写真や呼吸機能検査も正常なので、血液ガスはきっと必要ないんだなと安部先生は思いました。麻酔に関する家族歴は特記すべきことはなさそうでした。

　加藤先生に麻酔法の相談をしなくてはなりません。1時間程度の膝関節鏡手術なら、脊髄くも膜下麻酔でもできそうです。硬膜外麻酔でもよさそうです。両者の併用（脊硬麻）でもできそうです。神経ブロックでもできそうです。全身麻酔でももちろんよさそうです。全身麻酔もラリンジアルマスクなどの声門上器具でもいいし、挿管でもよさそうです。これは、困ったことになりました。**気管支喘息を合併していたら、どう考えればいいのでしょうか**。佐田さんの希望もあるでしょう。選択の幅が広すぎます。当然のことながら、とても安部先生だけでは判断できません。

研修1日目

患者さんとの術前面接

☞ Key messages

1 良い患者-医師関係を短時間で築け。そのためには気持ちの良い挨拶と自己紹介が大切。
Establish a good patient-physician relationship in a short period of time. Good manners and self-introduction always help.

2 患者さん自身の言葉で語ってもらおう。
Let the patient talk using his or her own words.

☞ Key words

気管支喘息、気管支拡張薬、声門上器具、ラリンジアルマスク、i-gel®、術後悪心・嘔吐

 加藤先生が佐田さんとの術前面接についてきてくれました。病棟の説明室で待っていると、佐田さんが看護師さんに連れられてやってきました。二人は立ち上がって挨拶しました。
「麻酔科研修医の安部といいます。明日は私の指導医の加藤と一緒に佐田さんの麻酔を担当させていただきます。よろしくお願いします」の挨拶の後、佐田さんにも座ってもらいました。
 安部先生が説明を始めました。
「明日は8時半からの手術になります。予定では1時間くらいかかるようですが、麻酔時間や、麻酔後回復室（postanesthetic care unit；PACU）での時間を考えると、2時間くらいは手術室にいることになると思います」
「麻酔はどんな麻酔ですか？」
「麻酔の説明をする前に、健康状態などのお話を聞かせていた

だいてもいいですか。そのお話の内容や、診察結果では麻酔法も変わってくる可能性がありますから。診療録には目を通してきましたが、ご本人からお話を聞く必要もありますから、よろしくお願いします」

患者さんにとって、自分の病気のことを知ってもらっていることは安心感を与えるのだと加藤先生に言われました。そして、患者さんが自由に気楽に質問をできるような環境を整えることも重要だと言われました。患者さんと面接するときは、腰を掛けて話をするようにとも言われました。立っていることは、患者さんに敬意を表しているということにはならないそうです。立っていると、患者さんは、この医師はすぐにどこか別のところに行きたがっているという印象を持つこともあるようです。上から患者さんを見下ろすということも避けるべきだと言われました。特に子供と話すときは、床に膝をついたりして、子供の目線と同じにすることが重要だとも言われました。

▶病歴の聴取

「術中に起きてるのは嫌だなぁ。で、質問は何ですか？」
「喘息発作を最後に起こしたのはいつごろですか？」（表1）
「もう、1年半くらい前になります。寒い日だったと思います」
「どんな治療を受けましたか？」
「救急外来で2時間くらい吸入していたかなぁ。そんなにひどくはなかったし。いつもの発作くらいだったと思います」
「普段、何か喘息の治療薬を飲んだり、吸入したりしていますか？」
「吸入薬はもらいましたけど。半年前に風邪をひいたときに2日間くらい吸入しただけで、あとは何も薬は服用していません」
「ほかに大きな病気などしたことはありますか？」
「小学生のころに盲腸の手術を受けたほかは特にありません」
「虫垂炎の手術でしょうか。どんな麻酔でしたか？」
「すぐに寝ちゃったから、たぶん全身麻酔だったんじゃないかなぁ。そうそう、手術の後は、ずっと気持ち悪くて、吐きそう

表1　気管支喘息患者の術前評価のポイント

病　歴	・発作の頻度 ・最終発作の時期 ・発作強度： 　　小発作、中発作、大発作、呼吸不全 ・発作重症度： 　　間欠型、軽症持続型、中等症持続型、重症持続型 ・発作を誘発する因子： 　　非ステロイド性抗炎症薬、運動、感染、ストレスなど ・発作時の治療： 　　軽症では吸入のみ、重症では気管挿管
服薬歴	・コルチコステロイド： 　　フルチカゾン（フルタイド®） 　　サルメテロール（アドエア®） 　　ブデソニド（パルミコート®） 　　ブデソニド・ホルモテロール（シムビコート®） 　　ベクロメタゾン（キュバール®） 　　シクレソニド（オルベスコ®） ・β_2刺激薬吸入： 　　サルブタモール（ベネトリン®） 　　プロカテロール（メプチン®） 　　イソプロテレノール（アスプール®）など ・テオフィリン製剤 ・ロイコトリエン受容体拮抗薬 　　プランルカスト水和物（オノン®） 　　クロモグリク酸ナトリウム（インタール®）
身体所見	・喘鳴の有無
検査所見	・胸部X線写真 ・呼吸機能検査 ・SpO_2 ・動脈血液ガス （いずれも発作時以外は変化が認められないことがある）

だったけど、吐くものもなくてつらかったなぁ。麻酔のせいですか?」

「えー、そうですね……」

加藤先生が助け船を出してくれました。

「手術の影響もありますよ。痛くても気持ちが悪くなるし、強い鎮痛薬でも気持ちが悪くなることがあります。今回、全身麻酔をするのだったら、吐き気を抑える薬も入れておくようにします」

加藤先生はさらに続けて佐田さんに質問し、あとは自分で説明をするようにと、加藤先生は安部先生に目配せをしました。

「麻酔に関して、ほかに何か気になることはありますか?」

「とにかく、早く眠って、何にもわからないようにしてほしいなぁ。でも、起きたら、すごく痛いなんていうのは困るけど」

「この手術には、脊髄くも膜下麻酔、いわゆる腰椎麻酔という下半身麻酔や、硬膜外麻酔という麻酔をすることができます。それに、点滴から鎮静薬を投与すれば、ぼうっとしているうちに手術は終わりますよ」

「ぼうっとしてといっても、やっぱり声とか、切ったり、削ったりする音とか聞こえるんでしょう?」

「鎮静薬のせいで覚えていないことがほとんどですが、やっぱり音は聞こえると思います」

「じゃあ、やっぱり全身麻酔にして下さい」

加藤先生が説明を追加してくれました。

「実際、うちの病院では、この手術では全身麻酔を希望される方が一番多いですし、一般的な方法です。では、全身麻酔の説明をしましょう。すべての麻酔法に言えることですが、良いところ、悪いところがあります。全身麻酔でも、気管の中にまで管を入れる気管挿管という方法と、そこまで深くは入れずに、声帯の手前側にまで管を入れる声門上器具を用いるという方法があります」

「もちろん、意識がなくなってからですよね。どっちかというと声門上なんとかというほうがいいです」

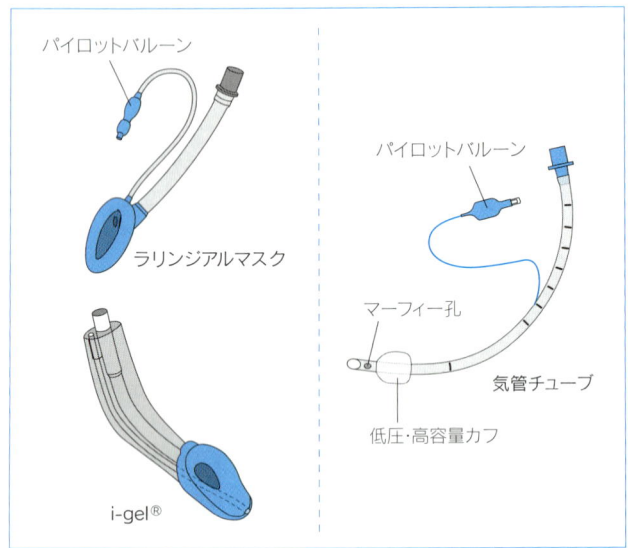

図4 声門上器具（supraglottic airway device；SGA）と気管チューブ

「声門上器具ですね。ラリンジアルマスクとか、i-gel®というのを使います」

そう言って加藤先生は持ってきたカバンから気管チューブやラリンジアルマスク、i-gel®を佐田さんに見せました（図4）。

「やっぱり、こういうのを入れないとだめですか？」

「入れない方法もありますが、1時間以上となると、少し無理があるかなという気がします。想像するほど、つらいものではありませんよ。ほとんどの患者さんは、口の中にこのような管が入っていたことを覚えてもいません。たまに、術後に喉の違和感を覚える患者さんがいますが、数時間くらいのうちになくなってしまいます」

「じゃあ、声門上器具とかいうのでお願いします」

「わかりました。それから、手術後に気持ちが悪くならないように、予防的に薬も投与しておくことにします」

Self Study Tips 01

■ 気管支喘息の重症度評価

□気管支喘息は気道炎症と、気道狭窄、気道過敏性で特徴づけられる。繰り返す気道炎症によりリモデリングが起こり、気道過敏性が亢進する。大きく、アトピー型と、非アトピー型に分けられる。非ステロイド性抗炎症薬（NSAIDs）により引き起こされるアスピリン喘息がある。

□気管支喘息のコントロール状態の評価をすることが重要である。喘息の重症度評価や治療については、『喘息予防・管理ガイドライン』（日本アレルギー学会、2012年）を参考にするとよい。

表2　治療前の臨床所見による喘息重症度の分類

重症度[1]		軽症 間欠型	軽症 持続型	中等症 持続型	重症 持続型
喘息症状の特徴	頻度	週1回未満	週1回以上だが毎日ではない	毎日	毎日
	強度	症状は軽度で短い	月1回以上日常生活や睡眠が妨げられる	週1回以上日常生活や睡眠が妨げられる	日常生活に制限
				短時間作用性吸入 β_2 刺激薬頓用がほとんど毎日必要	治療下でもしばしば増悪
	夜間症状	月に2回未満	月2回以上	週1回以上	しばしば
PEF FEV$_1$ [2]	%FEV$_1$ %PEF	80％以上	80％以上	60％以上80％未満	60％未満
	変動	20％未満	20〜30％	30％を超える	30％を超える

1) いずれか1つが認められればその重症度と判断する。
2) 症状からの判断は重症例や長期罹患例で重症度を過小に評価する場合がある。呼吸機能は気道閉塞の程度を客観的に示し、その変動は気道過敏性と関連する。

%FEV$_1$ =（FEV$_1$測定値／FEV$_1$予測値）×100
%PEF =（PEF測定値／PEF予測値または自己最高値）×100

Self Study Tips 02

■ 気管支喘息のコントロール状態の評価

□ 予定手術の場合、気管支喘息のコントロールを良好にしておく必要がある。また、直近で中等症以上の喘息発作を起こした場合は、手術延期を考慮する。喘息発作の要因となる呼吸器感染の治療をしたり、気管支拡張薬などの投与量の調節を行う。

表3 喘息のコントロール状態の評価

	コントロール良好[1]（すべての項目が該当）	コントロール不十分[2]（いずれかの項目が該当）	コントロール不良[3]
喘息症状（日中および夜間）	なし	週1回以上	コントロール不十分の項目が3つ以上当てはまる
発作治療薬の使用	なし	週1回以上	
運動を含む活動制限	なし	あり	
呼吸機能（FEV₁およびPEF）	予測値あるいは自己最高値の80％以上	予測値あるいは自己最高値の80％未満	
PEFの日（週）内変動	20％未満	20％以上	
増悪	なし	年に1回以上	月に1回以上※

※増悪が月1回以上あれば他の項目が該当しなくてもコントロール不良と評価する。

1)「コントロール良好」なら現在の治療の続行あるいは良好な状態が3～6か月持続していればステップダウンを考慮する。
2)「コントロール不十分」なら現行の治療ステップを1段階アップする。
3)「コントロール不良」なら現行の治療ステップを2段階アップする。
4) 喘息治療をその強度から表4の4つの治療ステップに分ける。薬剤治療の目標は最小限の薬剤で最大の効果を得ることである。治療開始時に症状、受診時の症状と治療状況を総合して治療ステップを決定する。

Self Study Tips 03

■ 気管支喘息の治療ステップ

□ どのような薬物を服用しているかを理解しておく必要がある。
□ 術中は、喘息発作を起こさないようにするために、区域麻酔で実施できる手術は区域麻酔の実施を考慮する。全身麻酔とする場合は、セボフルランなどの気管支拡張作用を持つ薬物の使用は有用である。
□ 術前に、通常の服用薬を服用させるとともに、気管支拡張薬の吸入を行う。術中の喘息発作に備え、日常的に使用している気管支拡張薬のインヘーラーを手術室に持参してもらうとよい。
□ アスピリン喘息ではなく、過去に鎮痛剤を服用して喘息発作が誘発されないような症例では、術後鎮痛のために NSAIDs を使用してもよい。

表4　喘息治療ステップ

		治療ステップ1	治療ステップ2	治療ステップ3	治療ステップ4
長期管理薬	基本療法	吸入ステロイド薬（低用量）	吸入ステロイド薬（低～中用量）	吸入ステロイド薬（中～高用量）	吸入ステロイド薬（高用量）
		上記が使用できない場合、以下のいずれかを用いる ・LT※受容体拮抗薬 ・テオフィリン徐放製剤 （症状がまれであれば必要なし）	上記で不十分な場合に以下のいずれか1剤を使用 ・長時間作用性β₂刺激薬 ・LT受容体拮抗薬 ・テオフィリン徐放製剤	上記に下記のいずれか1剤、あるいは複数を併用 ・長時間作用性β₂刺激薬 ・LT受容体拮抗薬 ・テオフィリン徐放製剤	上記に下記の複数を併用 ・長時間作用性β₂刺激薬 ・LT受容体拮抗薬 ・テオフィリン徐放製剤 上記の全てでも管理不良の場合下記のいずれか、あるいは両方を追加 ・抗IgE抗体 ・経口ステロイド薬
	追加治療	LT受容体拮抗薬以外の抗アレルギー薬			
発作治療		吸入短時間作用性β₂刺激薬			

※LT：ロイコトリエン。

研修1日目

麻酔のインフォームドコンセントを取得する

🔑 Key messages

1 わかりやすい簡単な言葉で説明せよ。
Use plain words.

2 麻酔法の短所と長所を詳しく説明せよ。
Explain risks and benefits of anesthesia techniques in detail.

3 患者さんの不安を取り除け。
Allay patient's anxiety.

4 身体所見は手際よく、気道の評価をしっかり行え。
Perform physical examination including airway efficiently.

5 「何か質問はありませんか？」と質問し、質問がないことを確認せよ。
Finish the interview with the open-end question "Do you have any questions?" to make sure the paitent understand your explanation.

🔑 Key words

安全な麻酔のためのモニター指針、フェンタニル、プロポフォール、マランパチ分類、ASA PS分類

麻酔の説明はそのまま加藤先生がしてくれることになりました。加藤先生は、患者さん説明用のパンフレットを出して説明を始めました。重要なところには、線を引いたり、○をつけたり、コメントを書き込んだりしています。

まずは入室時の説明と、モニタリングの説明です。日本麻酔科学会の「安全な麻酔のためのモニター指針」に従ったモニターを使用する必要があります。

安全な麻酔のためのモニター指針

日本麻酔科学会

麻酔中の患者の安全を維持確保するために、日本麻酔科学会は下記の指針が採用されることを勧告する。この指針は全身麻酔、硬膜外麻酔及び脊髄くも膜下麻酔を行うときに適用される。

①現場に麻酔を担当する医師がいて、絶え間なく看視すること。
②酸素化のチェックについて
　皮膚、粘膜、血液の色などを看視すること。
　パルスオキシメータを装着すること。
③換気のチェックについて
　胸郭や呼吸バッグの動き及び呼吸音を看視すること。
　全身麻酔ではカプノメータを装着すること。
　換気量モニターを適宜使用することが望ましい。
④循環のチェックについて
　心音、動脈の触診、動脈波形または脈波のいずれか一つを看視すること。
　心電図モニターを用いること。
　血圧測定を行うこと。
　原則として5分間隔で測定し、必要ならば頻回に測定すること。観血式血圧測定は必要に応じて行う。
⑤体温のチェックについて
　体温測定を行うこと。
⑥筋弛緩のチェックについて
　筋弛緩モニターは必要に応じて行う。
【注意】全身麻酔器使用時は日本麻酔科学会作成の始業点検指針（☞ p.46）に従って始業点検を実施すること。

加藤先生が説明をし始めました。

「手術室に来てからの話をしましょう。手術室に来たら、名前や生年月日を言っていただいたり、手術の内容や右左の別を言っていただきます。これは、正しい手術が行われることを確認するために重要なことです。

手術室に入ったら、モニターと言われる体の状態を把握するための機械類をつけていきます。痛みなどありませんから大丈夫です。血圧を測定するための血圧計を腕につけます。心電図をみるためのシールも貼ります。また、動脈の中の酸素の量、正確には酸素飽和度を測るためのシールを指先に貼ります。手術中はこれらのモニターから得られる情報をディスプレーの上に表示して、麻酔科医がずっと注意を払っています。それによって、麻酔薬投与の調整をします。危険な状況も、それが起こる前に察知できます。状態が悪くなったときも、すぐに診断できるので、治療もすぐにできます。

こうしたモニターをつけ終わったら、顔の前にマスクを当てます。プラスチックのにおいがするかもしれませんが、出ているのは酸素だけです。血液や肺の中に酸素が十分に行き渡ったら麻酔を開始します。ここまでで、何か質問はありますか？」

「ここでは、まだ眠っていないっていうことですね」

「はい、実際に麻酔をするのはこれからです。酸素は体にとってとても大切なものですから、十分に体の中に送り込んでおく必要があります。明日は先ほど、お話をしたように、声門上器具を用いた麻酔について説明します」

「……」

佐田さんは、少し不安げな表情です。

「点滴が入っているので、そこから薬を投与します。注射をしたりすることはありません。まず、フェンタニルという薬を入れます。数分すると、少しぼうっとするかなといった感じになると思います。フェンタニルは医療用麻薬で、とても強い鎮痛作用を持っています。手術で使用しても、麻薬中毒になったりしないので、少しも心配はいりません。次に、プロポフォールという静脈

麻酔薬を投与します。点滴を入れたあたりに少し痛みがあるかもしれませんが、心配はいりません。それから1分くらいしたら意識を失ってしまいます。あとは、意識がないうちにすべて手術が進行します」

「あとは何にもわからないうちに終わるっていうことですね」

「そうです。それからアレルギーはありませんか？ プロポフォールには大豆や卵黄が入っているんですが、卵アレルギーとか、大豆アレルギーはありませんか？」

「どちらも大丈夫です。食物アレルギーは特にありません。薬のアレルギーもないと思います。痛みにはアレルギーがあるけど」

「そうだ、今思い出したけど、プロポフォールって、あのマイケル・ジャクソンが死んだときに使っていた薬じゃないですか。マイケル・ジャクソン、ファンだったのになぁ」

「その通りです。あの事件のおかげでプロポフォールはすっかり有名になってしまいました。この前も、ある施設で禁忌とされている小児の術後集中治療にプロポフォールを使用して患者さんが亡くなったという事件もありましたからね。プロポフォールは、とても良い薬です。ただ、すべての薬に副作用があるように、プロポフォールにも副作用はあります。血圧を下げたり、呼吸を抑制したりする作用があります。そのために、麻酔を始める前に、十分に酸素を投与しておきます。息が通るようにしたり、人工呼吸ができる用意はしています。そのために声門上器具を使用します。手術中に人工呼吸をするのはごく普通のことです。血圧が下がらないように投与量を調節したり、血圧を上げる薬も準備して麻酔に臨みます。そのために、私たち麻酔科医がずっと佐田さんについているわけです。ですから、心配することはありません」

「いっそ、プロポフォールを打たれたけれど、俺は死ななかったぞ、なんて自慢しようかな。ところで、麻酔が効かないっていうことはないんですか？ ドラマみたいに、数を数えたりするんですか？」

「薬物の投与量は、体重あたりのおよその投与量が決まっていますが、実際には佐田さんの年齢や体格、全身状態、フェンタニルを投与したときの反応などをいろいろと考慮して決めていきます。麻酔が効かないということはありません。効きにくい人はいますが、その場合には投与量を増やします。数を数えたりするようにする麻酔科医もいますが、うちの病院では、少なくとも私はそんなことはしていません。静脈麻酔薬が脳に届くと、すっと意識を失ってしまいます。ゆっくりとした気持ちで、いい夢でも見るような気持ちで麻酔を受けていただきたいと思います」

「効くこと、100％保障ですね。でも、最初はよくても、手術の途中で目が覚めたりはしないんですか？」

「そのために、私たち麻酔科医がずっとつきっ切りでいます。手術の状況や、時間に応じて麻酔薬やその他の薬の投与量を調整し、手術終了時には中止します。手術が終了して、5分くらいしたら、しっかり目が覚めます」

ずっとつきっ切りでというところは、加藤先生の声が強くなった感じがしました。

「でも、そのときって、口の中に管が入っているんでしょう？つらくないのかなぁ。それに、目が覚めた途端、ものすごく痛かったら嫌だし」

「手術中に痛み止めを投与しておきます。フェンタニルに加え非ステロイド性抗炎症薬というのを投与しています。整形外科の先生には、手術したところに局所麻酔をするようにしてもらっています。こうすると、ほとんどの患者さんは、強い痛みを感じることなく麻酔から覚醒してきます。もし、痛みが強ければ、フェンタニルを追加投与します。数分で効果が出てきます。覚醒してきて、十分に呼吸ができるようであれば、声門上器具は取り除きます。声門上器具のことを覚えている患者さんのほうが少ないと思います。多くの患者さんは、『えっ、手術はもう終わったんですか？』といった感じで覚醒してきます」

「ちょっと、安心してきたかなぁ。それで、手術が終わったらどうするんですか？」

「手術が終わったら、手術室の中にある麻酔後回復室というところに行きます。そこで、痛みもなく、状態も安定していたら、病棟に戻ることになります。痛みがあったり、吐き気があったりしたら、麻酔後回復室で治療をします。佐田さんは、以前に虫垂切除術を受けた後に気持ちが悪くて吐いたっておっしゃっていましたね。吐き気止めの薬も手術中に入れておきますから、そんなに心配はないと思います。麻酔直後の患者さんのケアも、麻酔科医の仕事のうちです」
　「食事とかは？　翌日まで食べられないんでしょう？」
　「手術後2〜3時間もしたら、普通通りに目が覚めていると思います。水などを飲んでむせたりしなければ、食事を摂ることもできます。それは、整形外科の先生にも相談してみて下さい。ほかに何か質問はありますか？」
　「今は特に思いつかないなぁ」

▶身体所見

　安部先生の出番がきました。
　「簡単に診察させていただいていいですか？」
　安部先生は、加藤先生が見守る中、診察を始めました。まずは手。点滴はこの静脈で決まり！と。脈も強くて整。心音、よし。呼吸音もクリア。喘鳴も聴かれず—安心です。
　「大きく口をあけて下さい」
　歯は、丈夫そうで、しっかりしています。でも、念のため。
　「次は舌を突き出すようにして下さい」
　安部先生は喉の奥を覗き込みました。マランパチ分類（図5）もクラスⅠのようです。挿管するとしても問題はなさそうです（表5）。もっとも、安部先生にとっては、ラリンジアルマスク挿入も、気管挿管も人形ではしたことがあるものの、患者さんでは初体験です。
　「ぐらぐらしている歯とかはありませんか？」
　「奥歯にクラウンが入っているけれど、ほかは大丈夫です」
　「明日は口からラリンジアルマスクを入れます。十分に気を付

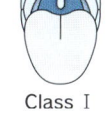

けて入れますが、唇や歯を傷つける可能性はあります。手術後に軽い喉の痛みがしばらくあることもあります」

一通り、身体所見もとり終わりました（Tips 04、p.27）。

安部先生は、「以上で、術前の診察と説明は終わりです」と言って加藤先生の顔をちらりと見ました。

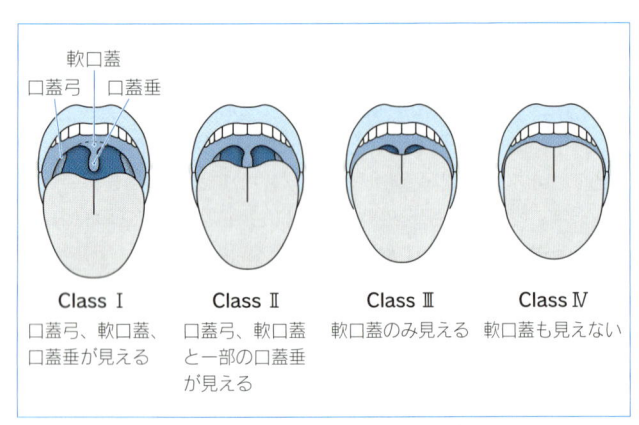

Class Ⅰ	Class Ⅱ	Class Ⅲ	Class Ⅳ
口蓋弓、軟口蓋、口蓋垂が見える	口蓋弓、軟口蓋と一部の口蓋垂が見える	軟口蓋のみ見える	軟口蓋も見えない

図5　マランパチ分類（Mallampati classification）
S. Rao Mallampatiによる気道評価法。患者を坐位とし、最大に開口してもらって、どの構造物が見えるかにより分類を行う。クラスが高くなるほど、挿管困難の確率が高くなる。クラスⅠ、Ⅱでは挿管が容易であることが予想される。

表5　挿管困難の要因

- 肥満、首が短い
- 頸部の可動制限
- 小顎症：Pierre Robin症候群、Treacher Collins症候群
- 巨大舌：先端巨大症、Down症候群
- 開口制限：2横指未満
- 顎関節（TMJ）の動きの制限：下の歯を上の歯よりも前に突き出せない
- 甲状切痕 - オトガイ間距離（thyromental distance：頸部を伸展させたときの甲状軟骨からオトガイ突起までの距離）＜6.5cm（3横指）
- 出っ歯

「もし、何か質問があったら、私か、ここにいる安部に訊いて下さい。ただ、手術に関する質問は整形外科の先生にして下さい」

「うちのおやじが胃の手術を受けたとき、手術前に病棟で鎮静薬を注射されて、手術室に入ったのも覚えていないって言っていたけど、明日は鎮静薬とか注射するんですか？　自分も、何もわけがわからないのがいいなぁ」

「以前は前投薬といって、手術前に抗不安薬とか、鎮静薬を投与するのが普通でした。だから、もうろうとして手術室に来る患者さんとか、何も覚えていない患者さんとかが普通でした。でも、ある病院で患者さんの取り違いが起きたのを覚えていますか。あのとき、患者さんはもうろうとしていて、他人の名前で呼ばれたのに、うんうんなんて返事をしていたというふうに聞いています。あれ以来、鎮静の危険も認識されて、前投薬はしないことが多くなりました。うちの病院でも前投薬をしているのは、子供くらいです。成人でも、とても不安が強い、病的に不安が強いような場合だけです。佐田さんの場合は、前投薬はなし、手術室への徒歩での入室ということになると思います」

「なるほど。わかりました。丁寧な説明ありがとうございます」

「麻酔の承諾書をお渡ししておきます。1時間くらいしたら安部がうかがいます。今の説明に納得されて、特に質問がなければ、そのときに承諾書にサインをお願いします」

安部先生と加藤先生は、佐田さんに丁寧にお辞儀をして、佐田さんを説明室から送り出しました。

「加藤先生、説明していただいてありがとうございました。説明を納得していただけてよかったです。承諾書は、後から取りに行くものなんですか？」

「その場で承諾書、インフォームドコンセントをもらっている施設が多いと思うよ。ただ、患者さんが説明をよく反芻したり、渡してきたパンフレットをよく読んで、納得する時間がいるから、時間をあげたほうがいいんだよ。なかには、家族に相談してからサインしますという患者さんもいるからね」

表6　ASAのPS分類※

クラスⅠ	全身状態良好、器質的・生理学的・精神的な異常がない。
クラスⅡ	軽度の全身疾患があるが、日常生活の制限はない。 （コントロール良好な高血圧合併、肥満、喫煙など）
クラスⅢ	重度の全身疾患があり、日常生活に制限がある。 （コントロールされた心不全、安定狭心症、慢性閉塞性肺疾患など）
クラスⅣ	コントロール不良の全身疾患があり、日常生活は大きく制限され、常に生命の危険がある。 （不安定狭心症、軽度の労作で呼吸困難を起こす慢性閉塞性肺疾患）
クラスⅤ	手術をしなければ救命できる可能性の低い瀕死の患者。 （大動脈解離など）
クラスⅥ	臓器移植のドナーとなる脳死患者。

緊急手術にはそれぞれのクラスの後にemergencyのEをつける。たとえば、全身状態が良好な急性虫垂炎に対して虫垂切除術を受けるような患者はⅠE。

※ASA：American Society of Anesthesiologists（米国麻酔科学会）
　PS：physical status（術前状態、全身状態）

「佐田さんのASA PS分類（表6）はクラスⅡでいいですか？」
「喘息はあるけど、コントロール良好と考えてクラスⅡでいいと思うよ」

Self Study Tips 04

■ 術前評価項目

□氏　名
□年　齢
□性　別：男性、女性
□術前診断：＿＿＿＿＿＿＿＿＿＿＿＿＿＿＿＿＿＿
□予定術式：＿＿＿＿＿＿＿＿＿＿＿＿＿＿＿＿＿＿
□予定手術時間：＿＿＿＿＿＿＿＿＿＿＿＿＿＿＿＿
□体　位：＿＿＿＿＿＿＿＿＿＿＿＿＿＿＿＿＿＿＿
□術後管理場所：病棟、集中治療室
□アレルギー：＿＿＿＿＿＿＿＿＿＿＿＿＿＿＿＿＿
□服用薬：＿＿＿＿＿＿＿＿＿＿＿＿＿＿＿＿＿＿＿
□過去の麻酔歴：＿＿＿＿＿＿＿＿＿＿＿＿＿＿＿＿
□ ASA PS 分類：＿＿＿＿＿＿＿＿＿＿＿＿＿＿＿＿
□小児では出生・発育歴

気　道

病　歴
　　□挿管困難の既往：挿管に時間がかかった、挿管時に歯牙損傷
身体所見
　　□歯：動揺歯、差し歯、出っ歯、入れ歯
　　□舌：大きさ
　　□開口の程度：制限があるか
　　□頸椎の可動性
　　□頸部の伸展・屈曲、内外旋などにより神経症状は出るか
気道確保難易度の評価 (詳細は p.394)
　　□マスクによる気道確保の難易
　　□気管挿管の難易
　　□声門上器具挿入の難易
　　□意識下挿管が必要な場合に協力が得られるか

呼吸器系

病　歴
- □息切れ、呼吸困難、運動耐容性（Hugh-Jones 分類☞ p.59）
- □咳・喀痰
- □喫煙歴：＿＿＿＿＿＿＿年間×＿＿＿＿＿＿＿本
- □禁煙期間：＿＿＿＿＿＿＿＿＿＿＿＿
- □いびきや日中の眠気：睡眠時無呼吸の疑いはあるか

身体所見
- □胸郭の変形
- □呼吸音：stridor、wheezing
- □乳　房：乳癌手術、腋窩郭清後か
- □心　音

注意すべき主な疾患
- □気管支喘息：最終発作、発作の程度と治療、日常の服用薬
- □慢性閉塞性肺疾患（COPD）：在宅酸素療法
- □結　核：胸郭形成
- □気　胸：ブラの存在
- □肺　炎
- □肺　癌：肺切除後
- □最近の上気道感染症

検査所見
- □胸部 X 線写真
- □心電図
- □ SpO_2
- □呼吸機能検査
- □動脈血液ガス
- □胸部 CT
- □胸部 MRI

心血管系

病 歴
- □ 動 悸
- □ 息切れ
- □ 胸痛、左肩痛など狭心症発作を示唆する所見
- □ 間欠性跛行

身体所見
- □ 脈拍触知
- □ 血 圧（動脈硬化が疑われる場合は四肢）
- □ 心拍数
- □ 心音、心雑音の有無
- □ 浮 腫

注意すべき主な疾患
- □ 高血圧
- □ 冠動脈疾患：狭心症のタイプ、心筋梗塞の既往、冠動脈インターベンションや冠動脈バイパス術の既往、最近の冠動脈検査
- □ 弁膜症
- □ 心筋症
- □ 先天性心疾患：根治術、姑息的手術後
- □ 心不全
- □ 不整脈、伝導障害
- □ 大動脈瘤（胸部、腹部）
- □ 末梢血管疾患

検査所見
- □ 胸部X線写真
- □ 心電図：安静時、運動負荷（運動の程度、心電図変化の部位と程度、不整脈、血圧低下、胸痛、負荷後の回復など）、薬物負荷心電図
- □ 心エコー図検査：ドブタミン負荷
- □ 冠動脈CT、冠動脈造影

神経系

病歴
- □ 脳卒中：脳梗塞、脳出血
- □ 一過性脳虚血発作（transient ischemic attack；TIA）
- □ 意識消失発作
- □ てんかん
- □ 慢性痛

身体所見
- □ 運動障害、筋力低下、麻痺
- □ 感覚障害
- □ 意　識：Japan Coma Scale（JCS）
  　　　　　Glasgow Coma Scale（GCS）
- □ 認知機能障害

注意すべき主な疾患
- □ 頸動脈狭窄
- □ 脳動脈瘤
- □ 脳血管疾患
- □ 脳腫瘍
- □ 水頭症：正常圧水頭症、V-Pシャント
- □ 脊髄疾患
- □ Parkinson病
- □ 悪性症候群

検査所見
- □ CT検査
- □ MRI検査
- □ 脳　波

腎臓

身体所見
- 浮 腫

注意すべき主な疾患
- 腎炎、腎盂腎炎
- 腎腫瘍
- ネフローゼ症候群
- 妊娠誘発性高血圧
- 腎動脈疾患

検査所見
- BUN、血清クレアチニン、糸球体濾過率 (GFR)、eGFR
- 尿検査

消化器系

病 歴
- 体重減少
- 嚥下困難
- 胃内容逆流
- 貧 血
- 凝固障害
- 黄 疸

注意すべき主な疾患
- 食道疾患:食道癌、食道憩室、アカラシア
- 滑脱ヘルニア:逆流性食道炎
- 胃疾患:胃癌、胃潰瘍、幽門狭窄
- 肝疾患:肝炎、肝硬変、肝癌
- 大腸癌

検査所見
- 消化管造影
- 消化管内視鏡検査
- 肝機能検査

内分泌系

注意すべき主な疾患

- □ 下垂体疾患：
  - ・下垂体前葉機能亢進症
    - 先端巨大症、巨人症
    - Cushing 病
  - ・下垂体前葉機能低下症
    - 成長ホルモン分泌不全症候群（小人症）
    - 汎下垂体前葉機能低下症
  - ・下垂体後葉疾患
    - 中枢性尿崩症
    - ADH 分泌不適合症候群（SIADH）
- □ 甲状腺疾患：
  - 甲状腺機能亢進症
  - 甲状腺機能低下症
  - 橋本病
  - 腫　瘍
- □ 副甲状腺疾患：
  - 副甲状腺機能亢進症（一次性、二次性）
  - 副甲状腺機能低下症
- □ 糖尿病：
  - 1 型
  - 2 型
- □ 副腎疾患：
  - 褐色細胞腫（異所性の場合もある）
  - Cushing 症候群
  - 原発性アルドステロン症（Conn 症候群）
  - 副腎皮質機能低下症

研修1日目・夜【自習】

麻酔薬とラリンジアルマスクの勉強

🔑 Key messages

1 麻酔薬の適応と禁忌を知ろう。
Understand the indications and contraindications of the drugs.

2 麻酔薬必要量は年齢、全身状態、併用薬で変化する。
Anesthetic requirement alters by age, physical condition, other agents and so on.

3 ラリンジアルマスクなどの声門上器具の適応と禁忌を理解しよう。
Understand the indications and contraindications of supraglottic airway device including LMA.

🔑 Key words

プロポフォールによる導入、セボフルランの体内への取込み、最小肺胞濃度（MAC）、血液／ガス分配係数、コンパウンドA、声門上器具、ラリンジアルマスク

安部先生は宿舎に帰ってきました。そんなに働いてはいないのですが、なんだかとても疲れていました。佐田さんとの面接や身体所見、説明内容を復習しました。明日のプレゼンテーションの練習もしなければなりません。

▶プロポフォール

明日使用する予定のプロポフォールの作用や副作用、禁忌などについて勉強しました（表7）。プロポフォールの投与量は、添付文書には2.0〜2.5mg/kgって書いてありました。佐田さんの体重は70kgだから、140〜175mgか。幅があるよなぁ。プロ

ポフォール1％溶液なので1mL中に10mgが含まれているんだから、140～175mgということは14.0～17.5mL投与するということか。

▶セボフルラン

セボフルランについても復習しました（表8）。セボフルランの最小肺胞濃度（MAC）は、成人（40～45歳）では1.7～1.8％くらいと書いてありました。高齢者ではMACは低下するというけれど、佐田さんの場合は1.8％くらいって考えていいんだよな。ということは、1.8％投与すればOKということかな。いやいや、MACの投与だと皮膚切開で50％は患者が動くということだから、きっともっと投与するんだろうなぁ。MACは年齢が上がると減少するそうです。80歳の人のMACは40歳よりも22％くらいは低下すると書いてありました。また、フェンタニルやレミフェンタニル、ミダゾラムの使用などで、セボフルランの必要量は減少すると書いてありました。

勉強するほど、安部先生の頭の中はクエスチョンマークでいっぱいになってきます。

頭の中で、明日の手順を考えてみましたが、細部になるとイメージが湧いてきません。ラリンジアルマスクについても教科書で勉強して、YouTubeでラリンジアルマスクの挿入法を3回繰り返して見ました。これならできそうというイメージが湧いてきました（表9）。

入浴も済ませ、食事も済ませました。自分の実力がないことはよくわかっています。実力を最大限に引き出すためには、まずは睡眠！と10時半にはベッドに入りました。目覚まし時計も午前6時にセットしました。

表7 プロポフォール *Propofol*

分　類	静脈麻酔薬
商品名	1％ディプリバン®注 　200mg、20mL 1％ディプリバン®注-キット 　500mg、50mL プロポフォール 1％プロポフォール注「マルイシ」
適　応	① 全身麻酔の導入と維持 ② 集中治療における人工呼吸中の鎮静（通常、7日以上の投与は禁。それ以上使用する場合は全身状態を慎重に観察すること）
禁　忌	妊産婦、小児の集中治療における人工呼吸中の鎮静、過敏症（大豆油、卵黄を含む）
効果発現時間	30～60秒（ボーラス投与の場合、投与量に依存）
作用持続時間	3～10分（投与量に依存）
代謝・排泄	肝臓で代謝。 代謝産物は不活性であり腎臓から排泄される。
Context-sensitive half-time※	投与持続時間の影響は少ない。 2時間：約10分、4時間：約20分、6時間：約25分
投与量	（導入、単独使用時、フェンタニルやレミフェンタニル併用で減少） ・小児（1～12歳）：2～2.8mg/kg ・健康成人：2～2.5mg/kg ・高齢者、全身状態が不良な患者：1～1.5mg/kg
特　徴	・中枢神経系への影響：鎮痛作用はない。 　脳血流量減少、脳代謝率低下、頭蓋内圧低下 ・循環器系への影響： 　低血圧（麻薬との併用で顕著）、体血管抵抗減少、心拍出量減少、心拍数は変化しないか減少 ・呼吸器系への影響： 　強い呼吸抑制、無呼吸（50～84％、投与量・投与速度に依存）、低酸素症に対する換気応答の低下、気管支拡張作用 ・局　所：血管痛 ・消化器系への影響：制吐作用

※ Context-sensitive half-time（持続投与中止後の半減期）。Contextは持続時間を意味する。

表8 セボフルラン *Sevoflurane*

分 類	吸入麻酔薬
商品名	セボフレン® 250mL（¥58.3/mL） セボフルラン セボネス® セボフレン®
適 応	麻酔の導入と維持
禁 忌	過敏症、悪性高熱患者やその素因を持つ患者
血液/ガス分配係数	0.65 麻酔の導入、覚醒が速い
代謝率	2～5％、ほとんどは呼気中に排泄される。
ソーダライムとの反応	コンパウンドA（腎毒性あり、臨床的腎障害は否定的）が産生される。
最小肺胞濃度（MAC）	30～60歳 …… 1.8％ 65歳以上 ……… 1.45％
MAC-awake（患者の半数が呼名に反応）	MACの1/3程度
気化器	
特 徴	• 中枢神経系への影響： 　脳代謝率低下、脳血管拡張、脳血流量増加、頭蓋内圧上昇 • 循環器系への影響： 　低血圧（濃度依存性）、血管拡張、心収縮性低下 • 呼吸器系への影響： 　呼吸抑制（濃度依存性）、高二酸化炭素症、低酸素症に対する換気量増加反応抑制、気管支拡張、低酸素性肺血管収縮（HPV）抑制

表9 声門上器具とラリンジアルマスクの適応と禁忌

適 応	・筋弛緩薬を必要としない全身麻酔 ・挿管困難
禁 忌	・フルストマック
応 用	・ラリンジアルマスクを介した気管挿管

Self Study Tips 05

■ 吸入麻酔薬の体内への取り込み (wash-in)

□横軸は吸入開始からの時間(分)、縦軸は吸入分画(F_I)と肺胞分画(F_A)の比である。F_A/F_Iが平衡に達すれば、値は1になる。

□血液への溶解度が低い(つまり、血液/ガス分配係数が小さい)亜酸化窒素(N_2O)やデスフルランの方がセボフルランやイソフルランよりも平衡に達するのが速い、つまり麻酔導入が速い。

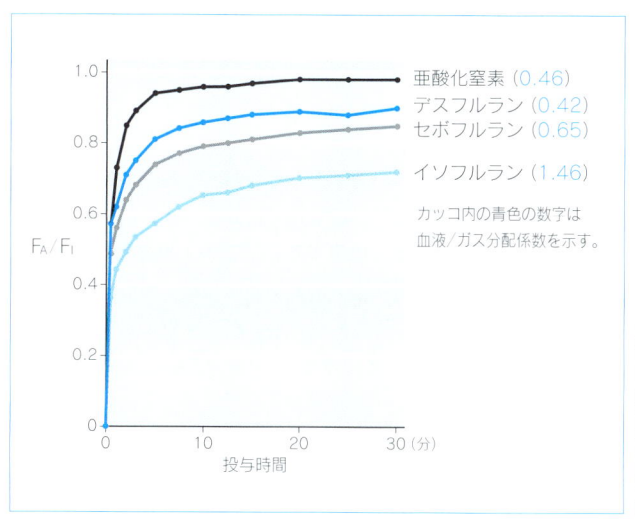

亜酸化窒素 (0.46)
デスフルラン (0.42)
セボフルラン (0.65)
イソフルラン (1.46)

カッコ内の青色の数字は
血液/ガス分配係数を示す。

図6 吸入麻酔薬の体内への取り込み
(Yasuda N, Lockhart SH, Eger EI 2nd, et al.:Comparison of kinetics of sevoflurane and isoflurane in humans. *Anesth Analg* 1991;72:316-324を改変)

研修2日目・朝

麻酔器と麻酔薬の準備

🔑 Key messages

1 麻酔器の始業点検は確実に実施せよ。
The anesthesia machine should be thoroughly checked before anesthesia.

2 薬物準備はダブルチェック。薬物名、濃度を記載せよ。
Agents should be checked carefully. Syringes should be properly labeled.

🔑 Key words

ピン方式、麻酔器の始業点検、気化器、ロタメータ、ソーダライム、APL弁、酸素フラッシュ、酸素ボンベ、フェンタニル、細胞外液系輸液剤

▶麻酔器の始業点検

いつもは目覚ましが鳴ってもなかなか起きられない安部先生ですが、今朝は目覚まし時計が鳴る前に目が覚めました。

いよいよ出発。病院までは電車で2駅です。頭の中で、もう一度症例の復習、そして手順を考えていきました。

午前7時15分、手術室に到着。手術着も学生のものとは違います。おっ、一人前！なんて思ったりもしました。手術室8番では、もう看護師さんが手術の準備をしていました。

「おはようございます。研修医の安部です。今日はよろしくお願いします」

「おはようございます。看護師の藤森です。よろしくお願いします。安部先生、点滴は何を準備しておきますか？」

これは、予想質問。

表10 細胞外液系輸液剤

一般名	商品名	Na$^+$	K$^+$	Ca^{2+}	Mg^{2+}	Cl$^-$	バッファー	ブドウ糖
生理食塩液	生理食塩液	154				154		
乳酸リンゲル液	ラクテック®、ソルラクト®、ハルトマン液等	130	4	3		109	L 28	
酢酸リンゲル液	ヴィーン®F、ソルアセト®F	130	4	3		109	A 28	
重炭酸リンゲル液	ビカーボン®	135	4	3	1	113	B 25 C 5	
重炭酸リンゲル液	ビカネイト®	130	4	3	2	109	B 25 C 4	
ブドウ糖加酢酸リンゲル液	フィジオ®140	140	4	3	2	115	A 25 G 3 C 6	1

単位は電解質およびバッファーはmEq/L、ブドウ糖は%。
A：acetate（酢酸）、B：bicarbonate（重炭酸）、C：citrate（クエン酸）、G：gluconate（グルコン酸）、L：lactate（乳酸）

「酢酸リンゲル液でお願いします」（表10）

安田先生は早速、麻酔器のセットアップに取りかかりました。「グリーンは酸素、イエローは空気、ブルーは亜酸化窒素」と頭の中で唱えながら中央配管に差し込んでいきます。色もそうだけど、ピンの形や数も違うから、これは間違いようがないな。これがピン方式ね（図7）。ホースを差し込むのに結構力がいるなぁ。

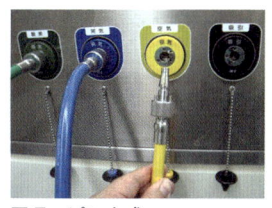

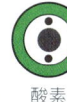

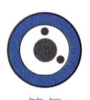

図7 ピン方式

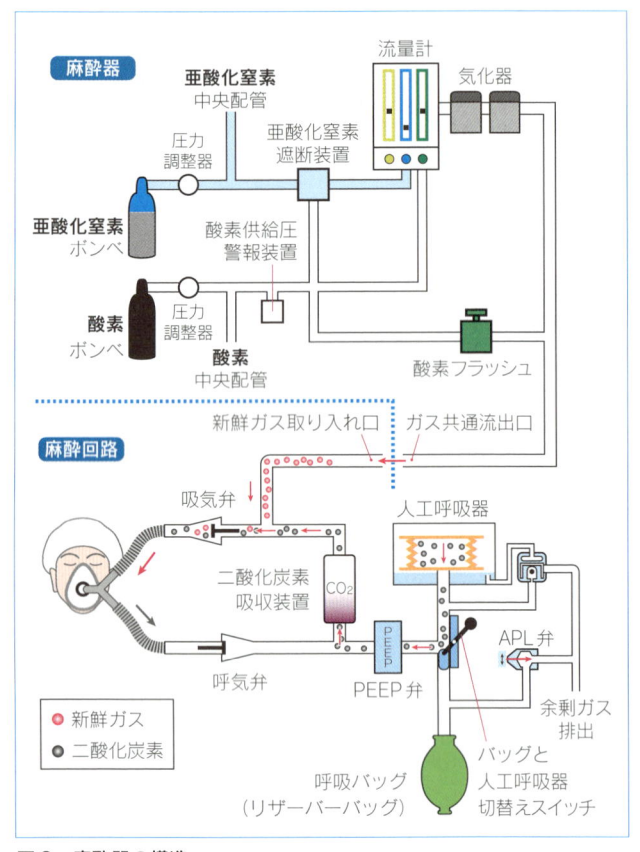

図8 麻酔器の構造

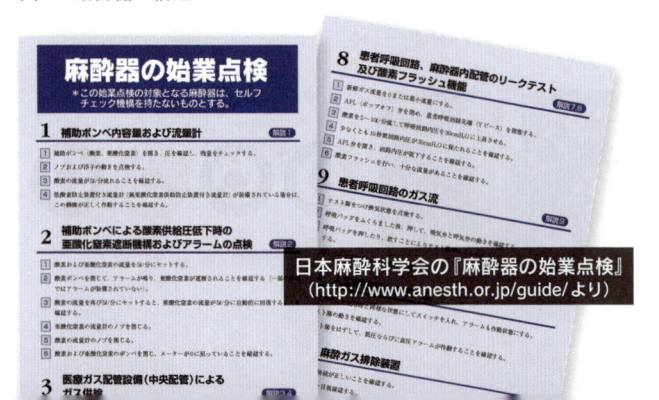

それから、日本麻酔科学会が出している麻酔器（図8）の始業点検法を記載した用紙をパウチしたものを見ながら、麻酔器の始業点検を始めました（☞詳細はp.46参照）。

酸素の流量を6〜10L/minにセットしてか。あれ、このガラス管の中でくるくる回っているボビンとかいうやつ、どこを見たらいいんだ？

ボビンは、その最上部を設定値に合わせるのか。ボール型の場合は、その中央か。気を付けないと、これは間違えそうだね。

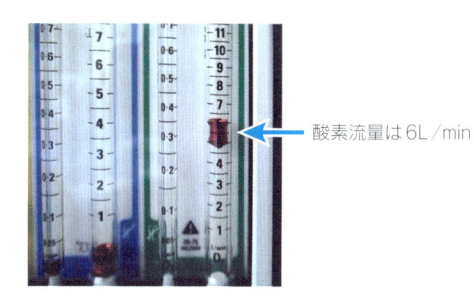

← 酸素流量は6L/min

表11 ボンベ、配管およびロタメータの色

種　類	配管・ロタメータ	ボンベ
酸　素	緑　色	
亜酸化窒素	青　色	
空　気	黄　色	
二酸化炭素	橙　色	

日本ではボンベ、海外ではgas cyrinderと呼ばれる。
日本薬局方でボンベの色は定められている。

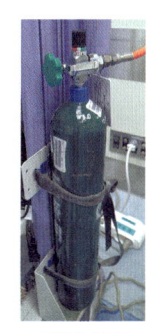

二酸化炭素
のボンベ

表12 酸素ボンベ容量

容積（L）	充填量（L）	重量（kg）
3.4	500	5
10	1,500	12
47	7,000	53

表13 医療用酸素ボンベ（容積3.4Lの場合）の残量目安

測定値（MPa）	残量（L）	備　考	
15	500	充　填	
10	340	表示グリーン	
5	170	表示黄色	交換目安
2～3	70	表示赤色	使用不可

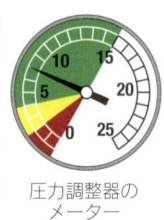

圧力調整器のメーター

　酸素ボンベの圧の確認か。酸素ボンベは、グリーンじゃなくて黒なんだっけ（表11～13）。グリーンのタンクは二酸化炭素。まぎらわしいよなぁ。そういえば、二酸化炭素ボンベを酸素ボンベと間違えて使用して、患者さんが亡くなった事故とかあったよなぁ。

　安部先生が始業点検を終えたのは7時30分。予想外に時間がかかってしまいました。涼しい手術室の中で、安部先生の背中には汗が出ていました。
　次は声門上器具。今日はラリンジアルマスク。サイズは体重70kgだから#4でいいかな。昨日のYouTubeの映像を思い出しながら、潤滑ゼリーを背面にたっぷりとつけました。

▶薬物の準備

いよいよ薬の準備です。フェンタニルは金庫に入っているし、指導医の先生だけが扱うというルールですから、2.5mLのシリンジの準備だけをしました。

次は、プロポフォール。ほんと、ミルクみたいに真っ白なんだ。手を汚さないように気を付けてアンプルカット。これは、20mL用のシリンジに吸ってと。なんだか、泡がいっぱいになっちゃった。うまく抜けないなぁ。針から抜こうとすると、液体まで出てきて。そうこうしているうちに7時45分。加藤先生も来てくれました。

「おはよう。準備はどう？　完璧？　はい、これはフェンタニル。前も言ったけど、アンプルは返還しないとだめだからね。決して、捨てないこと」（表14）

「おはようございます。完璧からはるかに遠くです。プロポフォールは泡を抜こうとしたら19mLくらいになっちゃいました」

「まぁ、いいか。こぼしたら、ちゃんと床を拭いておけよ。まず、こぼさないこと。指は怪我しなかった？　焦ると怪我するから気を付けてね。あれ、ほかになんか忘れてない？」

安部先生はずっと見回しましたが、抜けたものに気づきません。

「フェンタニル以外は、大丈夫だと思いますけど」

「だめ！　吸引の準備ができてない」（図9）

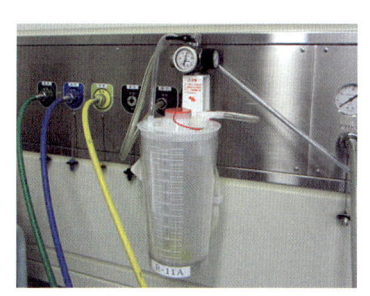

図9　吸引器

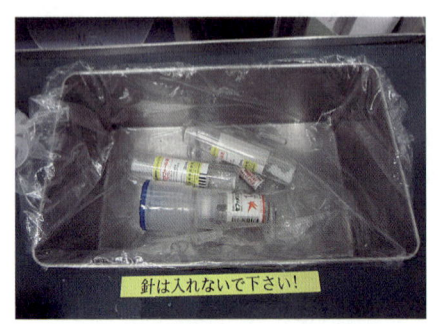

図10　アンプル入れ

　安部先生は、急いで吸引の準備をしました。吸引の音は聞こえるし、先端をつけたら手のひらに吸い付きます。

「フェンタニルのアンプルは絶対に捨てたらだめだよ。なくしたりしたら、ごみ箱の大捜索だからね。麻薬捜査官が飛んでくるかもよ。ほかのアンプルもアンプル入れ（図10）に入れておいてね。これを見れば、正しい薬を準備したか、自分もほかの人も確認できるから」

　7時55分、加藤先生のOKも出て、準備は終了です。8時からは術前カンファレンスです。今日の司会進行は石田教授ですから、緊張感も増してきました。だめだ、全部忘れそう。

表14 フェンタニルクエン酸塩　*Fentanyl citrate*

分　類	短時間作用性オピオイド
商品名	フェンタニル注射液 　0.1mg/2mL 　0.25mg/5mL 　0.5mg/10mL 左：フェンタニル注射液0.1mg「ヤンセン」 右：フェンタニル注射液0.5mg「ヤンセン」
作用機序	オピオイド受容体に作用、Gタンパク質を介して細胞内cAMP減少、カリウムチャネル開口、カルシウムチャネル抑制
代　謝	肝臓。活性代謝産物はない。
タンパク結合率	80%
効果発現時間	静注の場合2〜5分
作用持続時間	0.5〜1時間
術後鎮痛のための至適フェンタニル血中濃度	1.5〜2.0ng/mL
適　応	① 全身麻酔、全身麻酔における鎮痛 ② 局所麻酔における鎮痛の補助 ③ 激しい疼痛（術後疼痛、癌性疼痛等）に対する鎮痛
用　法	静注、持続静注、硬膜外投与、くも膜下投与
特　徴	・中枢神経系への影響：鎮痛（モルヒネの50〜100倍）、鎮静、健忘作用は弱いかない。揮発性麻酔薬の最小肺胞濃度（MAC）低下、脳代謝率低下 ・呼吸器系への影響：呼吸抑制（用量依存性、無呼吸も起こる）、筋硬直による換気困難（急速静注時）、気道反射抑制。呼吸抑制作用は静注後5〜6分でピーク。 ・循環器系への影響：血圧低下（特にベンゾジアゼピンの併用時など）、徐脈 ・消化器系への影響：胃腸管運動低下、胃内容停滞、悪心・嘔吐、Oddi括約筋収縮、胆道内圧上昇 ・その他：縮瞳

麻酔器の始業点検

この始業点検の対象となる麻酔器は、
セルフチェック機構をもたないものとする。

1. 補助ボンベ内容量および流量計

① 補助ボンベ（酸素、亜酸化窒素）を開き、圧を確認し、残量をチェックする。
② ノブおよび浮子の動きを点検する。
③ 酸素の流量が5L/分流れることを確認する。
④ 低酸素防止装置付き流量計（純亜酸化窒素供給防止装置付き流量計）が装備されている場合は、この機構が正しく作動することを確認する。

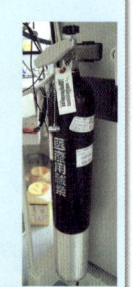

酸素ボンベ

2. 補助ボンベによる酸素供給圧低下時の亜酸化窒素遮断機構およびアラームの点検

① 酸素および亜酸化窒素の流量を5L/分にセットする。
② 酸素ボンベを閉じて、アラームが鳴り、亜酸化窒素が遮断されることを確認する（一部の機種ではアラームが装備されていない）。
③ 酸素の流量を再び5L/分にセットすると、亜酸化窒素の流量が5L/分に自動的に回復することを確認する。
④ 亜酸化窒素の流量計のノブを閉じる。
⑤ 酸素の流量計のノブを閉じる。
⑥ 酸素および亜酸化窒素のボンベを閉じ、メーターが0に戻っていることを確認する。

3. 医療ガス配管設備（中央配管）によるガス供給

① ホースアセンブリ（酸素、亜酸化窒素、圧縮空気など）を接続する際、目視点検を行い、また漏れのないことも確認する。

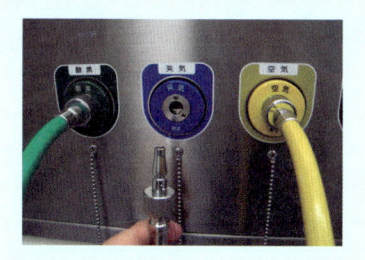

② 各ホースアセンブリを医療ガス設備の配管末端器（アウトレット）あるいは医療ガス配管設備に正しく接続し、ガス供給圧を確認する。酸素供給圧：$4 \pm 0.5 kgf/cm^2$。亜酸化窒素および圧縮空気：酸素供給圧よりも約 $0.3 kgf/cm^2$ 低い。

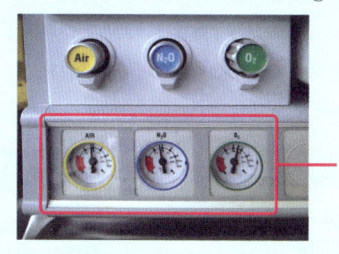

中央配管からのガス供給圧

③ ノブおよび浮子の動きを点検する。

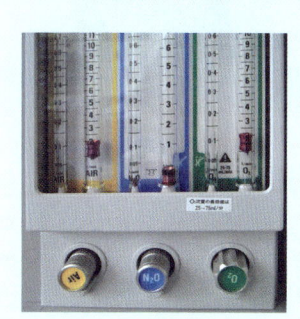

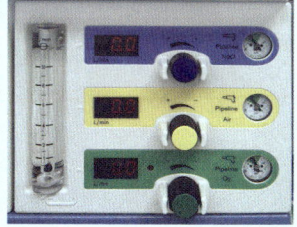

④ 低酸素防止装置付き流量計（純亜酸化窒素供給防止装置付き流量計）が装備されている場合は、この機構が正しく作動することを確認する。
⑤ 酸素および亜酸化窒素を流した後、酸素のホースアセンブリを外した際に、アラームが鳴り、亜酸化窒素の供給が遮断されることを確認する（一部の機種ではアラームが装備されていない）。
⑥ 医療ガス配管設備のない施設では、主ボンベについて補助ボンベと同じ要領で圧、内容量の点検を行った後に使用する。

4. 気化器

① 内容量を確認する。
② 注入栓をしっかりと閉める。
③ OFFの状態で酸素を流し、匂いのないことを確認する。
④ ダイアルが円滑に作動するか確認する。
⑤ 接続が確実かどうか目視確認する。気化器が2つ以上ある場合は、同時に複数のダイアルが回らないこと（気化器が2つ作動しないこと）を確認する。

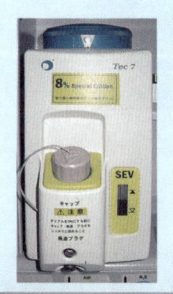

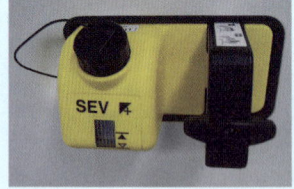

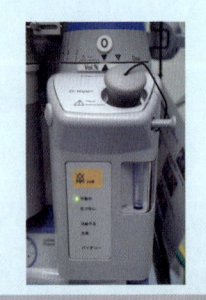

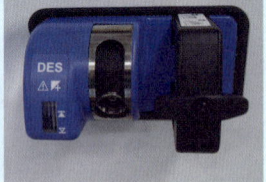

5. 酸素濃度計

① 電池が十分であることを確認する。
② センサーを空気で21％になるように較正する。
③ センサーを回路に組み込み、酸素をフラッシュして酸素濃度が上昇することを確認する。

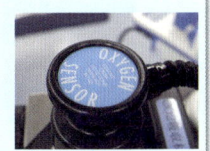

酸素濃度センサー

6. 二酸化炭素吸収装置

① 吸収薬の色、量、一様につまっているかなどを目視点検する。
② 水抜き装置がある場合には、水抜きを行った後は必ず閉鎖する。

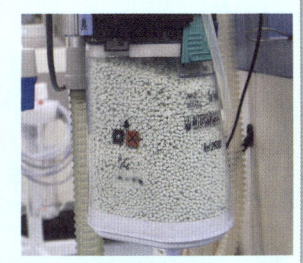

二酸化炭素吸収装置

7. 患者呼吸回路の組み立て

① 正しく、しっかりと組み立てられているかどうかを確認する。

8. 患者呼吸回路、麻酔器内配管のリークテストおよび酸素フラッシュ機能

① 新鮮ガス流量を0または最小流量にする。
② APL（ポップオフ）弁を閉め、患者呼吸回路先端（Yピース）を閉塞する。
③ 酸素を5～10L／分流して呼吸回路内圧を30cmH$_2$Oに上昇させる。
④ 少なくとも10秒間回路内圧が30cmH$_2$Oに保たれることを確認する。
⑤ APL弁を開き、回路内圧が低下することを確認する。
⑥ 酸素フラッシュを行い、十分な流量があることを確認する。

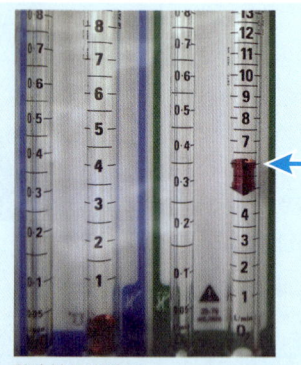

酸素流量の確認 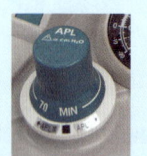　　　　　APL弁

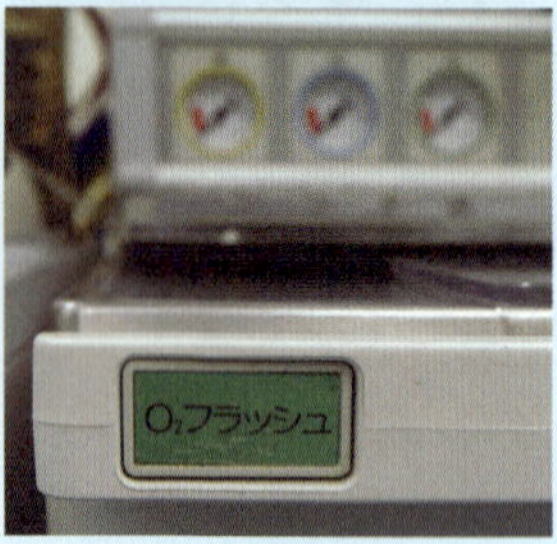

酸素フラッシュの流量は35〜75L/min以上である。リークがあり、バッグが膨らまない場合などに使用する。流量が多いので、患者が挿管され呼吸回路が接続されているときなどに使用すると、肺に高い圧がかかるので注意が必要である。また、気化器をバイパスしてガスが流れるので、回路全体の揮発性麻酔薬濃度は低下する。

酸素フラッシュ

9．患者呼吸回路のガス流

① テスト肺をつけ換気状態を点検する。 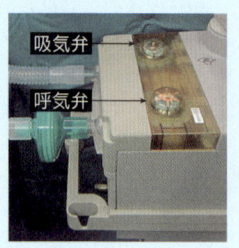
② 呼吸バッグをふくらました後、押して、吸気弁と呼気弁の動きを確認する。
③ 呼吸バッグを押したり、放すことによりテスト肺がふくらんだり、しぼんだりすることを確認する。
④ APL（ポップオフ）弁の機能を確認する。

吸気弁
呼気弁

10. 人工呼吸器とアラーム

① 人工呼吸器を使用時と同様な状態にしてスイッチを入れ、アラームも作動状態にする。
② テスト肺の動きを確認する。
③ テスト肺をはずして、低圧ならびに高圧アラームが作動することを確認する。

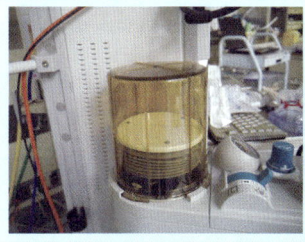

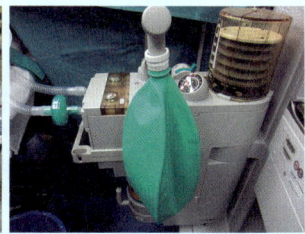

人工呼吸器、ベローズ、呼吸バッグ（リザーバーバッグ）

11. 麻酔ガス排除装置

① 回路の接続が正しいことを確認する。
② 吸引量を目視確認する。
③ 呼吸回路内からガスが異常に吸引されないことを確認する。

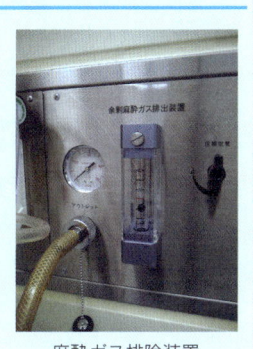

麻酔ガス排除装置

12. 完 了

① 点検完了を確認する。

研修2日目・朝

石田教授の術前カンファレンス

🔑 Key messages

1. **プレゼンテーションは簡潔に行え。**
   Brief and precise presentation makes the message get across.
2. **重要度の高い問題点に時間をかけろ。**
   Determine the priority and focus on the important matters.
3. **プランB、プランCまで準備せよ。**
   Prepare other plans in case the initial plan fails.
4. **術前投与薬、中止薬について把握せよ。**
   Understand the drugs that should be continued on the day of surgery and those that should be stopped preoperatively.
5. **術後肺合併症発生率を減少させるためには少なくとも8週間は禁煙させよ。**
   Smoking should be ceased for at least 8 weeks to reduce the rate of postoperative pulmonary complications.

🔑 Key words

アンジオテンシンⅡ受容体拮抗薬（ARB）、アンジオテンシン変換酵素（ACE）阻害薬、カルシウム拮抗薬、β遮断薬、禁煙

「みなさん、おはようございます。カンファレンスを始める前に、今日から麻酔科研修を始める安部先生と、星野先生、高木先生に自己紹介をしてもらいます」

「みなさま、はじめまして。1年目研修医の安部です。これから1か月間、よろしくお願いします。志望は内科です」

「星野です。志望はもちろん麻酔科です。この研修をすごく楽

しみにしていました。よろしくお願いします」

「高木です。志望はまだ決めていません。マイナー科がいいなと思っています。もちろん、麻酔科も候補です。よろしくお願いします」

「みんな頑張って、よい研修をして下さい。よし、じゃあ、始めようか。見本は、平田先生にやってもらおうか」

石田教授はふだんはやさしそうですが、手術中はものすごく怖いとか。カンファでも十分に威圧感があります。いらいらすると指で机を細かく叩き、さらに進むと、ペンで机をこつんと叩くとか。どうか、ペンで叩かれませんように。机が叩かれているのに、自分の頭を叩かれている感じになるという先輩たちの噂も聞きました。自己紹介で、麻酔科に興味がありますって言わなかったから、印象が悪いかも。朝から失敗、失敗。

▶上級医のプレゼンテーション：高血圧、喫煙

平田先生のプレゼンが始まりました。

「74歳男性、身長160cm、体重54kg。下行結腸癌に対して腹腔鏡補助下半結腸手術が予定されています。貧血と、下血がきっかけで診断されました。鉄剤の投与で現在のヘモグロビン値は12まで上がってきています。15年来の高血圧があり、アムロジン®（一般名：アムロジピン）とオルメテック®（一般名：オルメサルタン）使用で、血圧は120／60mmHgとコントロールされており、心拍数も60台です。20歳から10〜20本程度の喫煙をしていましたが、2か月前から禁煙しています。Hugh-Jones分類のⅠ度です（表15）。その他、特記すべき既往はありません。心電図で左房肥大がありますが、胸部X線写真では心肥大は認められません。検査所見上、高コレステロール血症はありますが、腎機能、肝機能とも正常です。本日、アムロジン®のみ服用し、オルメテック®は中止しております。硬膜外併用全身麻酔の予定です」

表15　Hugh-Jones 分類※

Ⅰ度	同年代の健常者と同様の労作が可能で、歩行、階段の昇降も健常者並みにできる。
Ⅱ度	同年代の健常者と平地では同様に歩行できるが、坂、階段は健常者のようにはのぼれない。
Ⅲ度	平地でも健常者並みには歩けないが、自分のペースでなら平地なら1.6km（1マイル）歩ける。
Ⅳ度	休みながらでなければ平地でも50m以上は歩けない。
Ⅴ度	会話や衣服の着脱でも息切れがし、外出もできない。

※慢性呼吸不全患者における呼吸困難の指標である。

▶高血圧患者の術前管理（Tips 06、p.58）

さすが、要領を得ていると感心しているところへ、石田教授からの質問が飛んできます。

「安部先生、オルメテック®ってどんな薬かな」

「ARBです」（表16）

「血圧コントロールはせっかく良くされているのに、なぜ、朝の服用は止めたと思う？」

「血圧のコントロールが良ければ1回くらい止めても大丈夫だからですか？」

「それは間違い。オルメテック®やブロプレス®などのARBは、麻酔導入後に低血圧を起こしやすいし、その治療が難しいと報告されているからなんだ。カルシウム拮抗薬やβ遮断薬は継続が原則。アンジオテンシン変換酵素（ACE）阻害薬も導入後に低血圧を起こしやすいから中止をしておいたほうがいい。最近は、ARBとカルシウム拮抗薬の合剤も使用されているから、判断に困ることもあるけど。これから、高血圧の患者さんはたくさん診ることになるから、高血圧患者の評価や、治療薬、その取り扱いについても覚えておくこと。いいね」

「ARBやACE阻害薬の投与を中止して、高血圧になる危険はないのでしょうか？」

表16　アンジオテンシンⅡ受容体拮抗薬(ARB)

	一般名	商品名
ARB	イルベサルタン オルメサルタン カンデサルタン テルミサルタン バルサルタン ロサルタン	イルベタン®、アバプロ® オルメテック® ブロプレス® ミカルディス® ディオバン® ニューロタン®
ARBと 利尿薬との 配合剤	カンデサルタン+ヒドロクロロチアジド テルミサルタン+ヒドロクロロチアジド バルサルタン+ヒドロクロロチアジド ロサルタン+ヒドロクロロチアジド	エカード® ミコンビ® コディオ® プレミネント®
ARBと Ca拮抗薬 との合剤	オルメサルタン+アゼルニジピン カンデサルタン+アムロジピン テルミサルタン+アムロジピン バルサルタン+アムロジピン	レザルタス® ユニシア® ミカムロ® エックスフォージ®

「いい質問だね。外来手術患者を対象とした最近の報告では、これらの薬物を中止しても危険な高血圧は起きないとされているんだ。もし、血圧上昇が高度なら、ニカルジピンなどの血管拡張薬を投与することも考えられるね。」

「星野先生、患者の病歴から、特にこれは注意すべきこととかあるかな」

「高血圧、長年の喫煙歴、高齢、男性といったリスクファクターがあるので、冠動脈疾患は除外しておく必要があると思います」

さすが、すらすらと答えるなぁ。学生時代からできたもんな。人のプレゼンもよく聞いて、把握しているし。それに、けっこう可愛いかも。負けてばっかり。

▶喫煙者での注意事項 (Tips 07、08)

「じゃあ、高木先生。喫煙者で注意することは何かな」

「この患者さんだと、20本、50年以上の喫煙歴があるので、Brinkman指数も1,000以上になります。COPDの有無や、日常生活での息切れなんかに気を付けます。それから、禁煙してい

表17 禁煙の経時的効果

禁煙期間	効　果
12〜48時間	一酸化炭素ヘモグロビン値低下、酸素運搬能改善
2〜3日	気道繊毛運動改善
1〜2週	気道分泌物減少
4〜6週	小気道の機能改善
＞8週	術後肺合併症発生率低下

るかどうかです」

「どれくらい禁煙したらよいのかな」

「呼吸器合併症を減少させるのなら、最低8週間以上は必要だと思います」（表17）

「その通り。よく勉強しているね。米国のガイドラインではそうなっているね。オーストラリア・ニュージーランドのガイドラインでは、少なくとも6〜8週間は禁煙させること、術前12時間以内には喫煙させないこととされているね。米国CDCのガイドラインでは創感染発生率を低下させるためには少なくとも30日の禁煙は必要だとしているんだ。ガイドラインにより禁煙期間の幅はあるけれど、禁煙期間は長いことに越したことはないというのが結論。ほかの人たちも覚えておくように」

高木君もよくできるなぁ。またもや、朝から差がついた感じ。ここはプレゼンで挽回しなくては。

▶初めてのプレゼンテーション：気管支喘息

「安部君、佐田さんのプレゼン、いってみようか」

安部君か、石田先生には実力を見破られて、安部先生から格下げか。いや、学生時代の成績もばれてるし、仕方がないか。いや、勝負はこれから、頑張るぞ。

「21歳男性、身長178cm、体重70kg。サッカーによる左膝半月板損傷に対する膝関節鏡下半月板切除術です。7年前に気管支喘息と診断され、3年前からテオフィリンを服用しています。

最終発作は2年前、β_2刺激薬の吸入で改善したようです。呼吸音を含め、身体所見上、左膝以外は異常はありません。虫垂切除術に対して全身麻酔を受けたようですが、特に大きな問題はなかったようです。検査所見も正常です。ラリンジアルマスクを用いた全身麻酔を予定しています」

「ほかの麻酔法は説明しましたか？」

「術中は意識がないほうがいいというので、全身麻酔の説明をしてきました」

「気管挿管してはだめかな？」

「してもいいと思いますけど。気管挿管のほうが刺激が強いので、喘息発作を起こしやすいのではないかと思いました」

「気管内に異物を入れるわけだからね。術中に喘息発作が起きたらどうする？ その前に、診断もしないといけないけどね」

「喘息発作の既往は2年も前なので、発作を起こすことは考えませんでした。喘息発作を起こさないようにばかり考えて、発作が起きたときのことは考えていませんでした」

また、大失点。そうだよね。当たり前だよね。

「術中の気管支喘息の発作の診断と治療について、しっかり勉強しておくように」

その後、術前カンファレンスは淡々と進んでいきました。

カンファ終了後、加藤先生が寄ってきて、

「ごめん、ごめん。もっとちゃんと教えておいてあげればよかったね」

「いえ、気が付かなかった自分がうかつでした。そうだ、いつも使っている吸入薬を手術室に持ってきてもらうように指示を出しておきます」

安部先生は少し肩を落として手術室に向かいました。でも、石田教授、机はとんとんしていなかったし、目はおだやかそうだったから、許してくれているよね、と自分を慰めました。

Self Study Tips 06

■ 高血圧患者の術前評価

高血圧の原因

- 本態性高血圧：全体の90〜95％、30〜40歳代に発症
- 二次性高血圧：腎血管性、原発性アルドステロン症、Cushing病・Cushing症候群、腎疾患、妊娠誘発性 (pregnancy-induced hypertension；PIH)、褐色細胞腫、大動脈縮窄症など
- 白衣高血圧

身体所見

- 血圧コントロールの程度
  - 日常や病棟での血圧
  - 四肢の血圧（動脈狭窄や大動脈縮窄症などでは左右差や上半身、下半身で差がある）
- 心拍数：服用薬にも影響される
- 心肥大
- 浮　腫

服薬歴

- アンジオテンシンⅡ受容体拮抗薬 (ARB)
- アンジオテンシン変換酵素 (ACE) 阻害薬
- カルシウム拮抗薬
- β遮断薬
- 利尿薬

標的臓器の評価

- 高血圧は動脈硬化の重大な危険因子である。糖尿病、喫煙歴などがある場合には、特に注意が必要である。
- 中枢神経系：脳卒中、一過性脳虚血発作 (TIA)
- 心臓：冠動脈疾患、心不全、心房細動などの不整脈

- □ 大血管：大動脈瘤
- □ 末梢血管疾患
- □ 腎疾患

検査所見

- □ 胸部X線写真：心肥大
- □ 心電図：心肥大、虚血所見、不整脈
- □ 心エコー図検査：心肥大、心機能、局所壁運動異常
- □ 腎機能検査：BUN、血清クレアチニン値、eGFR

Self Study Tips 07

■ 喫煙と疾患との関係

□ **悪性腫瘍発生率上昇**
- 肺癌、膀胱癌、口唇癌など

□ **呼吸器疾患**
- 気道被刺激性亢進、気道分泌物増加、一酸化炭素ヘモグロビン増加、気道免疫低下、マクロファージの機能低下
- 慢性閉塞性肺疾患、間質性肺炎、自然気胸などの発生率上昇
- 1秒量、1秒率、最大中間呼気流量低下（スパイロメトリによる測定）

□ **循環器系疾患**
- ニコチンの作用による血圧上昇、心拍数増加、冠動脈収縮（20〜30分）
- 冠動脈疾患、腹部大動脈瘤、脳血管疾患などの発生率上昇
- 心疾患による死亡率上昇

□ **歯科・口腔外科疾患**
- 歯周病、（母親の喫煙による）胎児口唇裂、口蓋裂の発生率上昇

□ **その他**
- 創傷治癒遅延、入院期間延長

Self Study Tips 08

■ 術後肺合併症発生率上昇に関与する因子

□ **患者因子**
- 喫煙（喫煙中あるいは＞40 pack-yearの喫煙歴）
- 高齢（＞70歳）
- 慢性閉塞性肺疾患（COPD）
- 運動耐容性低下（2ブロックも歩けない、階段を2階までのぼれない）
- 肥満（BMI＞30）
- ASA PS分類（クラスIII以上）（☞ p.26）
- 低アルブミン血症（＜3g/dL）

□ **手術因子**
- 長時間手術
- 手術部位（胸部、上腹部、大動脈、頸部、脳）

研修2日目 ◀ 61

> 研修2日目・朝

基本的モニタリング装着、静脈路確保、麻酔導入

🔑 Key messages

1 基本的モニタリングを装着し、バイタルサインを確認せよ。
Apply all the basic monitors and check the data.

2 静脈路確保成功の第一歩は、よい静脈を見つけること。
The first step to start an IV is to find the good vein.

3 適切なサイズのラリンジアルマスクを選択せよ。
Choose the appropriate size of laryngeal mask airway (LMA).

4 ラリンジアルマスクの位置はカプノグラム、陽圧をかけたときの胸郭の動き、リークで判断せよ。
Position of the LMA should be good when shape of capnogram is fine and no air leak is detected.

🔑 Key words

パルスオキシメータ、SpO_2、血圧計、心電図モニター、静脈路確保、カプノグラフィ、カプノグラム、プロポフォール、ラリンジアルマスク、前酸素化、機能的残気量、新鮮ガス流量、酸素中毒

▶患者さんの入室

　安部先生と加藤先生は手術室に戻り、器具や薬物の再点検をしました。ラリンジアルマスク挿入がうまくいかなかったときのために、喉頭鏡や気管チューブなどもいつでも使えるようにしておきました。
　「安部先生、患者さんの入室です」
　安部先生は手術室の入室口に行きました。看護師の藤森さん

が、患者さんと、病棟の看護師さんにいろいろなことを確認しています。

「おはようございます。本日、手術につく看護師の藤森です。よろしくお願いします。これから、いくつかのことを確認させていただきます」

「佐田さん、おはようございます。昨日お会いした安部です。よく眠れましたか?」

「おはようございます。今日は早起きさせられて眠いです。先生こそ、よく眠ってきてくれましたか。手術中、自分は眠っているからいいけれど、先生に居眠りされたら困りますから」

なんだか、一本取られた感じです。緊張感がみえみえかなぁ。バトンはまた藤森さんに。

「お名前をフルネームで言っていただけますか?」

「今、佐田さんって呼ばれたばかりですが。佐田強です」

「今日は、どこの手術をされるかおわかりですか?」

「左膝の関節鏡手術です」

藤森さんは、診療録、承諾書で確認をして、さらに左膝のマーキングもチェックしています。

「アレルギーはありますか?」

「特にありません」

「朝、具合の悪いところはありますか?」

「特にありません」

藤森さんは、病棟の看護師さんと、朝のバイタルサインなども確認しています。

「では、これから手術室にご案内します」

佐田さんは、歩けるので徒歩で入室しました。

▶基本的モニタリングの装着

「手術台の上にあおむけで寝て下さい」

「うわっ、これが手術台。すごいどきどきしてきた。上にあるのが無影灯っていうやつですね」

「よく知っていますね」

「ドラマとかでよく見るから」
「では、これからモニターとかをつけていきますね」
「まな板の上の鯉っていう感じになってきたなぁ」
「まず、これがパルスオキシメータのシール。赤い光が点いているでしょう。これを利用して、血液の中の酸素飽和度、簡単に言ったら酸素の量を測るんです」

安部先生は、パルスオキシメータのプローブを左手の人差し指につけ、ディスプレーに脈波とSpO_2が「99％」と表示されるのを確認しました（図11）。

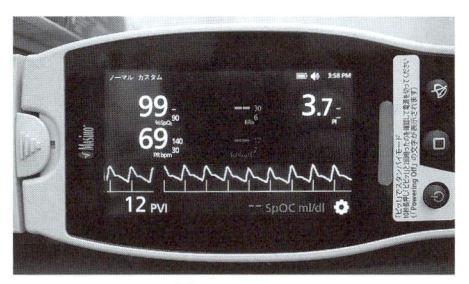

図11　Radical-7™（Masimo社）
動脈血酸素飽和度、脈拍数のほかに、ヘモグロビン値（SpHb®）、一酸化炭素ヘモグロビン値（SpCO®）、メトヘモグロビン値（SpMet®）が測定できる。SpO_2とSpHb®から、動脈血酸素含量（SpOC®）が求められる。

「次は血圧計を巻きますね。自動血圧計で、5分おき、必要に応じてもっと頻回に測定します」
「人生で、そんなにいっぱい血圧を測られたことなんてないなぁ。それだけ血圧が変化するっていうこと？」
「麻酔中や手術中は血圧はけっこう変化するんです。あまり高くなったり、低くなったりしたら、すぐに治療できるように頻回に測るんです。自動血圧計の測定だと、けっこうきつく締まりますよ。では、測定しますね」
「痛いくらい締まりますね。で、血圧はどうでした？」
「上が150、下が90、心拍数も95です」

「やたら高いですね。病棟だと、せいぜい120くらいなのに。こんなに高くて大丈夫なんですか？」

「緊張していると、血圧も上がります。もう少ししたら、血圧も落ち着いてきますよ。今でも決して危険な血圧ではないから、安心して下さい」

「次は心電図のシールを3枚貼りますね。ちょっと冷たいかもしれませんよ」

心電図波形も出ました。使用しているのは第Ⅱ誘導です。第Ⅱ誘導はP波が観察しやすいので、不整脈の診断などに有用なようです。洞調律です。

▶静脈穿刺

「では、点滴を入れますね。点滴が入れば、麻酔に必要な薬は、そこから入れていきます」

「先生、失敗はなしですよ。痛みには弱いんだから」

「大丈夫です（何回かやったことがあるから。ターゲットも決めてあるし、と心の中でひとり言）」

安部先生は、左腕に駆血帯を巻きました。

「佐田さん、何度か手を握ったり、開いたりして下さい。そのうちに、血管がよく出てきますから」

佐田さんの手背、前腕には静脈が太く浮き上がってきました。これなら、いけそうです。頭の中に、加藤先生の言葉が浮かびます。

「静脈穿刺の一番のコツは、しっかりと静脈を怒張させること。自信がないところでは、絶対に入らないから。駆血帯はきつく巻きすぎないこと。手を握ったり、開いたりすると静脈が怒張するからね。このとき、手は心臓より下に下げておくこと。必要なら、ここぞという静脈の上を、指の腹で何度か叩いてみるといいよ。爪ではじいたりしないようにね。痛いし、患者さんに失礼だから」

加藤先生に言われて、自分の腕を上げたり、下げたりしたときのことを思い出しました。確かに、腕を下げると静脈が浮き出て

きます。安部先生は、佐田さんの静脈を軽く叩きながら、頭の中でイメージトレーニングを繰り返しました。静脈もしっかりと怒張してきて、さぁ、どうぞ！という感じになってきました。

「佐田さん、消毒をしますね。アルコールだから、すーっとしますよ」

出血量もほとんどない手術なので、20ゲージで十分です。左手でしっかり皮膚を固定して、静脈をまっすぐにしてと。あんまり強く引っぱると却って、静脈は見えにくくなるから、そっと引っぱって。右手にはピンクの20ゲージを持ちました（図12）。

20G、ピンク
（32mm）

18G、深緑
（32mm）

16G、灰色
（51mm）

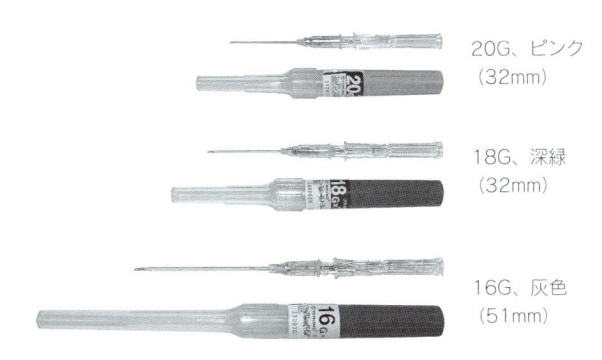

図12　サーフロー® 留置針の種類（括弧内はカテーテルの長さ）
ゲージ数によりカラーコードが定められている。カラーコードは16G灰色、18G深緑、20Gピンク、22G濃紺、24G黄色となっている。異なる長さのものがある。

「佐田さん、ちくっとしますよ」

穿刺針は皮膚を貫き、静脈壁を貫いたようです。ハブのところに血液が逆流してきました。ここからあわてず、針を少し寝かして、さらに数mm進めよ、か。よし、まだ逆流は戻ってきます。穿刺針の内筒を引き抜き、左手は緩めないままに、カテーテルを血管内に進めました。これはきっと成功。藤森さんが駆血帯を緩め、カテーテルに点滴の回路をつなげてくれました。安部先生は、針を針捨てに捨てました。

「はい、流して下さい」

「滴下、良好です。固定しますね」

安部先生もようやく余裕が出ました。マスクの下で、ちょっとにんまりしました。

▶麻酔導入（表18、19）

「佐田さん、点滴は入りましたから、もう痛いことはありませんよ」

「そんなに痛くなかったな。次は、酸素でしたっけ」

安部先生は酸素の流量を6L/minに設定しました。

「その通りです。では、顔の前にマスクを載せますね。流れているのは酸素だけですから、眠くなったりはしませんよ」

「3回くらい、深呼吸をしてみましょう。酸素がいっぱい肺に入るように」

そうこうしているうちに、SpO_2も100％になりました。

「もう一回血圧を測りますね」

血圧は124/80mmHg。心拍数も72回/minです。

「血圧も落ち着いてきましたよ。これから、薬を入れ始めますね」

加藤先生が、フェンタニル100μg、2mLを静注しました。

「佐田さん、今、フェンタニルという薬を入れました。数分したら、ちょっとぼうっとした感じになると思います」

「まだ、眠らないんですよね。ちっとも感じも変わらないけど。鼻がかゆいけど、かいてもいいですか？」

フェンタニルを静注すると、鼻がかゆくなったり、咳をしたりする患者さんがいるって聞いたけど、本当なんだなと安部先生は思いました。

「かいてもいいですよ」

「あっ、ちょっと感じが変わってきたかも」

「では、プロポフォールを入れますね。点滴のところがしみる感じがするかもしれないけれど、ちょっとだけ我慢して下さいね。あとは、眠っているうちに手術は終わりますから」

加藤先生が、プロポフォールをゆっくりと静注し始めました。

表18 麻酔導入に用いる薬物

一般名 商品名	濃 度	成人の投与量	備 考
プロポフォール ディプリバン® プロポフォール®	1%、10mg/mL	2〜2.5mg/kg	高齢者や、フェンタニル、レミフェンタニルなどとの併用では減量。
チオペンタール ラボナール® 0.3g、0.5g	粉末、蒸留水や生理食塩液に溶解、2.5%溶液25mg/mLとする。	4〜6mg/kg 最初に4〜6mL（100〜150mg）を投与し、その反応から追加量を決定する。	高齢者や、フェンタニル、レミフェンタニルなどとの併用では減量。強アルカリ性。動脈内投与で動脈スパズム、組織壊死の危険。急性間欠性ポルフィリアでは禁忌。
チアミラール イソゾール® 0.5g チトゾール® 0.3g	粉末、蒸留水や生理食塩液に溶解、2.5%溶液25mg/mLとする。	チオペンタールに同じ。	チオペンタールに同じ。
フェンタニル フェンタニル	100μg/2mL （1アンプル）	1〜5μg/kg	急速静注で胸壁硬直、換気困難が起こりうる。ベンゾジアゼピンやプロポフォール併用で低血圧を起こしやすい。

どれくらい静注するんでしょう。静注したのは130mg、13mL。安部先生が昨日計算したのよりは、少し少ない量です。

「確かに痛いですねぇ。痛みをとるはずの麻酔が痛いって納得できないんですけど。これで、あとは意識がなくなるっていうわけですか。手術の後は痛くないように……」

佐田さんは、言いかけたまま、もう目を閉じています。睫毛反射もありません。呼吸も止まってしまったようです。

「さぁ、換気して」
「ちがう、ちがう。バッグを押すことが換気じゃないんだから。胸だってちっとも上がっていないじゃないか。ABC、まずは気道を開通させること。頭部後屈、下顎挙上。これは基本だからね」

加藤先生の助けも得ながら、なんとかバッグを押すと胸も上がるようになりました。十分に前酸素化しているので、SpO_2も100％のままです。

「前酸素化しておいてよかったです」

表19 静脈麻酔薬による導入と血行動態と呼吸の変化

	プロポフォール	チオペンタール	ケタミン	ミダゾラム
心拍数	↓ (−10%)	→〜↑	↑	↓
平均血圧	↓ (−10〜−40%)	↓	↑	↓
1回拍出量	↓ (−10〜−25%)	↓	↑	↓
体血管抵抗	↓ (−15〜−25%)	↓	↑	→〜↓
呼吸数	↓	↓	→	→(オピオイド併用で↓)
換気量	↓	↓	→	→
CO_2に対する換気応答	↓	↓	→	→

「前酸素化の意味、わかった？　後で、僕に説明してね」

カプノグラムも出始めました。血圧は、100／70mmHg、少し低下気味です。

▶ラリンジアルマスク挿入とカプノグラム

「さぁ、ラリンジアルマスクを入れようか」（図13）

安部先生は、YouTubeの映像を思い出しながら、＃4のラリンジアルマスクを挿入しました。藤森さんが空気をカフに注入してくれました。映像みたいに、ラリンジアルマスクが少し浮いた感じになりました。なんか、いけそうな感じです。その間に加藤先生が、ラリンジアルマスクに呼吸回路をつないでくれました。プロポフォールとフェンタニルによる気道反射の抑制があるので、ラリンジアルマスクなどを容易に挿入できるようです。

しかし、カプノグラムは平坦なままです。やっぱりだめ。最初からうまくいくわけないもんな。でも、患者さんにはそんな説明は通用しません。そこへ加藤先生が、

「安部先生、何してるの。患者さん、無呼吸なんだから。バッ

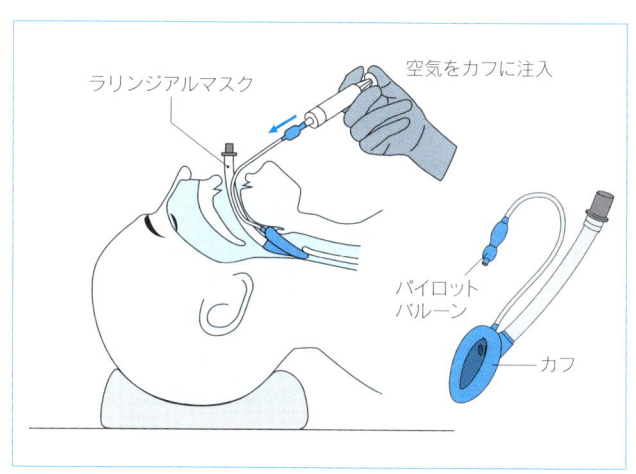

図13　ラリンジアルマスク

グを押して」

なんだ、患者さんが呼吸をしていないからカプノグラムが平坦だったのか。

「だめ、だめ、そんなに強くバッグを押したら。なんでも、やさしくgentleにって言っているでしょう」

安部先生は、気道内圧を上げすぎないように、そっとバッグを押しました。Educated handっていうけれど、安部先生には手ごたえなどよくわかりません。

「そうそう、その押し方。胸の上がり方、表示されている換気量や気道内圧、自分の手の感触を覚えておくこと」

カプノグラムもきれいな形で出始めました（図14）。

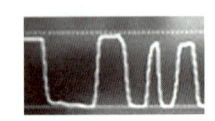

「安心していないで、麻酔、麻酔」

安部先生はセボフルランの気化器に手を伸ばしました。

「加藤先生、何％に合わせればいいですか？」

「とりあえず、3％にしておこうか」

「酸素と空気の流量は、2Lと2Lにしてね」

安部先生はガス流量の設定を変えました。この流量のこともよくわからないな。あとで、質問しようっと。

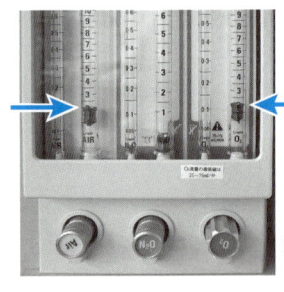

酸素と空気の流量をそれぞれ2Lに調整

❏ 正常なカプノグラム

❏ プラトー部分がなく、プラトーであるべき部分のカーブが右上がり

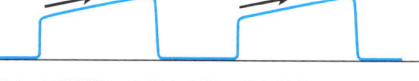

原因：気道閉塞、気管支痙攣、喘息発作

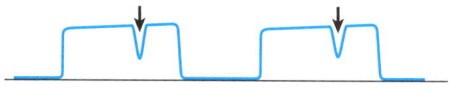

❏ プラトー部分に凹み（dip）ができる

原因：自発呼吸の出現

❏ 本来は0であるべき基線の上昇

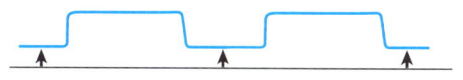

原因：ソーダライム消耗による二酸化炭素吸収不十分、
　　　一方弁の故障等による呼気の再呼吸

❏ プラトー部分後半の緩徐な低下

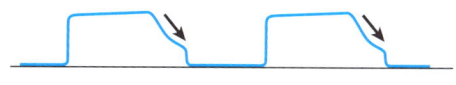

原因：カフリーク

❏ 平坦（基線上）

原因：食道挿管、無呼吸、人工呼吸停止、
　　　麻酔回路の完全閉塞、麻酔回路のはずれ、心停止

図14　カプノグラム波形からの異常の診断

表20 吸入麻酔薬の物理化学的性質

	MAC（%）30〜60歳	MAC（%）＞65歳	血液／ガス分配係数	代謝率（%）
亜酸化窒素	104		0.46	
セボフルラン	1.8	1.45	0.65	2〜5
デスフルラン	6.6	5.17	0.42	0.02
イソフルラン	1.17	1.0	1.46	0.2

「安部先生、今の患者さんの状態はどう？」

「落ち着いていると思いますけど」

「落ち着いているのは自分のほうだろう。確証もないのに落ち着きすぎ。ラリンジアルマスクが入ったからって、安心しすぎ。具体的に、患者さんがどう落ち着いているのか、説明してくれる？」

「血圧は120／88mmHg、心拍数は70bpmです。不整脈もないようです。SpO$_2$は100％です」

「それだけ？」

「カプノグラムは？ エンドタイダル（end-tidal CO$_2$）は？」

「カプノグラムは台形みたいで、プラトーも平坦です。喘息発作のような右上がりにはなっていません。end-tidalは42です」

「喘息のことは、術前から注意していたよね。カプノグラムの形はいいよね。聴診は？」

安部先生はあわてて聴診をしました。喘鳴は聴こえません。そう、一つのことをやると、準備したこともみんな忘れちゃうんだよなぁ。

「換気はもっとしたほうがいいですか？」

「とりあえず、今くらいでいいよ」

「セボフルラン濃度はどう？」

「3％にセットしてあります。MACよりずっと高い設定です」（表20）

「それで大丈夫かな？ ディスプレーのセボフルラン濃度を見

てごらん」

「吸入側が1.8％、呼気側が1.2％です。これって気化器が壊れているっていうことですか？　それとも測定器の故障？」

「いや、君の頭が壊れているっていうこと。いや、まだ組み立てもされていないっていうことかな」

加藤先生、それはちょっとひどい物言いではないでしょうか。確かに、よくわかっていないけど。加藤先生は、点滴に抗菌薬の入ったボトルをつないで、流しながら説明を始めてくれました。

「気化器からは正しい濃度のセボフルランが供給されていると思うよ。ここで、重要なことは、半閉鎖回路での麻酔ということ。ガスの一部は回路内で循環しているんだ。まず、最初の一息を考えてみよう。3％のセボフルランが新鮮ガスによって患者に送り込まれるとしよう。体の中のセボフルランは0％。セボフルランは肺胞から血液内に溶け込み、3％よりも低い濃度で肺胞から出てくることになる。最初は吸収量が多いから、たとえば呼気ガスの中のセボフルランは0.5％になったとしよう。その呼気ガスが、新鮮ガスからの3％と混合すると、3％と0.5％の間になるということになるでしょ。そういった過程が繰り返されて、だんだんと設定の濃度に近づいていくというわけ」

「新鮮ガスは、呼吸回路はカニスターの中の容量と、肺の容量を満たしていかないといけないということですね」

「その通り。ちょうど、お風呂にお湯を貯めるときみたいなのさ。蛇口をぐっとひねって水の勢いを強くすれば、お風呂は早くお湯が溜まるでしょ。新鮮ガス流量を増すというは、水の勢いを増すのと同じなわけ」

「お風呂が大きかったら、お湯は溜まりにくいですよね。それに、お風呂に漏れがあったら、お湯は溜まりにくいということになりますよね。その漏れが、体内への取り込みという感じでしょうか？」

「安部先生、イメージ的には合っているよ。だから、最初の新鮮ガス流量は多くしておかないといけないんだ。時間が経つと、セボフルランは十分に体内に取り込まれて、体内への取り込みが

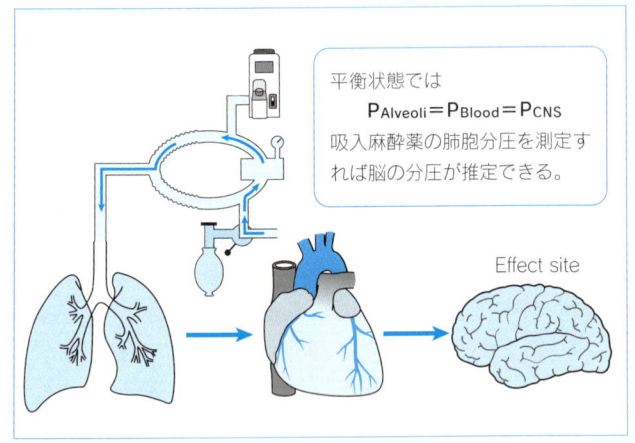

平衡状態では
$P_{Alveoli} = P_{Blood} = P_{CNS}$
吸入麻酔薬の肺胞分圧を測定すれば脳の分圧が推定できる。

図15　麻酔薬の肺から中枢神経系への移行

少なくなってくるわけ。吸入気と呼気の濃度差が近づいてくる、つまり平衡に近づいてきたら、セボフルランをそんなに体内に送り込む必要がないということになるんだ。そうしたら、新鮮ガス流量を減らしてもいいということになる」(図15)

「ということはですよ、途中でセボフルランの体内濃度を急に上げようと思ったら、気化器の設定濃度を上げるのと一緒に、新鮮ガス流量を増やせばいいということですか？」

「安部先生、思ったより、ものわかりがよさそうだね。ただ、血中濃度が上がったから、すぐに中枢神経系内の濃度、分圧が上昇するというわけではないんだよ」

「それって、ひどくないですか。先生の教え方がうまいから、わかったんですよ」

「お世辞も、なかなかやるねぇ。その調子で頑張ってね」

「質問があるんですが」

「今度は積極性のアピール。いいじゃないですか。質問って？」

そこへ、整形外科の助手についている中村先生が一言。

「消毒を始めてもいいですか？」

「はい、どうぞ」

「手術台も少し下げてくれるとありがたいんだけど」

　安部先生は、ちょうどよさそうな高さに手術台を下げました。藤森さんは、無影灯のスイッチを入れました。おー、明るい。中村先生は下肢の消毒を始めました。中村の奴、けっこう様になってるじゃん。自分も頑張らなくちゃ。

▶吸入酸素濃度の設定

　「加藤先生、質問は酸素濃度の設定についてなんです。本当なら、空気だけ、吸入酸素濃度21％でもいいわけですよね。あるいは、非常事態に備えて、100％酸素を投与してもいいわけですよね。今の酸素2L、空気2Lっていう設定は中途半端じゃないですか？」

　「全身麻酔をすると、機能的残気量（functional residual capacity；FRC）が20％くらいも減少するんだ。そうすると、クロージングキャパシティ（closing capacity）よりも機能的残気量のほうが小さくなって、シャントが増える可能性があるんだ。それに、腹部の手術なんかで腹腔内臓器が押し上げられると肺がつぶれて、無気肺も起こったりするんだ。だから、酸素濃度21％だと低酸素血症が起こる可能性があるわけ」

　「最初のほうの、機能的残気量とか、クロージングキャパシティって言葉は聞いた覚えはあるんですが、よくわかりません」

　「今は、患者さんの管理に集中しないといけないから、この話はあとでゆっくりしようね（☞p.313）。酸素濃度を高くしておくと、たとえば100％にしておくと、肺の酸素中毒が起きたりするんだ。酸素投与をすれば肺は体の中で一番高濃度の酸素にさらされる臓器だからね」

　「でも、麻酔導入前に酸素濃度100％で前酸素化をしましたよね。話が食い違っていませんか？」

　「おっ、いろいろと考えてきたね。肺の酸素中毒の症状には、胸痛とか、咳とかがあるんだ。ただ、実際には酸素濃度100％を投与しても、12時間以上経たないと肺の酸素中毒は起きてはこないんだ。肺活量の減少は24時間くらいしてから起こるんだ

よ。高圧酸素室で、2気圧で酸素投与をしたら、6時間くらいで酸素中毒になってしまうんだ。つまり、肺障害は、酸素分圧と投与時間に関係すると言われていて、1気圧の純酸素20時間の毒性は、2気圧なら10時間、4気圧なら5時間と同等を言われているんだ。だから、麻酔導入前に5分くらい100％酸素投与をしても問題はないんだよ。むしろ、肺内に酸素を貯蔵するというメリットのほうが大きいと考えられるんだ。吸入酸素濃度が60％未満では酸素中毒は起こらないと言われているから、その程度の酸素濃度にしておけば安心というわけ。酸素を2気圧で投与すると、痙攣が起きるなどPaul Bert効果と呼ばれている中枢神経系の毒性も起こりうるんだ。未熟児網膜症の増悪も要注意だね。そろそろ、タイムアウトだから、手術に集中しよう」

「加藤先生、自発呼吸も出てきたみたいです」

「じゃあ、自発呼吸にしておこうか」

Self Study Tips 09

■ 酸素解離曲線 (oxygen dissociation curve ; ODC)

□ 縦軸に酸素飽和度、横軸に酸素分圧。酸素解離曲線はS字状になる(図16)。これは、ヘモグロビンには酸素4分子が結合するが、酸素1分子が結合するとタンパク質の構造変化を起こし、次の酸素分子が結合しやすくなるというアロステリック効果による。

□ 酸素解離曲線は、体温上昇、二酸化炭素分圧上昇、水素イオンH^+濃度上昇(pH低下)、2,3-DPG増加で右方シフトする(P_{50}が上昇する)。

□ 右方シフトが起きる(同じPO_2でもSO_2が低下する)と、ヘモグロビンは酸素を放出しやすくなる。左方シフトでは逆のことが起きる。

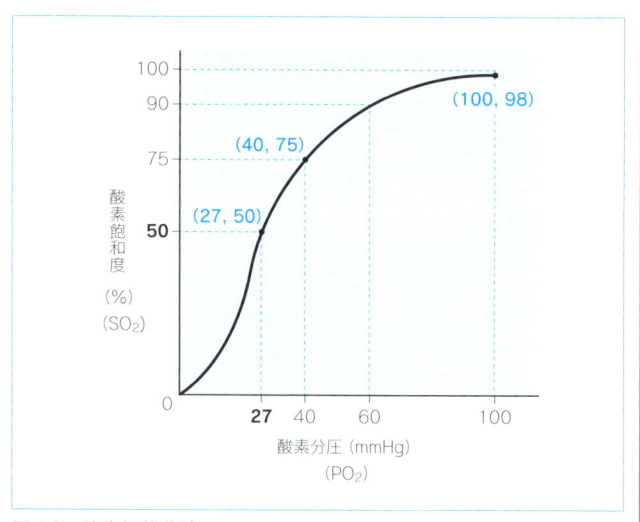

図16 酸素解離曲線

研修2日目・朝

WHOチェックリスト

🔑 Key messages

1 WHOのチェックリストを覚え、実行せよ。
WHO check list for safe surgery should be followed.

2 指示は復唱せよ。
Repeat the order.

3 薬物投与量指示や実施時には単位をつけよ。
Name and dose of the agents should be confirmed before administration.

4 麻薬は呼吸抑制作用を持つ。
Opioids depress respiration.

🔑 Key words

Safe Surgery Saves Lives.、チェックリスト、サインイン、タイムアウト、サインアウト、フェンタニル、呼吸抑制

▶タイムアウト

「タイムアウトは、WHOが2009年に "Safe Surgery Saves Lives" というキャンペーンの中で提唱したチェックリストにあるんだ（図17）。患者さんが入室したときに、名前や術式、左右の別、アレルギーとかを確認したでしょう。あれが、サインイン（sign in）。ブリーフィング（briefing）とも言うんだ。これからするのがタイムアウト。執刀前や侵襲的な手技を始める前に、外科医も、麻酔科医も、看護師もみんなが作業の手を止めて、必要な事項について確認をするんだ。患者の退室前にするのがサインアウト。デブリーフィング（debriefing）とも言うんだ。この3つを実行すると、手術に関与するメンバーのコミュニケーションも良

研修2日目 ◀ 79

サインイン：麻酔導入前
(少なくとも看護師と麻酔科医で)

患者の同定、手術部位、術式、インフォームドコンセントを確認したか？
☐ はい

手術部位にマーキングされているか？
☐ はい
☐ 除外

麻酔器および薬物のチェックは完了しているか？
☐ はい

パルスオキシメータが装着され、機能しているか？
☐ はい

アレルギーはあるか？ 何にアレルギーがあるか？
☐ いいえ

困難気道や誤嚥のリスクはあるか？
☐ いいえ
☐ はい、そして器具が準備され、協力者がいる

500mL（小児では7mL/kg）より多い出血のリスクがあるか？
☐ いいえ
☐ はい、2本以上の静脈路 中心静脈路と輸液計画があるか？

→ タイムアウト：執刀前
(看護師、麻酔科医、外科医とともに)

手術に参加する医療メンバーが名前と役割について紹介し確認したか？

患者氏名、術式、切開部位について確認したか？

予防的抗菌薬投与が60分以内に行われたか？
☐ はい
☐ 除外

予想される危機的状況：
外科医：
☐ 重大なあるいは通常とは異なるステップは何か？
☐ 手術予定時間はどれくらいか？
☐ 予想出血量はどれくらいか？

麻酔科医：
☐ 患者特有の問題点はあるか？

看護師：
☐ 滅菌状態（インディケータ結果を含む）は確認したか？
☐ 診療機器、手術器具に問題はないか？

必要な画像情報は提示されているか？
☐ はい
☐ 除外

→ サインアウト：患者が手術室から退室する前
(看護師、麻酔科医、外科医とともに)

看護師は声を出して確認する：
☐ 術式
☐ 手術器具、ガーゼ、針カウントの完了
☐ 手術標本のラベリング（患者の氏名を含む手術標本ラベルの読み上げ）
☐ 報告すべき手術器具の問題点はあるか

外科医、麻酔科医、看護師：
☐ 術後の回復や術後管理における重要事項は何か？

図17 WHOチェックリスト（一部改変）

くなってチームワークができて、手術の安全性が高まるって報告されているんだ。よく、医療ものドラマの手術場面とかでもやっているよ。見たことあるだろう」

　執刀医の太田先生が手洗いを済ませて立っています。その前には中村先生。直接介助の看護師の関口さんも器械台の前に立っています。器械台の上には手術用のスコープや、機械類が光を放って整然と並べてあります。

　太田先生が声を発しました。

「これからタイムアウトをします。執刀医の太田です。患者さんは佐田強さん。左膝の半月板損傷に対して関節鏡下半月板手術を行います。手術時間は約1時間。出血はほとんどありません」

「助手の中村です」

「麻酔科医の加藤です。抗菌薬のセファゾリン1gを投与しました。アレルギー反応などは認められません。輸血準備はありません。気管支喘息の既往がありますが、呼吸状態は安定しています。全身麻酔で特に問題なく進行しています」

「麻酔科研修医の安部です。よろしくお願いします」

「間接介助の藤森です。承諾書は確認しました。アレルギーなどありません。手術に必要な器具の確認は終えています」

「直接介助の関口です」

　太田先生の「では、始めます。よろしくお願いします」の声に合わせて、全員が「よろしくお願いします」と言いました。

▶麻薬による呼吸抑制

　佐田さんの膝にメスが入りました。体動なし。心拍数は少し増えて82bpm。血圧も再測定してみると、110／82mmHg。やや上昇気味です。1回換気量も増えました。加藤先生が、

「よし、フェンタニル100μg追加静注しておこうか」

「はい、フェンタニル100μg、2mLですね」

「そうそう、薬は間違いを犯さないように、そうやって単位をつけて言うように。なかなか、いいじゃない」

「ありがとうございます」

といったものの、シリンジを扱う手はままなりません。フェンタニルのラベルを確認し、なんとかフェンタニル2mLを注入しました。

「だめだめ、薬を投与したら、ちゃんと体に届くように点滴速度を一時的に早めるのを忘れずに」

「はい」

「一時的に、と言ったでしょう。いつまでも、全開で流したりしないこと。これも、覚えておくといいんだけど、物はペアで覚えるとぬけが少なくなると思うよ。始めがあれば、必ず終わりがあるんだ。点滴を早めたら、遅くすることはペア。筋弛緩薬を投与したら、最後に拮抗薬を投与することはペア。これからは、そうやって物を覚えるようにしてごらん。1つ覚えれば、2つ覚えることにもなるから。効率的だよ」

「加藤先生、また自発呼吸が止まっちゃったみたいです」

「気がついて偉いね。感心、感心。フェンタニルを入れたら、呼吸抑制。これもペアだからね」

「バッグにはいつも触れていろって言ったのは先生じゃないですか。だから、無呼吸もすぐに気づきました。カプノグラムだって、ちゃんと出ていないし。そっと、やさしく、バッグを押すんでしたよね」

「しばらく、呼吸補助が必要かもね。フェンタニルによる呼吸抑制を教えようと思ってね。フェンタニルなどの麻薬は、強い呼吸抑制作用を持っているんだ。学生でも知っているけどね。身をもって体験したかな。でも、一言で言って呼吸抑制ってなんだろう？」

「息が止まるってことですか？」

「それもあるけど。一般に、呼吸数は減少するんだ。1回換気量は増加、投与量が多くなると減少。でも、分時換気量は減少してしまうんだ。そのために、動脈血二酸化炭素分圧も上昇するというわけ。もう少しサイエンティフィックに言うと、二酸化炭素応答が低下するっていうことになるんだ。人間の体は、動脈血二酸化炭素分圧を40mmHgに保つように換気量を調整しているの

は知っているね。PaCO₂ が上昇すると PaCO₂ を正常化するために換気量は大きく増加するんだ (図18)。ところが、**麻薬や静脈麻酔薬、セボフルランのような揮発性麻酔薬は、そのセットポイントを高くする**作用を持っているんだ。用量依存性にセットポイントも高くなるんだ。麻薬を投与すると、セットポイントが40 mmHg ではなくて、50 mmHg にも、60 mmHg にも用量依存性に上昇してしまうんだ。しかも、二酸化炭素分圧が上昇した場合に起こる換気量の増加は、正常時よりも少ないんだ。これも、呼吸抑制作用。揮発性麻酔薬は、患者さんが覚醒しているような濃度でも、低酸素血症に対する換気増加反応も抑制されてしまうんだ。術後も要注意だよ。今は、セボフルランも用いているし、フェンタニルの脳内濃度も高くなっているから、当然、強い呼吸

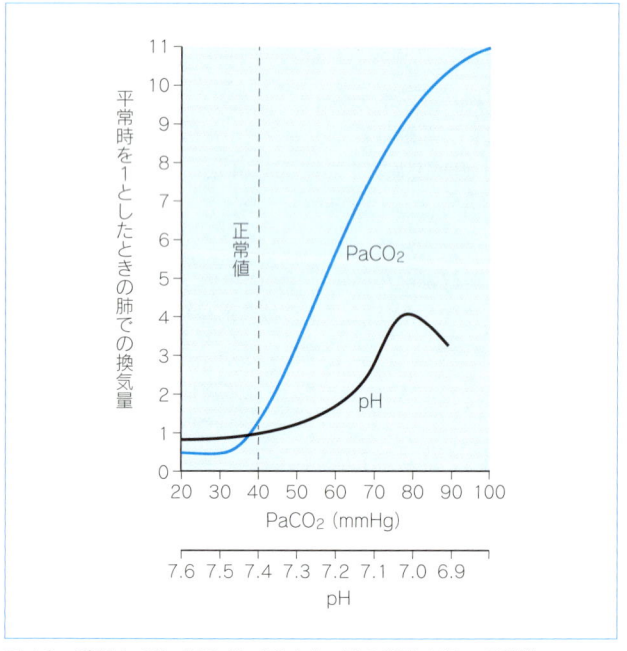

図18 動脈血 CO₂ 分圧 (PaCO₂) と pH の呼吸中枢への影響
(Guyton & Hall : Medical physiology より)

抑制が出るというわけ。これからも、患者さんの呼吸、よく診ててよ。換気不良、低酸素血症は命にかかわるからね」

「加藤先生、心拍数も70と減少しました」
「フェンタニルは心抑制作用はないけれど、心拍数は減少させるんだ。患者さんの目もみてごらん」
　加藤先生が、患者さんの眼パッチをはがして、患者さんの瞳孔を見せてくれました。眼球は正中位、瞳孔はピンポイントでした。
「麻酔の深さによって、いろいろなものが変化するんだよ。今まで見てきたように、血圧、心拍数、呼吸数や呼吸の深さ、瞳孔。そういったものを総合して判断する必要があるんだ。BISモニターという脳波を利用したモニターを使うこともあるからね」
　整形外科の太田先生が、
「ターニケット、ON。血圧はいくら？」
と言いました。すかさず、加藤先生が
「収縮期110です」
「ターニケット、250mmHgね」
　藤森さんが、
「ターニケット、ONにしました。圧は250です。1時間にセットします」（Tips 11）
と機械を見ながら報告をしています。加藤先生は、
「安部先生、麻酔チャートに書いておいてね」
　これって、自分に何か関係するの？

Self Study Tips 10

■ 換気調節系

- 延髄に存在する中枢化学受容体は、脳脊髄液のpHに反応する。間接的には、動脈血二酸化炭素分圧（$PaCO_2$）に反応することになる。脳脊髄液pHが低下（つまり$PaCO_2$が上昇）すると換気量は増加する。$PaCO_2$が1mmHg上昇すると、成人では分時換気量は3L/minも増加する。末梢化学受容体では頸動脈体による反応が主体となる。主としてPaO_2に反応して、$PaCO_2$、pHに反応する。そのほか、血圧低下や血液温上昇などにも反応する。

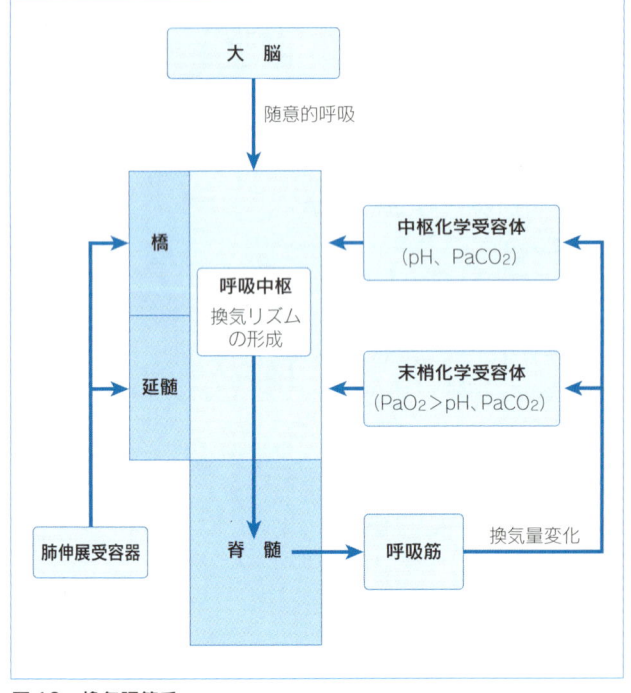

図19 換気調節系

Self Study Tips 11

■ ターニケット (pneumatic tourniquet) 使用時の注意

□ inflation 圧
- 収縮期血圧 + 100mmHg

□ inflation 時間
- 1～3時間

□ inflation 開始時
- 一時的な血圧上昇
- 薬物は遠位に到達しない：抗菌薬などは inflation 前に投与完了すること

□ inflation 時
- 「ターニケット痛」は60分程度してから出現（☞区域麻酔などが十分でも制御しにくい）
- 血圧上昇（☞麻酔深度を深くする必要がある）

□ deflation（ターニケット解除）時
- 血圧低下：阻血部の血管拡張、血管床の増大、術野からの出血などによる
- 呼気終末二酸化炭素分圧の一時的上昇：阻血部での二酸化炭素産生による
- 一時的な代謝性アシドーシス：阻血部での乳酸産生による
- 体温低下：しばらくしてから起こる。体温が低下した阻血部の灌流による

□ 合併症
- 血管閉塞：術後に末梢の動脈触知により脈を確認すること
- 神経障害

研修2日目

麻酔維持：酸素消費量と体内の酸素備蓄量

🔑 Key messages

1 体は常に酸素を必要とするが、酸素備蓄量は少ない。
Althoguh body constantly uses oxygen, body stores of oxygen is limited.

2 成人の安静時分時酸素消費量は2～3mL/kgである。
Oxygen consumption at rest is 2～3mL/kg/min in adults.

🔑 Key words

セボフルラン、コンパウンドA、酸素消費量、酸素運搬

▶酸素消費量

　手術は順調に進行しています。セボフルランは相変わらず3％のままでしたが、モニター上、呼気中のセボフルラン濃度は2.3％くらいまで上昇してきていました。加藤先生に
「セボフルラン濃度、2.5％くらいにしておこうか」
と言われ、セボフルラン濃度を2.5％にしました。
「酸素と空気も1L、1Lでいいよ。平衡に近づいてきたし」
　どうも、新鮮ガス流量のことはよくわかりません。
「流量はどこまで減らしてもいいんですか？」
「流量はもっと減らすこともできるんだよ。ただ、セボフルランの場合は、あまり流量が少ないと、ソーダライムの温度が上がって、コンパウンドAという有害物質ができやすいと言われているんだ。だから、新鮮ガス流量をあまり下げてはいけないんだ。そうでなければ、総流量が1Lくらいでも十分だよ。安部先生、われわれは1分間にどれくらい酸素を必要としているのかな」

「急に言われても……」

「そんなことを言うと、石田教授に酸素消費量もわからない人間は、息をするなって言われるよ」

「そんなことしたら、みんな死んじゃうと思いますよ」

「へ理屈はやめて、考えてごらん。持っている知識を総動員して考えれば、おおよそのことはわかってくるから。せめて、酸素消費量が何十mLか、何百mLか、何Lくらいかはわかってほしいなぁ」

安部先生は、ちょっと天井を見上げて考え始めました。

「まず、ふだん、1分間にどれくらいの酸素が肺の中に入っているかを考えてごらん」と加藤先生がヒントをくれました。

「1回換気量が500mL、呼吸数は15〜20回/minです」

「呼吸数は15回としようか。すると分時換気量は？」

「500掛ける15だから、7,500mLです」

「とすると、入ってくる酸素量は？ 計算を楽にするために、吸入酸素濃度は21％ではなく、20％としちゃおうか」

「7,500掛ける0.2だから、1,500mLです。酸素消費量は何リットルもないということですね」

「では、呼気中の酸素濃度はどれくらいだろう。口対口人工呼吸とかして心肺蘇生をするわけだから、いくら食いしん坊の君でも、すべての酸素を消費しているわけではないだろう」

加藤先生は、本当に一言余計なんだから。まったく。

「富士山頂と同じくらいの酸素濃度だと聞いた覚えがあります。16％くらいだったと思います。とすると、7,500掛ける0.16は……。1,200mLです。と、差し引き300mLを消費しているということですか？」

「その通り。安静時の酸素消費量は成人で2〜3mL/kgとされているから、体重70kgの人なら140〜210mLという計算になる。つまり、これくらいの酸素投与量があればいいっていうことになるわけ」

「確かに、ちょっと考えるとわかるんですね。最初は、どうにも手がつけられないような質問かと思っていました」

▶酸素備蓄量

「体の中の酸素備蓄量はどれくらいになるかな？」

「酸素は血液中と、肺に存在しているし、筋肉内とか細胞内にも存在していますよね。何リットルとかじゃないですか？」

「それは大きな間違い。細胞内の酸素は別の場所では使えないからな。ミトコンドリアの中の酸素分圧は10mmHgもないって言われているんだ。実際にはもっと低いっていう説もある。重要なのは血液と酸素。血液酸素含量、血液1dL（100mL）に含まれる酸素量はどれくらいだろう？」

「酸素は主にヘモグロビンに結合して運ばれるわけですから、ヘモグロビンがどれだけの酸素を結合するかによるわけですね」

「1gのヘモグロビンは1.34mLの酸素と結合すると言われているんだ。一方、物理的に溶け込んでいる溶存酸素は0.003掛けるPO_2で計算できる。だから、PO_2が100mmHgでも、溶存酸素量は血液1dLで0.3mLくらいにしかならないんだ」

「ヘモグロビン値が15g/dLだと、ヘモグロビンに結合して存在する酸素量は15×1.34だから、20.1mL/dLということですね。溶存酸素量とは比べ物になりませんね」

「安部先生、大事なパラメータを忘れていないかな？」

「電卓を使ったから計算は合っていると思いますけど」

「忘れているのは酸素飽和度。今の計算は酸素飽和度が100％として計算しているだろ。酸素飽和度、SpO_2が95％だったら？」

「20.1×0.95になるっていうことですね。19.1mL/dL。なるほど、だからSpO_2を測ることが重要なんですね。貧血だと、酸素含量は一気に減りますね」

「まだ、計算は終わっていないよ。循環血液量も考慮しないと」

「循環血液量は体重の7％だから、体重が50kgの人なら3.5L、つまり35dLということですね。とすると、19.1×35だから、約668mLということですか。なんだか少ないですね」

「肺容量が3Lだとしたら、空気中の酸素濃度の0.21を掛けて

みると、630mLということ。血液中と肺の中には同じくらいの酸素が含まれているということになるんだ」

「酸素消費量から考えて、ほんの5～6分くらいの備蓄しかないっていうことですね。大切なものなのに、やけに少ないですね」

「それは、血液中や肺の中の酸素を全部使えるという仮定だろ。実際にはもっと短時間で重大な低酸素血症が起きてしまうよ。たぶん、人間の発生、進化の過程で、酸素は毒だったんだよ。酸素が多いと、フリーラジカルもできて細胞傷害も起きるからね。酸素中毒のことも思い出してね」

「酸素って、大切だけど、備蓄量が少ないことが理解できました」

「酸素消費量のことは少しイメージがつかめたと思うから、ついでに二酸化炭素消費量も計算してごらん。呼気中の二酸化炭素はソーダライムで吸収されるんだから、これも重要。君の息が、地球温暖化に関係しているかもしれないよ。これは宿題にしておこうね」

「先生、もう宿題が2つも出ているんですけど。今まだ、教えていただいたことだけで、けっこういっぱいいっぱいだし」

「若いんだから大丈夫。それに、先生はトレーニングを受けにきているんでしょう。酸素消費量がわかって息を吸う権利はできたけど、二酸化炭素産生量がわからないと息を吐く権利はないことを忘れないように」

ヘ理屈はどっちだと思いましたが、確かにトレーニングを受けに来ているんですから、こう言われてしまうと、宿題をしないわけにはいきません。

Self Study Tips 12

■ 酸素に関する主な指標

□ **酸素分圧**
- 大気中の酸素分画 ………… 0.2094
- 大気中(乾燥気) ………… 159mmHg(21.2kPa)
- ミトコンドリア …………… 3.8〜10mmHg

□ **動脈血酸素分圧 (PaO_2)**
- 年齢が高くなると低下

□ **動脈血酸素飽和度 (SaO_2)**
- SpO_2 から推定可能

□ **動脈血酸素含量 (CaO_2)**
- 動脈血酸素含量 (mL/dL) =
  ヘモグロビン値 × 1.34 × SaO_2/100 + 0.003 × PaO_2

□ **静脈血酸素分圧**
- 40mmHg

□ **混合静脈血酸素飽和度 ($S\bar{v}O_2$)**
- ≧ 70 %

□ **肺胞酸素分圧 (P_AO_2)**
- 肺胞気式 (alveolar equation)

  $P_AO_2 = F_IO_2 \times (P_B - P_{H_2O}) - PaCO_2/R$

  F_IO_2：吸入酸素分画
  P_B：大気圧
  P_{H_2O}：水蒸気圧、37℃では 47mmHg
  R：呼吸商、通常は 0.8

□ **肺胞動脈血酸素分圧較差 ($A\text{-}aDO_2$)**
- 健常成人では <15mmHg

□ **酸素運搬量**
- 動脈血酸素含量 (mL/dL) × 心拍出量 (dL/min)

□ **Critical oxygen delivery**(酸素運搬量がこれ以下になると酸素消費量は酸素運搬量依存性となる)
- 約 550mL/min

- **酸素解離曲線 (oxygen dissociation curve；ODC)** (☞p.77、図16参照)
  - P_{50} (SO_2 50%のときのPO_2)：26.7mmHg

  表21

SO_2	90%	75%	50%
PO_2	60mmHg	40mmHg (静脈血)	26.7mmHg

  - ODCの右方シフトの原因：
    ① H^+上昇 (pH低下)
    ② 体温上昇
    ③ 2,3-DPG増加
    ④ 二酸化炭素分圧上昇

- **酸素備蓄量**

  表22　酸素備蓄量

	大気吸入中 (mL)	純酸素吸入中 (mL)
肺	450	3,000
血液	800	900

研修2日目

麻酔維持：術中血圧上昇の鑑別診断

🔑 Key messages

1 周術期血圧上昇の鑑別診断リストを作成せよ。
Make the list of differential diagnoses of perioperative hypertension.

2 ターニケット使用で血圧が上がり、解除で血圧低下が起こる。
Inflation and deflation of tourniquet cause hemodynamic changes.

3 外科医の言葉を麻酔科医の言葉に翻訳して、理解、行動せよ。
Translate surgeon's language into anesthesiologist's language to understand the situation and to act properly.

🔑 Key words

血圧上昇、ターニケット

▶術中血圧上昇の鑑別診断

手術が開始して、30分くらいして血圧が上がってきました。手術は、そんなに変わったことをしているわけではないし、麻酔も変えていません。

「加藤先生、血圧がなんか上がってきたんですけど。収縮期で130〜140くらいあります」
「そうだね。血圧上昇の鑑別診断は何かな」
「浅麻酔、それから褐色細胞腫、それから……」
「浅麻酔はいいとして、褐色細胞腫はいただけないなぁ。状況に応じて、プライオリティが高いものから考えていかないとだめ

だよ。自発呼吸で、呼気終末二酸化炭素分圧も46〜50くらいだから、そんなに麻酔が浅いとも考えられないよ」

「優先度は別にして、血圧上昇の原因を言ってもいいですか。高二酸化炭素症、低酸素血症、頭蓋内圧上昇、膀胱充満、うーんとそれから、低血糖、うーんと……」

「悪くないね。思ったより、勉強しているみたいだね。高血圧、低血圧、頻脈、覚醒不良とかの原因リストを作っておくと役に立つよ」（表23、Tips 13）

（だから、先生、一言余分なんです。ほめて下さいよ。そうしたら、もっとやる気出しちゃうのに。）

「この場合、一番考えられるのはターニケットの使用だと思うよ。脊麻をしているときに麻酔高は十分なのに、患者が痛みや不快感を訴えることもあるんだ。ターニケットペインと言われているんだ。ターニケットを使用することで、下肢は虚血になっているだろう。そこから、いろんなサイトカインとか出てくるんじゃないかと言われているんだ。全身麻酔をしていても、こうして血圧が上昇してくることがあるんだ。少し、セボフルラン濃度を上げおいてもいいよ。とりあえず、また3％ね。あんまり麻酔で深追いすると痛い目に合うから、ほどほどにしておこうね」

安部先生はセボフルランの気化器を3％に設定して、酸素と空気の新鮮ガス流量を2L/min、2L/minにしばらく上げました。血圧も120〜130mmHgくらいに落ち着いたので、セボフルランはそのままに、新鮮ガス流量だけ1L/min、1L/minに下げました。

「安部先生、ターニケットの圧を抜いたら、何が起こると思う？」

「出血ですか？」

「正解。ターニケットは、出血を抑えて、無血野にするために使用するものだからね。ほかにはどう？」

「血圧低下」

「正解。ほかには？」

「わかりません」

「ターニケットを使用するということは、さっき言ったようにそれより遠位の下肢の虚血が起きているということになるんだ。虚血が解除されたら、虚血部位の血管は一気に拡張するわけ。反応性充血が起こるわけ。血管抵抗も減少して、血圧が低下することになるんだ。出血だけで血圧が下がるわけじゃないからね。虚血部にたまった乳酸を含む代謝産物による全身的な血管拡張とか、心抑制も関与している可能性もある。呼吸器系でも変化が起きるんだけど、わかるかな」

「虚血となっていた部分は酸素を必要とするから、酸素消費量は増加するわけですね」

「その通り。産生されていた二酸化炭素も全身循環系に出てくるよ。呼気終末二酸化炭素分圧が一時的に上昇してくるのも観察できるよ。虚血部は温度も下がっているから、しばらくすると、全身の体温もわずかだが、低下してくる」

「だから、ターニケットをONにしたときに、麻酔チャートにも記載したわけですね」

「その通り。ターニケットの使用時間が長くなれば、それだけ影響も強くなる。ターニケットで虚血する範囲が大きければ影響も強くなる。上肢にターニケットを巻いた場合は、下肢ほどの影響は出ないんだ。ターニケットではないけれど、もっと極端な例は、腹部大動脈瘤手術のときの大動脈遮断。こうなると骨盤内臓器から下肢まで、虚血になるんだ。当然、遮断したときの血行動態変化は大きくなるし、遮断解除後の血行動態や、全身的な影響も強くなるわけ」（表23）

「手術では、切ったりするだけが刺激ではないんですね」

「ターニケットのONとOFF。血圧上昇と血圧低下。これもペアだから覚えておこうね。それと、もう一つ重要なことを覚えておいてね。手術室での指示や会話は、日常生活と同じように重要なコミュニケーション手段なんだ。外科医の指示や会話が自分にとって何を意味しているかを、「翻訳」して理解する必要があるんだ」

「ちょっと、翻訳っていうことがわからないんですけど。外科

表23 周術期血圧上昇の鑑別診断と対応

術前要因	対応
術前からの高血圧	降圧薬投与
β遮断薬中止	ランジオロール、エスモロール静注
褐色細胞腫	血管拡張薬投与、選択的β遮断薬投与、麻酔薬増量

麻酔関連要因	
浅麻酔	オピオイド、麻酔薬の追加投与
硬膜外麻酔高不十分	局所麻酔薬追加投与
脊髄くも膜下麻酔不十分	術野の局所麻酔、全身麻酔への切り替え考慮
術後疼痛	オピオイド、非ステロイド性抗炎症薬投与

薬物副作用	
昇圧薬の過量投与	昇圧薬減量
デスフルラン濃度の急な上昇	適正濃度への低下、オピオイド追加投与
輸液・輸血過剰投与（TACO[※]）	利尿薬、血管拡張薬投与

手術関連要因	
大動脈遮断などの大動脈操作	麻酔薬増量、血管拡張薬
副腎操作	麻酔薬増量、血管拡張薬、β遮断薬投与
ターニケットインフレーション	麻酔薬増量

正常域からのはずれ	
頭蓋内圧上昇	頭蓋内圧コントロール
膀胱充満	導尿
低血糖	ブドウ糖投与
低酸素血症	酸素化の改善
高二酸化炭素症	換気量増加

※ TACO：transfusion-associated circulatory overload

医と麻酔科医の言語が違うっていうことはないと思うんですけど」

「たとえばね、太田先生がターニケットONと言ったとき、安部先生の頭の中では、血圧はいくつ？　って翻訳すること。ターニケットOFFと言ったときには、血圧に注意してねって翻訳すること。だから、太田先生がターニケットOFFって言った後には、血圧を測定するわけ。さらに、血圧は大丈夫ですって報告すると、気が利いた研修医だなって評価が上がったりすることになるわけ。そうやって、信用とかできていくものなんだ」

そうこうしているうちに手術も終盤になってきました。ターニケットのブザーが鳴りました。藤森さんが、

「ターニケット1時間です」
と言いました。

「よし、ターニケットOFF」

安部先生は加藤先生に指導された通りに、血圧を測定しました。呼気終末二酸化炭素分圧も上昇しました。SpO_2は100％のままです。これは、吸入酸素濃度も高く、十分に動脈血酸素分圧も上昇しているので、当然なのでしょう。血圧は100／70mmHg。

「太田先生、血圧も問題ありません」

「ありがとう」

これで、少し点数は稼げたかな。ターニケットのその他の合併症として、神経障害とか、血管閉塞もあるということでした。これは手術終了後にチェックしなければなりません。

Self Study Tips 13

■ 術中血圧上昇時のチェックリストと対応

□血圧上昇の程度は？ ………… 高度な場合は支援要請
□血圧変化は緩徐か急激か？… 急激な場合は直ちに支援要請、急いでの対応が必要
□心電図、心拍数は、虚血は？… 原因検索と治療、必要に応じてβ遮断薬
□手術操作は？ ………………… 術野の観察、外科医とのコミュニケーション
□揮発性麻酔薬濃度は？ ……… 設定の調整、麻酔ガスモニターの確認
□レミフェンタニルは？ ……… 設定の調整、点滴の確認
□プロポフォールは？ ………… 設定の調整、点滴の確認
□硬膜外麻酔は？ ……………… 局所麻酔薬追加
□昇圧薬は？ …………………… 過量投与なら減量、中止
□酸素化は（SpO_2）？ ………… 酸素化の改善
□1回換気量、換気回数、$P_{ET}CO_2$は？
　　　　　　………………… 高二酸化炭素症なら換気量調節、ソーダライム確認
□血糖値は？ …………………… 低血糖の可能性
□膀胱充満は？ ………………… 術後に導尿
□ターニケットは？ …………… deflationまで待つ、麻酔薬増量

研修2日目【手術終了、覚醒】

麻酔からの覚醒と抜管

🗝 Key messages

1 揮発性麻酔薬のほとんどは呼気中に排泄される。
Patients wake up when most of the volatile anesthetics is exhaled.

2 術後鎮痛は術中から始めよ。
Start postoperative analgesia intraoperatively.

3 覚醒したからといって安心するな。
It is too early to relax when the patient responds to your command.

🗝 Key words

術後鎮痛、フルルビプロフェンアキセチル、アセトアミノフェン、セボフルランからの覚醒、術後酸素投与、酸素マスク、鼻カニューレ

▶術後鎮痛

「よし、閉創」

太田先生の言葉で閉創が始まります。といっても、関節鏡手術ですから、閉じるところも大してありません。

「セボフルラン濃度を1%くらいにしておこうか。ロピオン®の静注も終わらせてしまおう。最近はアセトアミノフェンの静注薬のアセリオ®も発売されているから、小児とかロピオン®が禁忌のときとかは便利だよ。ロピオン®は術後鎮痛が適応なので、術中使用は保険で認められないこともあるんだ」（表24〜26）

「それって、変な話ですよね。薬はすぐに効かないから、早めに投与する必要があるのに」

表24　フルルビプロフェンアキセチル　*Flurbiprofen axetil*

分　類	静注用非ステロイド性抗炎症薬
商品名	ロピオン®静注50mg 　50mg、5mL（¥239） ロピオン®
作用機序	シクロオキシゲナーゼ阻害によるプロスタグランジン合成阻害
適　応	術後および癌性疼痛
禁　忌	・本剤の成分に対し過敏症の既往歴のある患者 ・消化性潰瘍 ・重篤な血液の異常のある患者：血小板凝集抑制による ・重篤な肝障害のある患者 ・重篤な腎障害のある患者：腎血流量の低下等による。 ・重篤な心機能不全のある患者：水・ナトリウム貯留傾向による心負荷増大 ・重篤な高血圧症のある患者：水・ナトリウム貯留傾向による血圧上昇 ・アスピリン喘息（非ステロイド性消炎鎮痛剤等による喘息発作の誘発）またはその既往歴のある患者 ・エノキサシン水和物、ロメフロキサシン、ノルフロキサシン、プルリフロキサシンを投与中の患者 ・妊娠後期の婦人
用法・用量	・通常、成人にはフルルビプロフェンアキセチルとして1回50mgをできるだけゆっくり静脈内注射する。その後、必要に応じて反復投与する。なお、年齢、症状により適宜増減する。 ・ただし、本剤の使用は経口投与が不可能な場合または効果が不十分な場合とする。

表25 アセトアミノフェン　*Acetoaminophen*

分類	解熱鎮痛剤
商品名	アセリオ® 静注液 1000mg 一瓶 (100mL)、1000mg (¥332) アセリオ® 静注液 1000mg 画像提供：テルモ株式会社
適応	経口製剤および坐剤の投与が困難な場合における疼痛および発熱
禁忌	• 重篤な肝障害のある患者 • 本剤の成分に対し過敏症の既往歴のある患者 • 消化性潰瘍のある患者 • 重篤な血液の異常のある患者 • 重篤な腎障害のある患者 • 重篤な心機能不全のある患者 • アスピリン喘息（非ステロイド性消炎鎮痛剤による喘息発作の誘発）またはその既往歴のある患者
用法・用量	15分かけて静脈内投与
疼痛制御	• 成人：アセトアミノフェンとして、1回300〜1,000mgを15分かけて静脈内投与し、投与間隔は4〜6時間以上とする。なお、年齢、症状により適宜増減するが、1日総量として4,000mgを限度とする。ただし、体重50kg未満の成人にはアセトアミノフェンとして、体重1kgあたり1回15mgを上限として静脈内投与し、投与間隔は4〜6時間以上とする。1日総量として60mg/kgを限度とする。 • 2歳以上の幼児および小児：アセトアミノフェンとして、体重1kgあたり1回10〜15mgを15分かけて静脈内投与し、投与間隔は4〜6時間以上とする。なお、年齢、症状により適宜増減するが、1日総量として60mg/kgを限度とする。ただし、成人の用量を超えない。 • 乳児および2歳未満の幼児：アセトアミノフェンとして、体重1kgあたり1回7.5mgを15分かけて静脈内投与し、投与間隔は4〜6時間以上とする。なお、年齢、症状により適宜増減するが、1日総量として30mg/kgを限度とする。

表26 非ステロイド性抗炎症薬（NSAIDs）の比較

薬　物	鎮痛作用	解熱作用	抗炎症作用
アスピリン（＜3g/日）	+++	+++	++
アセトアミノフェン	++	++	－
インドメタシン	+	+	+++
イブプロフェン	+	+	+
ジクロフェナク	+	+	+++
ナプロキセン	+	+	++

「抗菌薬にしろ、いろいろな薬物の予防的投与が認められていないのが、日本の現状なんだ」

▶麻酔からの覚醒

「どうもありがとうございました」
手術は終了しました。
安部先生は、
「はい。新鮮ガス流量はこのままでいいですか？」
と加藤先生に聞きました。
「しばらく、このままでいいよ。閉創が終わっても、消毒を落としたり、ターニケットを外したり、やることがまだ残っているから」
ドレープも外され、包帯も巻き終えました。
「太田先生、覚醒させてもいいですか？」と加藤先生が聞きました。
「はい、お願いします」
「安部先生、セボフルランは中止して。空気投与も中止して、酸素の流量は6L/minに増やして。あとはゆっくりと待ちましょう。セボフルランは体内では2〜5％くらいしか代謝されず、大部分は呼気中に出てくるんだよ。だから、呼吸さえちゃんとしていれば覚醒することになるから大丈夫。セボフルランは血液中に溶け込みにくいので、覚醒が速い麻酔薬なんだ。最近使用される

ようになったデスフルランはもっと覚醒が速いけどね」（図20、21）

「最後に酸素にするのは、やっぱりラリンジアルマスクを抜いた後にトラブルが起きたときのことを考えてですよね」
「そう。これからは患者さんをよく観察してごらん。モニターの、セボフルラン濃度もね」
「ちっとも、覚醒する気配はありませんね。純酸素にしたので、吸入酸素濃度も80％くらいに上がってきました。吸気中のセボフルラン濃度は0.6％、呼気中は0.8％です。あれっ、これって導入時と逆なんですね。血圧も上がってきたし、心拍数も少し上がってきました」
「その通り。覚醒時には、逆になるんだ」
「呼気中のセボフルラン濃度は0.3％になりました。1回換気量も増えてきたみたいです」
「もう一歩だね。もう1、2分経ったら声をかけてみよう。そろそろ、嚥下反射も出てくるからね」
「セボフルラン濃度も0.2％になりました。声をかけてみます（加藤先生が頷ずくのを確認しました）。佐田さん、手術が終わりましたよ。目を開けて下さい」
「安部先生、そんなに大きな声を出さなくてもいいから。患者さんには快適に麻酔から覚醒してもらいましょう。自分だって、朝、大声で起こされたりしたら嫌でしょう。さぁ、もう一度」
「佐田さん、手術が無事に終わりましたよ。目を開けて下さい」
今まで、寝ているように見えた佐田さんが、びっくりしたように目を開けました。
「大丈夫、心配しないで。手術は終わりましたから。今、口の中の管を抜きますからね」
「はい、口を開けて。そうそう。管を抜きますから、そのままで」
安部先生がラリンジアルマスクを抜きました。唾液は藤森さんが拭き取ってくれました。

吸入麻酔薬は同じ場所（肺）から入り、同じ場所（肺）から出ていく。

吸入麻酔薬は呼吸さえしていれば排泄される。

＝肝臓や腎臓における代謝や排泄には（ほとんど）依存しない。

吸入麻酔薬の代謝率

吸入麻酔薬	代謝率
デスフルラン	0.02％
イソフルラン	0.2％
セボフルラン	2～5％

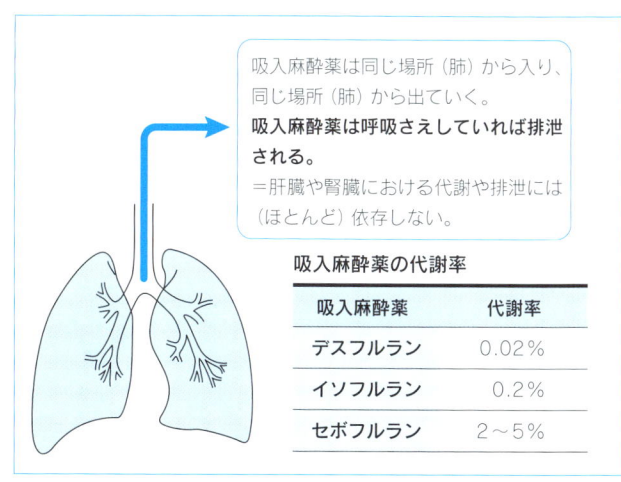

図20　吸入麻酔薬の代謝

溶解度が低いガス（例：亜酸化窒素、デスフルラン、セボフルラン）

溶解度が高いガス（例：イソフルラン、ハロタン）

4時間
30分

$\dfrac{F_A}{F_{AO}}$

麻酔薬中止後の時間（分）

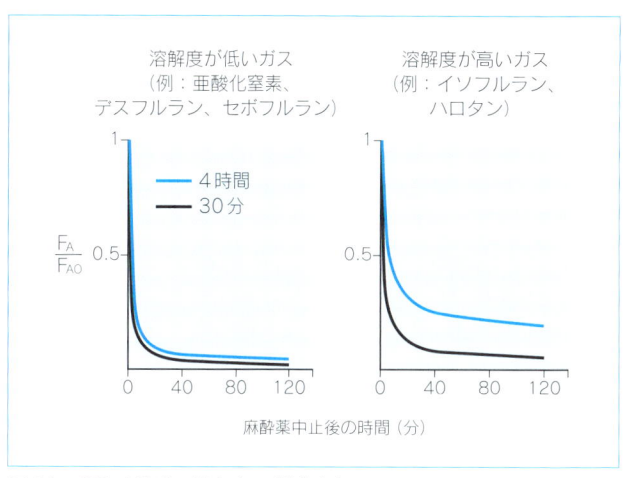

図21　吸入麻酔薬の肺からの排泄速度

肺からの排泄速度はデスフルランやセボフルランで速い。

F_A：肺胞濃度、F_{AO}：麻酔薬中止時の肺胞濃度

(Stoelting RK, Eger El II : The effects of ventilation and anesthetic solubility on recovery from anesthesia. An in vivo and analog analysis before and after equilibrium. *Anesthesiology* 1969;30:290 より)

表27 酸素マスク、鼻カニューレ使用時の酸素流量と吸入酸素濃度

酸素流量 (L/min)	吸入酸素濃度（%）	
	鼻カニューレ	単純フェイスマスク
1	24	
2	28	
3	32	
4	36	
5〜6		40
6〜7		50
7〜8		60

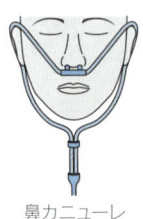

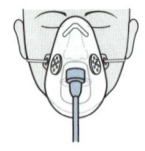

鼻カニューレ

単純フェイスマスク

「手術は？　これから？　えっ、終わったの？」

「手術は無事に終わりましたよ。今は10時過ぎ。1時間少し、麻酔されていたことになります」

「信じられないなぁ。ホントに終わったんだ。そういえば、痛くもないな」

「痛みがないように、いろいろな薬を入れておきましたから。しばらく、酸素マスクをつけておきますね。少し、頭を上げてもらえますか」

安部先生は、酸素の流量を5L/minに合わせて、佐田さんの顔のところに単純フェイスマスクをつけました。吸入酸素濃度として40％程度は得られる設定です（表27）。

▶麻酔後回復室（PACU）への移動

「藤森さん、ストレッチャーをお願いします」

藤森さんと、中村先生がストレッチャーを運んできてくれました。ストレッチャーを手術台の脇につけ、ロックしました。点滴もストレッチャーについた点滴台に移しました。

「佐田さん、手術台から隣のベッドに移ってもらえますか。右手をベッドについてもいいですよ。左足は少し補助しますね」

「えっ、もう動いていいの？」
「もちろんですよ。ゆっくりでいいから移動しましょう」
　佐田さんは、軽々と隣のストレッチャーに移りました。着物を整えている間、安部先生が薬の片づけをしようとすると、加藤先生に叱られました。
「今は、片づけの時間じゃないから。患者さんに集中すること。モニターもパルスオキシメータだけになっているし、先生の五感が最高のモニターなんだから。患者さんをよく診て。意識があるからって、まだフェンタニルやセボフルランの呼吸抑制が残っている可能性があるんだから。なかには、気持ちが悪くなる人もいる。患者さんが吐きそうになったら、どうする？」
「顔や体を横に向けます。必要なら吸引もします」
「右下？　左下？」
「左膝の手術だから、右下にしたほうがいいってことですか？」
「そうだね。抜管したり、ラリンジアルマスクを抜いたからって決して安心、油断はしないようにね。これから数分間の麻酔後回復室への移動中は、もっと注意しないとだめだよ。気道確保用具も、麻酔回路も、吸引も手元にないんだからね。患者さんは覚醒していても、低酸素症に対する換気応答が抑制されている可能性もあるから、絶対に油断してはだめだよ」（図22）

　移動準備も完了です。
「佐田さん、これから麻酔後回復室に移動します。痛みは大丈夫ですか？」
「痛みもないし、気持ち悪くもないし。本当に手術やったんですよね」
　ここで太田先生から一言。
「手術は予定通りに終わりましたよ。詳細は、また後で説明しますね」
　安部先生、加藤先生、太田先生、中村先生、そして藤森さんがついて麻酔後回復室へ移動です。
「佐田さん、大きく3回くらい深呼吸して下さいね。あとは、

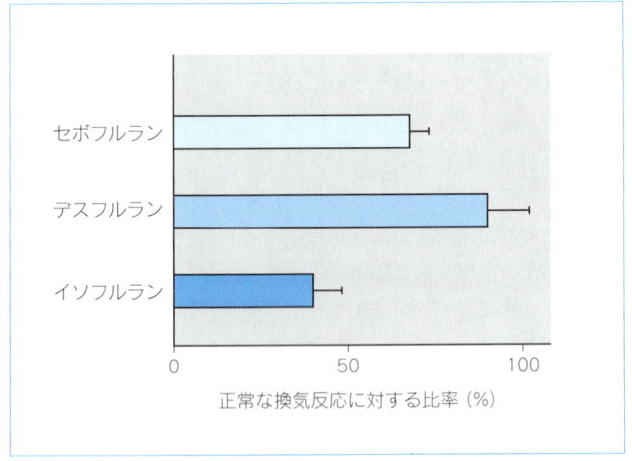

図 22　0.1 MAC の揮発性麻酔薬による低酸素性換気増加の抑制

患者が覚醒している濃度でも、低酸素症に対する換気量増加反応は抑制されている。たとえば、0.1 MAC では患者は覚醒しているが、セボフルランの場合の低酸素症に対する換気量増加反応は正常の 70％程度である。デスフルランの場合には、比較的反応が保たれる。頸動脈体への作用と考えられている。

(Sarton E, Dahan A, Teppema L, et al. : Acute pain and central nervous system arousal do not restore impaired hypoxic ventilatory responses during sevoflurane sedation. Anesthsiology 1996；85：295 より一部改変)

普通に息をしていればいいですよ」

　しばらくして、SpO_2 も 98％から 100％へと上昇しました。

　麻酔後回復室に到着しました。みんなで協力して、血圧、心電図、パルスオキシメータを接続し、モニターを再開しました。藤森さんは麻酔後回復室担当看護師の山口さんに、申し送りをしています。太田先生も手術内容や術後の注意点について山口さんに伝えました。加藤先生も、全身麻酔で特に問題がなかったことや、手術終了前にフェンタニルとロピオン®を投与していることを伝えました。

　「佐田さん、しばらくここで状態を観察しますね。痛みもないし、特に問題がなければ、10〜20 分くらいで病棟のお部屋に

戻れますよ」
　「加藤先生、安部先生、ありがとうございました。先生方の説明してくれた通りでした。本当に麻酔ってすごいですね」
　安部先生は、その言葉を聞いて、とてもうれしく思いました。加藤先生も、
　「1例目にしては、よくやったと思うよ」
と佐田さんには聞こえないような声でほめてくれました。なんか、やる気出てきたなぁ。

研修2日目・夕方【明日の術前回診】

婦人科腹腔鏡補助下手術、術前回診、IV-PCA

🗝 Key messages

1 術前の気道評価を怠ってはならない。
Careful evaluation of the airway is mandatory to avoid airway compromise after induction of anesthesia.

2 経静脈患者管理鎮痛法（IV-PCA）は術後鎮痛法として有用である。
Intravenous patient-controlled analgesia (IV-PCA) is an effective technique to control postoperative pain.

3 IV-PCAを有効に利用するには、患者の理解が不可欠である。
Patient's understanding of IV-PCA is essential for safe and effective postoperative analgesia.

🗝 Key words

腹腔鏡補助下手術、二酸化炭素による気腹、BISモニター、経静脈患者管理鎮痛法（IV-PCA）、ロックアウト時間、術後悪心・嘔吐（PONV）、制吐薬、ドロペリドール、デキサメタゾン、メトクロプラミド

▶アレルギー歴の評価

　明日の手術予定もついています。明日は、婦人科の腹腔鏡補助下卵巣囊腫摘出術の麻酔です。明日も、チューターの加藤先生と一緒です。

　まずは、手術申し込み表のチェックです。関根早苗さん、34歳女性。身長150cm、体重65kg。多発性子宮筋腫に対する筋腫核出術。予定手術時間は2時間。術者は熊澤先生、助手は竹

本先生。早速、診療録を参照しました。3か月前に月経過多で受診、そのときのヘモグロビン値は7.5g/dL。その後、鉄剤などを服用して、入院前検査ではヘモグロビン値11.0g/dL。そのほかの検査所見も特に異常がないようです。エビとカニにアレルギー、ペニシリンアレルギーがあると書いてありました。肥満以外は、あまり問題がなさそうな症例です。

「エビやカニへのアレルギーは、何か問題になりますか？」

「特に麻酔上、問題になるとは考えられないね。ただ、ペニシリンアレルギーは問題だね。ペニシリンと第一世代セファロスポリンには交差アレルギーがあるからね。第二世代以降は交差アレルギーはないから心配はないけどね」

Self Study Tips 14

■ アレルギー歴評価における注意点

□ いかなる薬物もアレルギー反応を起こす可能性がある。アレルギーは、IgEを介した免疫反応である。薬物の副作用や、薬物に対する過剰反応を患者が「アレルギー」ということがあるので注意が必要である。

□ アレルギーでも特に問題となるのは、アナフィラキシーである。これは、マスト細胞から放出されたヒスタミンが血管拡張や、血管透過性亢進による循環血液量減少を起こし高度の低血圧を起こすものである。低血圧に頻脈、皮膚の紅斑などの皮膚症状、気管支痙攣を伴う（☞ p.400、Tips 43）。

□ 薬物だけでなく、アルブミン溶液や血液製剤によってもアレルギー反応が起こりうるので注意する。

□ 二分脊椎や泌尿器系先天性疾患があり、何度も手術を受けたり、自己導尿をしているような患者では、**ラテックスアレルギー**に注意する。マンゴー、パパイヤなど南方系果物にアレルギーがある場合には、ラテックスアレルギーを持つ頻度が高いとされるが、ゴム製品に対するアレルギーがあるかを確認する必要がある。

「患者さんがアレルギーというときは、それを鵜呑みにせず、詳細を聴いてこないといけないよ。よく患者さんが言うのは、局所麻酔薬アレルギーだけれど、よく聞いてみると歯科麻酔のときの局所麻酔で動悸がしたり、気持ちが悪くなったりということが多いんだ。これらの反応は、局所麻酔薬に添加したアドレナリンの作用だったり、痛みに対する血管迷走神経反射だったりするからね」(Tips 14)

▶経静脈患者管理鎮痛法（IV-PCA）

今回は選択肢は全身麻酔のみになります。加藤先生からは、このような婦人科症例は、麻酔は全静脈麻酔、術後鎮痛には経静脈患者管理鎮痛法(intravenous-patient controlled analgesia；IV-PCA)を用いると聞きました。加藤先生がIV-PCAについて説明をしてくれました。

「術後の痛みの治療が不十分な場合が多いと言われているんだ。それには、いろいろな要因があって、外科医や麻酔科医が術後鎮痛に無関心だったり、患者さん自身も痛くて当たり前と思っていたりすることもあるし、薬物投与の仕方にも関係をしているんだ。麻薬を使用することに対する医療関係者や患者さんの抵抗感もあるんだよね。でも、術後痛の治療に短期間、麻薬を用いても麻薬依存症になったりすることはないんだ。麻薬の副作用には、そのほかに重大なものでは呼吸抑制、悪心・嘔吐、かゆみ、尿閉などがあるんだけれど、ちゃんとしたケアや、制吐薬の使用などでコントロールできるんだ」

「非麻薬性鎮痛薬の筋注とか、NSAIDsの坐薬投与とか聞きましたが」

「痛みの程度にもよるけどね。薬の投与法により、その効果発現時間や効果持続時間も変わってくるんだ。患者さんが痛みに苦しんでいても、すぐに効いてくれるわけではないんだよ」

加藤先生は説明しながら図を描いてくれました(図23)。
「静注だとすぐ効果が現れるけれど、最初は濃度が上がりすぎ

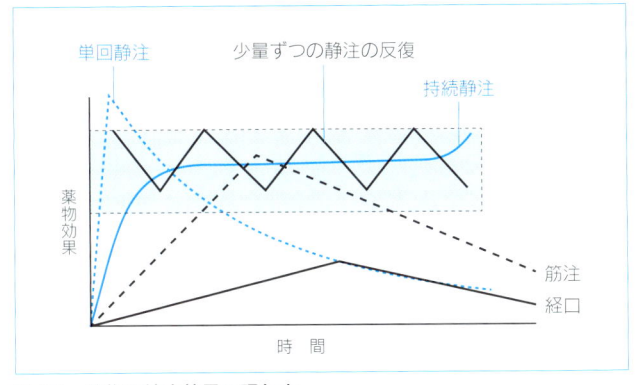

図23 薬物の鎮痛効果の現れ方

て、副作用も出やすくなる危険があるんだ。よく行われる筋注だと、効果が現れるまでに時間がかかって、その間は患者さんは痛みを感じていることになるんだ。持続静注だと、薬物によってはだんだんと濃度が上がってきてしまうことがあるんだ。時間を決めて少しずつ投与するのも、いい方法だと思うよ。医療関係者は手間はかかるけどね」

「完璧な鎮痛薬投与法はないんですね」

「IV-PCAは、けっこういい線をいっているんだ。安部先生は、お酒は飲む？　宴会なんかで、最初、駆けつけいっぱいなんていって、一気にビールを飲んだりすることがあるだろう？」

「はい、お酒はけっこういけるほうです。最初のビール一杯が、またおいしいんですよね」

「一気に飲むということは、一気に静注するのと似ているんだよ。ビールを飲んだとき、アルコール吸収は早いしね。すると血中、それから標的臓器である脳の濃度も上がるんだよ。でも、そのあとは、一気に飲み続けることはないよね」

「あとは、適当に飲んでますね。20歳になって飲み始めたころは、飲みすぎて失敗しましたから」

「それがIV-PCAみたいなものなんだ。自分の好きな酔い心地を保つために、アルコール濃度が下がってきたら、ちょっとお酒

を飲むというわけなんだ。IV-PCAは、患者さんが痛みを感じたら、薬物注入用のボタンを押す。するとフェンタニルのような効果発現時間の短い麻薬が静注されるんだ」

「でも、患者さんが、痛いからと言ってボタンを押しすぎたら、フェンタニルとかが入りすぎるということになって危険じゃないですか？　患者さんはフェンタニルは初体験で、どのようにボタンを押したらよいかがわからないだろうし」

「そういったことが起きないようにするのが、初期設定における濃度調整、それからロックアウト時間なんだ。患者さんは年齢も体重も、受けた手術も違うから、鎮痛薬の必要量も異なっているよね。だから、一回に投与される薬物量も、いろいろな要因を考慮して調整するんだ。若くて体重もある人は多めに、年齢も高くて体重が少ない人では少なめにといった具合にね。ロックアウト時間は想像がつく？　英語ならlockout interval」

「締め出しっていうことですか？」

「そう。ロックアウト時間というのを設定すると、1回PCAボタンを押した後、ロックアウト時間内は薬物投与はされないようになるんだ。患者さんがボタンを押した間隔は同じなんだけれど、実は空撃ちになっているんだ。だから、ボタンを押しすぎても、過量投与にはなりにくいというわけなんだ」（**表28**、**図24**）

「なるほど。原理もわかりました。薬の使い分けは、ビールと焼酎の飲み分けみたいなものですね。それに、ロックアウトの監視付きというわけですね」

「呑兵衛はわかりが早くていいね」

「呑兵衛は余分です。わかりが早いだけです。そうなると、IV-PCAを設定する麻酔科医の責任が重大ということですね」

「その通り。痛みの感じ方は人によって異なるから、初期設定でうまくいく人もいれば、薬が効きすぎたり、逆に痛みを感じてしまう人もいるんだ。だから、IV-PCA後も患者さんの様子をみながら、調整が必要なんだ。施設によっては、Acute Pain Service (APS) といって、術後痛専門のチームを作っているところもあるんだ。痛みは夜だって、もちろんあるからね。残念なが

表28 主なオピオイドの成人におけるIV-PCA設定

薬　物	ボーラス投与量	ロックアウト時間
フェンタニル	10〜50μg	4〜10分
モルヒネ	0.5〜2.5mg	5〜10分
ペチジン	5〜25mg	5〜10分

持続注入（continuous infusion、background infusion）の有用性は明らかではない。呼吸抑制などの副作用が出やすくなるという欠点がある。持続注入はオピオイドを術前から投与されているなど耐性があるような患者や小児患者では有用とされている。フェンタニルを持続静注する場合には、20〜100μg/hrとする。

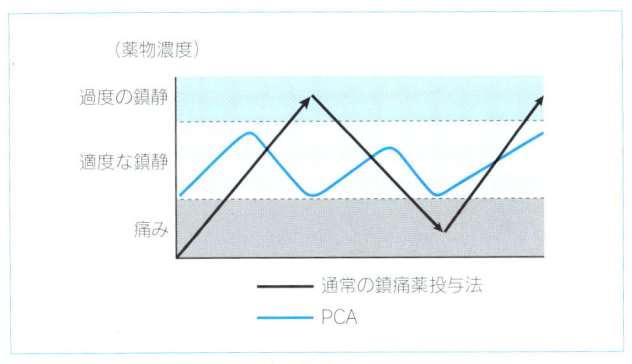

図24　患者管理鎮痛法（PCA）の概念

ら、当院はそれほどの余裕がないから、APSもないし、簡易型のバルーン型インフューザーを用いているんだ」

「麻酔科医不足ですか？」

「安部君も、麻酔科志望を考えてみたら。活躍の場はいっぱいあるよ」

「先生の教え方次第では、考えます」

「それって脅迫？　今度、PCAを体験するために飲みにいこうか。Aはalcoholね」

▶インフォームドコンセント（気管挿管、術後鎮痛）

「加藤先生、今日は私に術前回診をやらせて下さい。説明も自分でしてみます。でも、これは、まずいと思ったら、助け船を出して下さいね」

「よし、わかった。やる気出てきたみたいだね」

「やる気はもとからあります。ただ、そのやる気の表現の仕方がわからなかっただけです。能力はと言われると、自信はあんまりないですけれど」

「では、頑張ってやってごらん。でも、患者さんの前で自信がなさそうにしたらだめだよ。ただでさえ不安な患者さんが、もっと不安になるから。頭の中でもいいからしっかりと予行演習をしておくといいよ」

安部先生は、関根さんの手術予定や、病歴やデータを頭に叩き込みました。

いよいよ術前面接です。

「関根さん、はじめまして。麻酔科研修医の安部です。明日は、指導医の加藤と一緒に麻酔を担当します。よろしくお願いします」

「あら、新人さん。麻酔は大丈夫なの？　何例目？」

「2例目です。でも、加藤がつきっきりで指導して下さるから大丈夫です。加藤は、誰が麻酔担当でも、自分がついているから、自分と同じくらいのレベルの麻酔はするからといつも言っています。加藤は専門医資格を持っている先生です」

「1例目じゃないから、まだましってことにしておきましょう。加藤先生を信じてね。もちろん、あなたもだけど」

安部先生は明日の手術予定などの説明を、加藤先生の術前診察をお手本にして説明をしました。診療録に記載されていることを確認しました。それ以外の健康上の問題はないようです。エビやカニではじんま疹が出たということでした。ペニシリンアレルギーのことは子供の頃のことでよく覚えていないそうでした。こ

こまでは、なんとかパス。

「では、麻酔の説明をさせていただきます。明日は、腹腔鏡補助下の手術なので、全身麻酔が基本になります」

モニター装着の話、前酸素化の話もしました。今回は、BIS(ビス)モニターの話も付け加える必要があります。

「全身麻酔がどれくらい効いているか、意識がなくなっているかの確認のためにBISモニターというのを用います。おでこにテープのようなものを貼り付けます。少し、ちくちくした感じがするかもしれません。BISモニターで脳波を参考にしながら、麻酔薬の量を調整していきます」

「BISモニターって信頼できるの？」

「十分に信頼できます。私たちはBISだけでなくて、血圧や心拍数なども見ながら、麻酔薬の調整をします。手術中に目が覚めたり、手術が終了しても、ずっと目が覚めないということがないように、麻酔薬の調整をします」

「はい、新人さん。信じますよ」

「肺にも十分に酸素が入り、すべて準備ができたら、レミフェンタニルという薬を点滴から投与します。1〜2分くらいすると、体が温かくなってきたり、少しぼんやりするような感じになると思います」

「そのお薬ではまだ寝ないの？」

「はい、まだ意識はなくなりません。次にプロポフォールという薬の持続的な投与を開始します。1〜2分で意識がなくなります。さっきのBISモニターでも、正常の90以上から40とか、50とかいう値に下がります（☞p.142）。もしかしたら、点滴のところが少し痛むかもしれませんが、それはプロポフォールのせいですから心配いりません。1分くらいだけ我慢をお願いします」

「私、痛いのは本当に苦手なんだけど。仕方がないのね」

「意識がなくなったのを確認したら、気管挿管というのをします。気管チューブという小指くらいの太さの管を気管の中にまで入れます。そこから、酸素を投与したり、麻酔ガスを投与したりします。このとき、喉頭鏡というのを口の中に入れるんですが、

唇や歯を傷つける可能性があります」

「それは、重大問題だわ。前歯は差し歯なのよ。すごく高いんだから。新人さんの給料では、払うのが難しいんじゃないかしら。で、新人さん、いえ、安部先生は挿管するのは何回目なの？」

「関根さんが初めてです」

「ずいぶんと正直ね。正直なことと、許す、許さないは別よ」

「人形では、何十回も練習しました。今日も、また練習します。明日は加藤先生もついているから大丈夫です。手助けもしてくれますし、必要ならすぐに代わってくれます」

「いっぱい練習してね。でも、人形と人は違うんでしょ。そうよ、違って当たり前よね」

「そのことは、よくわかっています。人形と患者さんは違いますが、人形の難しいバージョンでも練習してきましたから」

「わかったわ。なんだか悲劇のヒロインみたいな気持ちになってきたわ」

「ヒロインでも、決して悲劇のヒロインにはしません。次の説明に進んでもいいですか？」

「頼もしいわね。はい、どうぞ」

「手術中は、プロポフォールとレミフェンタニルを持続的に投与します。投与量は関根さんの状態や、手術の進行をみながら、私たちが調整をします。手術が終了して、5分くらいで麻酔から覚めます」

「手術中は意識がなくて、5分もしたら、目が覚めるわけ。麻酔薬ってすごいのね。でも、手術の後って、痛いんでしょ。担当の先生は、腹腔鏡手術だから、開腹手術よりは痛くないって言っていたけど。でも、痛いのは私で先生じゃないんだから、何とでも言えるわよね」

「確かに、痛みは強くないとは思いますが、手術をすれば痛くて当然だと思います。ですから、手術後の痛みをとるように、手術中にはフェンタニルという強い鎮痛薬を入れておきます。フェンタニルは医療用麻薬です。でも、麻薬中毒になったりしない

表29 周術期に用いられる制吐薬

一般名 (商品名)	投与量	副作用
ドロペリドール (ドロレプタン®)	0.625〜1.25mg	・抗ドパミン作用によるパーキンソニズムの悪化、錐体外路症状出現 ・QT延長による不整脈出現 ・α受容体遮断作用による低血圧
メトクロプラミド (プリンペラン®)	10mg	錐体外路症状
デキサメタゾン (デカドロン®)	4〜8mg	高血糖

ので、絶対大丈夫です。手術の後も、痛みが強くなったり、痛くなりそうでしたら、ボタンを押すとフェンタニルを静脈内投与できるような装置をつけておきます。患者管理自己鎮痛法、IV-PCAっていう方法です」

「痛くなりそうだったら、ボタンを押せばいいわけ？　それって、看護師さんが飛んでくるとかいうのじゃなくて？」

「ボタンはPCAポンプというのにつながっています。中に入っている薬液は、患者さんの予想される必要度に合わせて私たち麻酔科医が調整しておきます。ボタンを押せば、すぐに点滴を通して、体の中にフェンタニルが入ります。数分で、痛みは弱くなるはずです」

「痛くて、何度もボタンを押したりしたら、薬が入りすぎるなんてことはないの？　悲劇のヒロインが麻薬漬けになるなんてことはないわよね」

「それは大丈夫です。頻回に押しても薬が入りすぎないように、薬液だけでなく、ポンプの調整もしておきますから。フェンタニルで、気持ちが悪くなったり、吐いたりしてしまう人もいます。それを防ぐための薬も手術中に投与しておきますし (表29)、PCAポンプの中にも入れておきます。PCAポンプのボタンのこ

とは、手術が終わったら、また説明しますね」（Tips 15）
「ゲーゲー吐いているヒロインは様にならないわよね」

　そのあと、麻酔後回復室の説明をしました。
　身体所見上も、肥満はありますが、そのほかは大きな問題もありませんでした。頸椎の動きにも制限はありません。開口も十分です。高価だという差し歯もしっかりと見ました。幸い、マランパチ分類はクラスⅠでした。
「何か、質問とか、気になることはありますか？」
「特に今は思いつかないわ。私は新人さんを育てるヒロインかぁ」
「加藤先生と全力を尽くします。安全に麻酔をします」
　関根さんは、なんとか納得してくれたようです。
　安部先生はナースステーションで待っていてくれた加藤先生に、診察の内容や説明のことを報告しました。
「安部先生、医局に挿管人形があるから、素振り100回、挿管練習をしてから帰れ」
「わかりました」
　その日の夕方、安部先生が、挿管人形で挿管練習を繰り返したことは言うまでもありません。

Self Study Tips 15

■ 術後悪心・嘔吐 (PONV) の危険因子

□ **患者要因**
- PONV (postoperative nausea and vomiting) の既往
- 乗り物酔い (動揺病)
- 非喫煙者
- 女 性

□ **手術要因**
- 長時間手術
- 耳鼻科手術
- 婦人科手術
- 腹腔鏡手術
- 眼科手術、斜視手術
- 乳腺手術
- 形成外科手術
- 肩手術

□ **麻酔要因**
- 全身麻酔
- 亜酸化窒素
- オピオイド使用
- 揮発性麻酔薬使用

Self Study Tips 16

■ 術後悪心・嘔吐のリスクスコアと対応アルゴリズム

□ Apfel、Koivurantaらが作成した術後悪心・嘔吐（PONV）のスコアリングシステムを示す。リスクスコアが高くなると、PONV発生率も大きく上昇する（表30）。デキサメタゾンに追加する制吐薬としては、ドロレプタン、メトクロプラミド、プロメタジンなどがある。

リスク因子	ポイント
女　性	1点
非喫煙者	1点
PONVの既往	1点
術後オピオイド使用	1点
リスクスコア	1〜4点

表30　PONVのリスクスコアと対応アルゴリズム

リスクスコア	PONVの頻度	対　応
0	10％	経過観察
1	20％	経過観察
2	40％	デキサメタゾン4mg±第2の制吐薬
3	60％	全静脈麻酔＋デキサメタゾン4mg±第2の制吐薬
4	80％	全静脈麻酔＋デキサメタゾン4mg±第2の制吐薬、全身麻酔の回避、術後オピオイドの不使用

研修2日目・夜【自習】

二酸化炭素産生量

Key messages

1 二酸化炭素産生量は代謝率や気腹など外部からの二酸化炭素投与で変化する。
The amount of carbon dioxide is the sum of production in the body and exogenous administration.

2 動脈血二酸化炭素分圧は二酸化炭素産生量に比例し、肺胞換気量に反比例する。
Arterial CO_2 pressure is proportional to the amount of CO_2 production, and in inverse proportion to alveolar ventilation.

Key words

二酸化炭素産生量、肺胞換気量、動脈血二酸化炭素分圧、呼吸商

安部先生はぐったりと疲れて帰宅しました。挿管練習で左手が重い感じです。しかし、勉強しておくことはたくさんあります。まずは、婦人科腹腔鏡手術の麻酔のポイントを勉強しました。気腹には二酸化炭素を用いること、二酸化炭素が血液内に吸収されること、腹腔内圧の上昇や、高度の頭低位による呼吸・循環系への影響などの勉強をしました。

宿題の二酸化炭素の排泄量について考えることにしました。

まずは、二酸化炭素産生量から考えることにしました。それがわからないと、息を吐く資格がないなんて言われましたから。加藤先生から呼吸商をベースに考えろというヒントをもらいました。

たしか、生化学で呼吸商（respiratory quotient；RQあるいは

R) は、1分間当たりの二酸化炭素産生量と、酸素消費量の比で定義されることは習いました。ブドウ糖1分子は、6分子の酸素を消費して、6分子の二酸化炭素が産生されるので、呼吸商は1となることを思い出しました。脂肪は0.7、タンパク質は0.8、全体を総合した呼吸商は0.8でした。

ここまでくれば、1分間の二酸化炭素産生量を出すのは簡単です。酸素消費量250mLに0.8をかければ200mL。あとは、掛け算です。安部先生は電卓を取り出して、

0.2 (L) × 60 (min) × 24 (hr)

と打ち込みました。288L/日。答え一発です。一日にすごい量の二酸化炭素を排泄していることがわかりました。二酸化炭素の分子量は44なので、1日に約566g (288 × 44 / 22.4) の二酸化炭素を排泄しているということもわかりました。安静時でこれくらいですから、運動をしたら、もっとたくさんの二酸化炭素が排泄されるというわけです。植物に感謝しないと。いや、麻酔中はソーダライムに感謝しないと。

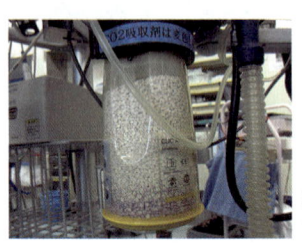

変色した
ソーダライム

動脈血二酸化炭素分圧は二酸化炭素産生量と関係していることもわかりました。肺胞換気式に従えば、

動脈血二酸化炭素分圧 ($PaCO_2$) =
0.863 × 二酸化炭素産生量 / 肺胞換気量

$PaCO_2$：mmHg

二酸化炭素産生量：mL/min

肺胞換気量：mL/min

ということになります。私たちはPaCO₂を40mmHgに保つように呼吸調節が行われています。二酸化炭素産生量が増加した場合には、肺胞換気量を増加させる必要があるわけです。発熱したり、運動したりして二酸化炭素産生量が増加した場合には、それだけたくさんの肺胞換気量が必要になってくるということになります。運動したときに、息切れするのは、エネルギー産生のために酸素をたくさん取り込む必要があるだけでなく、より多く産生される二酸化炭素を排泄するためにも必要だということが理解できました。

　気腹は二酸化炭素を用いて行いますが、二酸化炭素は血管内に吸収されるので、PaCO₂を正常に保つためには、肺胞換気量を増やす必要があります。悪性高熱症発症時には、二酸化炭素産生量が非常に増加するため、まず呼気終末二酸化炭素分圧の上昇が観察されるという理屈もわかりました。

　もう眠くなってしまいました。明日のために、まず睡眠。そして、遅刻は絶対にしないこと。

Self Study Tips 17

■ 動脈血二酸化炭素分圧が上昇する要因

□ 二酸化炭素産生量に比較して、肺胞換気量が少ない状況では、動脈血二酸化炭素分圧は上昇する。

□ **肺胞換気量＝（1回換気量－死腔換気量）×呼吸回数（/min）** である。したがって、1回換気量減少、死腔換気量増加、呼吸回数減少により、二酸化炭素分圧は上昇する。周術期の高二酸化炭素症の鑑別診断については別に述べる（☞ p.156）。

表31 二酸化炭素産生量の増加の要因

代謝亢進	・発　熱 ・悪性高熱症 ・敗血症 ・二酸化炭素による気腹など
肺胞換気量の減少	**① 1回換気量減少** ・痛みなどによるスプリント ・人工呼吸の設定ミス **② 呼吸回数増加** ・人工呼吸の設定ミス **③ 死腔換気量増加** ・慢性閉塞性肺疾患（COPD） ・急性呼吸促迫症候群（ARDS） ・過度の呼気終末陽圧（PEEP） ・呼吸回路中の死腔増加
その他	**二酸化炭素再呼吸** ・一方弁の故障 ・ソーダライムの消耗

研修3日目・朝【術前準備】
全静脈麻酔（TIVA）のための麻酔準備

Key messages

1 気道確保のための器具は念入りに準備、点検せよ。
Prepare and check the airway management equipment thoroughly.

2 BISモニターは脳波を用いて鎮静度を評価する。
BIS monitor evaluates the degree of sedation using electro-encephalogram.

3 レミフェンタニルを0.1〜1.0 µg/kg/minで持続投与する。
Remifentanil is usually infused at the rate of 0.1 to 1.0 µg/kg/min.

4 プロポフォールはTCIポンプを用いて投与する。
Propofol is administered using the TCI pump.

Key words

全静脈麻酔（TIVA）、効果部位濃度、BISモニター、BISインデックス、気管チューブ、喉頭鏡、レミフェンタニル、ロクロニウム

　安部先生は、昨日、準備がぎりぎりになったので、今日は少し早く7時には手術室に入りました。今日は、全静脈麻酔（total intravenous anesthesia；TIVA）なので、準備も昨日よりは大変です。昨日、実際に麻酔をしたので、麻酔器も身近に感じます。
　始業点検もスムーズに終了しました。昨夜、勉強したのでソーダライムの一部が消費されて紫色になっているのが気になりました。術中には気を付けておかないと。

BISモニターの準備もしました（図25）。プローブと本体の準備が必要です。

マスク換気が難しいこともあるので、口エアウェイの準備もしました（図26）。気管チューブの用意もしました（図27）。女性患者では、内径（ID）が7.5か7.0mmを使用するということでした。内径7.5mmの気管チューブを用意しました。カフのチェックも終了（図28）。漏れはありませんでした。カフの部分にはゼリーを付けました。

喉頭鏡のチェックもOKです（図29）。ブレードはマッキントッシュ型、サイズは＃3を用意しました。明るく点灯することも確認しました。気管チューブ固定用のテープの準備をしました。

術後のIV-PCAは、とりあえずバルーン型インフューザを用意しました。充填薬は、加藤先生と相談しなければなりません。術中に準備すれば間に合います。

▶レミフェンタニルの準備

加藤先生がアルチバ®（レミフェンタニル）を持ってきてくれました（表32）。早速、1バイアル2mgを生理食塩液20mLに溶解して、エクステンションをつけ、シリンジポンプにセットしました。これで100μg/mLの溶液ができたわけです。誤って、アルチバ®の溶解を忘れることがあるそうです。そういったときは、「水チバ」って呼んだりするようです。大丈夫、今日のは、ばっちり入っています。シリンジポンプを操作して、エクステンションを満たしました（図30）。レミフェンタニルの投与量も計算しておかなければなりません。これは、昨日のうちにやっておいたから安心です。

レミフェンタニルの術中の通常投与量は0.1～1.0μg/kg/min（最大2μg/kg/min）のようです（表32）。このμg/kg/minを日本では慣習的にγ（ガンマ）と呼ぶようです。関根さんの体重は60kgですから、投与量は、6～30μg/minとなります。0.1γを基本とすると6μg/min、1時間に換算すると6×60＝360μgとなります。レミフェンタニル溶液は100μg/mLと

研修3日目 ◀ 127

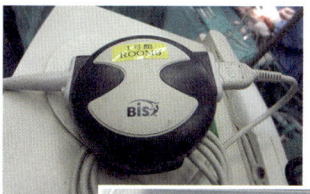

図25 BISモニター
(左：本体、下：プローブ)

装着例はp.141参照。

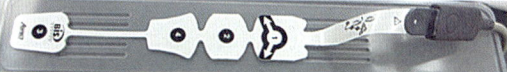

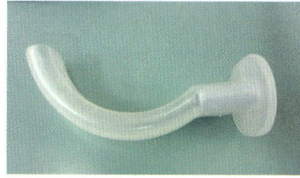

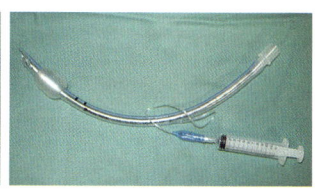

図26 口エアウェイ

図27 気管チューブ

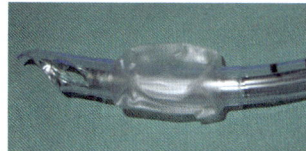

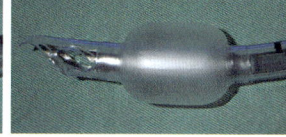

図28 気管チューブのカフの確認

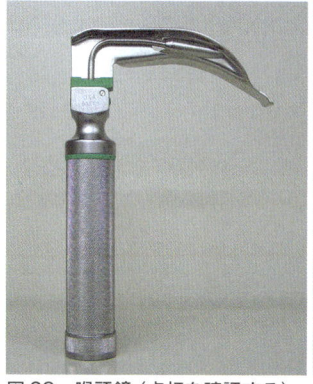

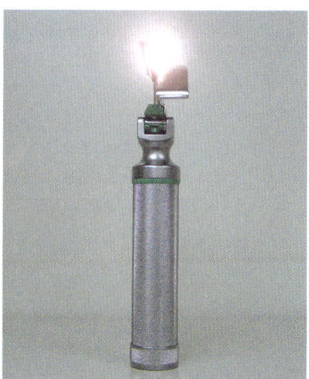

図29 喉頭鏡（点灯を確認する）

なっていますから、3.6mLに相当することになります。あとは比例計算です。0.5γなら、3.6×5＝18mL/hrの設定ということになります。この原理がわかってしまえば、なんでもありません。わかりやすい表もエクセルで作ってみました（**表33**）。メーカーが作成した表もあります。慣れてしまえばすぐに概算できそうです。

表32 レミフェンタニル *Remifentanil*

分　類	超短時間作用性オピオイド
商品名	アルチバ® 2mg/V（¥2,566） 5mg/V（¥6,183） 左：アルチバ® 静注用2mg 右：アルチバ® 静注用5mg
代　謝	血液中および組織中の非特異的エステラーゼで速やかに分解される。
血漿半減期	3〜10分
Context-sensitive half-time※	長時間投与でも延長しない。2分程度。
投与速度	・麻酔導入時： 　1分間0.5〜1μg/kg/min、その後0.25〜0.5μg/kg/min 　プロポフォール1〜2mg/kgと併用 　レミフェンタニルの効果部位濃度5〜7ng/mLを目標 ・麻酔維持： 　0.2〜0.25μg/kg/minとセボフルラン（1〜2％）、デスフルラン（3〜3.6％）、イソフルラン（0.2〜0.8％）と併用 　レミフェンタニルの効果部位濃度4〜10ng/mL
投与速度と効果部位濃度	投与速度　　　　　　　　　効果部位濃度 0.2μg/kg/min ……………… 5ng/mL 0.4〜0.5μg/kg/min …… ＞10ng/mL

※ Context-sensitive half-time（持続投与中止後の半減期）

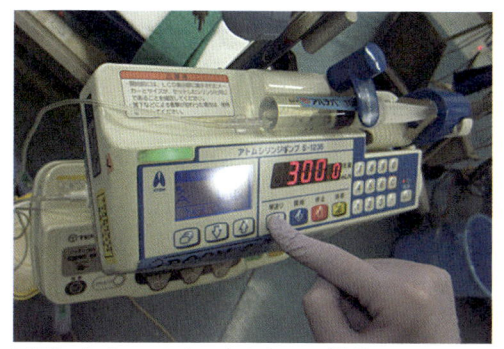

図30 レミフェンタニルのチューブ充填
早送りで充填。エクステンションチューブの容量は種類により異なるが、0.6〜0.8mLである。

表33 レミフェンタニル（アルチバ®）の投与量（μg/kg/min）

体重 kg	0.1	0.15	0.2	0.25	0.3	0.35	0.4	0.45	0.5	0.55	0.6
10	0.6	0.9	1.2	1.5	1.8	2.1	2.4	2.7	3.0	3.3	3.6
15	0.9	1.4	1.8	2.3	2.7	3.2	3.6	4.1	4.5	5.0	5.4
20	1.2	1.8	2.4	3.0	3.6	4.2	4.8	5.4	6.0	6.6	7.2
25	1.5	2.3	3.0	3.8	4.5	5.3	6.0	6.8	7.5	8.3	9.0
30	1.8	2.7	3.6	4.5	5.4	6.3	7.2	8.1	9.0	9.9	10.8
35	2.1	3.2	4.2	5.3	6.3	7.4	8.4	9.5	10.5	11.6	12.6
40	2.4	3.6	4.8	6.0	7.2	8.4	9.6	10.8	12.0	13.2	14.4
45	2.7	4.1	5.4	6.8	8.1	9.5	10.8	12.2	13.5	14.9	16.2
50	3.0	4.5	6.0	7.5	9.0	10.5	12.0	13.5	15.0	16.5	18.0
55	3.3	5.0	6.6	8.3	9.9	11.6	13.2	14.9	16.5	18.2	19.8
60	3.6	5.4	7.2	9.0	10.8	12.6	14.4	16.2	18.0	19.8	21.6
65	3.9	5.9	7.8	9.8	11.7	13.7	15.6	17.6	19.5	21.5	23.4
70	4.2	6.3	8.4	10.5	12.6	14.7	16.8	18.9	21.0	23.1	25.2
75	4.5	6.8	9.0	11.3	13.5	15.8	18.0	20.3	22.5	24.8	27.0
80	4.8	7.2	9.6	12.0	14.4	16.8	19.2	21.6	24.0	26.4	28.8

▶プロポフォールの TCI ポンプへの準備

プロポフォールの準備も必要です（表34）。細菌の増殖が起きないように、特に清潔に扱う必要があります。これは、シリンジポンプでも特殊なTCIポンプにセットしました（図31）。TCIはTarget-Controlled Infusionの頭文字です。患者の体重や年齢をデータとして入れ、目標効果部位濃度を定めると、注入速度が算出されて、プロポフォールがそれに従って注入される仕組みです。株式会社テルモ製のディプリフューザー™の場合は、標的器官としては血漿となっています。したがって設定した濃度は血漿濃度ということになります。

最初は3～5μg/mLを目標血漿濃度として投与するようです。レミフェンタニルやフェンタニルの併用時には、高齢者ではもっと低い濃度に設定するようです。いずれにしても、患者の意識状態とBIS値を参考にして投与するようです。

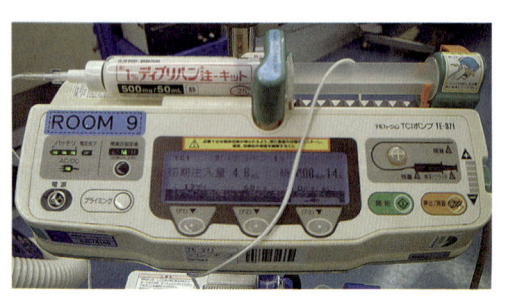

図31 プロポフォールを TCI 用シリンジポンプにセット

▶筋弛緩薬（ロクロニウム）の準備

筋弛緩薬であるエスラックス®（ロクロニウム）の準備もしました（表34）。ロクロニウムには50mg/5mLと25mg/2.5mLの2つの大きさの異なったバイアルがあります。どちらも、10mg/mLという溶液です。挿管時の投与量は0.6～0.9mg/kgです。関根さんの体重は60kgなので、36～54mgの投与が

表34 全静脈麻酔の場合の薬物準備

一般名 (商品名)	濃度	容量	投与量
プロポフォール (ディプリバン®)	10mg/mL (原液)	50mL	効果部位濃度 2.5〜4μg/mL
レミフェンタニル (アルチバ®)	100μg/mL (粉末を生理食塩液で希釈)	2mg/20mL 5mg/50mL	0.1〜0.5μg/kg/min
ロクロニウム (エスラックス®)	10mg/mL (原液)	25mg/2.5mL 50mg/5mL	挿管量 0.6〜0.9mg/kg 追加投与量 0.1〜0.2mg/kg 持続静注 7μg/kg/min(あるいは0.5mg/kg/hr)

表35 フェンタニル、レミフェンタニルなどオピオイドの薬理作用

中枢神経系	・最小肺胞濃度(MAC)低下 ・悪心・嘔吐 ・縮 瞳
循環器系	・徐 脈
呼吸器系	・上気道・下気道反射の抑制 ・鎮咳作用 ・呼吸抑制(用量依存性):二酸化炭素上昇、低酸素に対する換気促進反応の減弱
骨格筋	・硬直:少量の筋弛緩薬投与で抑制できる
消化器系	・蠕動運動抑制 ・下部食道括約筋の弛緩 ・胃内容排泄の遅延 ・Oddi括約筋収縮:胆道内圧上昇
その他	・尿閉:膀胱括約筋の収縮による ・かゆみ

必要ということになります。今日は50mg/5mLのバイアルを用意しました。それに術中の追加も必要なので、3バイアルを手術室に持ってきました。ロクロニウムは毒薬に分類されています。その扱いも慎重にしなければなりません。これだけの量を健康成人に投与すれば、呼吸も当然止まってしまいます。

▶昇圧薬（エフェドリン）の準備

また、血圧低下の治療に必要なエフェドリンの準備もしました。エフェドリン1アンプル40mg、1mLを生理食塩液7mLで希釈して、合計8mL、1mLあたり5mgの溶液を作成し、シリンジに薬剤ラベルを貼り、濃度も5mg/mLと記入しました。これは、5mg、1mLずつ使用するようです。

麻酔カートの中には、フェニレフリンという昇圧薬も入っています。作用機序は少し違い、適応も異なるようです。最近は、帝王切開のときに脊髄くも膜下麻酔をしたときの低血圧にもよく用いられるようです。ドパミンとかドブタミンとかのカテコラミンもありますが、これは、私たち研修医があたるような症例では使う頻度はあまり高くないようです。心停止やショックの治療のためのアドレナリンやノルアドレナリンも麻酔カートの中に入っていますが、こんな強い薬を用いる症例には、当分は出会わないようにと思いました（☞p.400、**Tips 43**）。アンプルが似ているし、どちらも1mLアンプルですから、間違わないようにしなければなりません。

一応、準備は完了しました。今朝はたくさん用意するものがあったけれど、7時50分には準備を終了することができました。もっとも、準備開始時刻は早かったけれど。今日も、看護師の関口さんと一緒だったので、雑談もほんの少しだけどできたし、なんかいい気分です。

研修3日目・朝【術前カンファレンス】

腹腔鏡手術における注意点

○─ Key messages

1 気腹に用いられた二酸化炭素は血中に吸収される。
Carbon dioxide used for pneumoperitoneum is absorbed in the blood.

2 気腹と体位変換時には換気量の調整をすべし。
Setting of ventilation should be adjusted during pneumo-peritoneum and after positioning change.

○─ Key words

気腹、二酸化炭素、肥満

今日のカンファレンス担当は菅波准教授です。カンファレンス担当の先生は、フロアマネジャーといって、手術室のその日の管理をみな任されています。今日は、石田教授は最前列でカンファを聞いています。

「おはようございます」
と挨拶をすると、
「おはよう。準備は大丈夫？」
と聞かれました。

「今日は昨日より、少し余裕をもって準備ができました」
と笑顔で答えることができました。少しは評価を上げてもらわないと。まぁ、最低からのスタートと思えば、気は楽だけど。プレゼンもちゃんとやらないと。

今日は、昨日よりも上手にプレゼンできたと思いました。特に大きな合併症もないし、これでおしまいと思っていたら、菅波先生から質問が飛んできました。

▶腹腔鏡下手術の麻酔における注意点

「婦人科の腹腔鏡下手術の麻酔での注意点は何ですか？ 何か勉強してきましたか？」

「腹腔鏡手術では気腹に二酸化炭素を用いること、気腹の際には二酸化炭素排泄のために換気量を増加するようにということだと思います」

「それに頭低位にするから、腹腔内臓器により横隔膜側から肺が圧迫されるので、同じ1回換気量だと気道内圧も上がるからね。横隔膜が押し上げられることで気管分岐部も頭側へ移動するので、片肺挿管となることもまれにあるから、気を付けておいて下さい」

「この患者さん、身長150cmで、体重65kgだよね。BMIはいくつ？ 肥満患者で注意することは何かな？」

「BMIは28.9でした。肥満だと、高血圧とか、耐糖能異常とかが起こりやすいと思いますが、関根さんの場合はどちらも大丈夫のようでした」

「肥満患者では、仰臥位になると酸素化も悪くなったりするからね。術中は、気腹のことも含めて、呼吸管理には十分に気を付けてやって下さい。

全身麻酔をするだけで、機能的残気量が減少するのは知っているね。気腹とトレンデレンブルグ位によって、機能的残気量はさらに減少する。肥満患者ではこれらのことがさらに増強されるからね（表36）。機能的残気量がクロージングキャパシティより小さくなると酸素化の悪化が起こることになるので注意が必要というわけ。機能的残気量を上げようとして呼気終末陽圧（PEEP）を高くしすぎると、心拍出量が減少するから、こちらにも注意が必要になるからね」

「血行動態変化はどうかな？」

「血圧は上昇すると思います」

「あまり気腹圧が上昇しなければね。気腹圧が10mmHg未満なら静脈還流量も増加するんだ。血中のバソプレシンやノルアド

表36 気腹の呼吸・循環系に及ぼす影響

循環器系	平均血圧	↑
	体血管抵抗	↑
	心拍出量	↓（初期）、その後↑
	肺血管抵抗	↑
呼吸器系	最高気道内圧	↑
	呼吸抵抗	↑
	肺活量	↓
	機能的残気量	↓
	二酸化炭素排泄量	↓

二酸化炭素による気腹により腹腔内圧上昇や、二酸化炭素吸収により変化する。その程度は、腹腔内圧にも影響される。

レナリン濃度が上昇することも知られているよ」

　今日のカンファレンスでは、冠動脈疾患を合併した患者さんの肺切除術とか、妊娠高血圧症候群治療中の帝王切開とか、心房細動の治療でワルファリンを使用している患者さんの股関節全置換術などの難しい症例についてのディスカッションがありました。安部先生も、自分にこういった症例は回ってこないだろうけれど、議論は興味をもって聞いていました。こうやって聞いていると、内科の知識がとても重要だと思いました。産科の例もあるけれど、とにかくいろいろな領域の基本的な知識を持っている必要があるなぁと思いました。

研修3日目・朝

麻酔導入、気管挿管

Key messages

1. **静脈路確保は狙いを定めてから自信をもってやれ。**
   Finding the good vein is the first step of success in intravenous line placement.
2. **針刺し事故を起こさないように注意せよ。**
   Be careful to avoid needle-stick.
3. **三方活栓の使い方に慣れろ。**
   Get used to how to use a three-way stopcock.
4. **気管挿管は嗅ぐ姿勢で行え。**
   Sniffing position is the optimal position for endotracheal intubation.
5. **喉頭鏡ブレードはそっと力を入れずに進めろ。**
   Advance a laryngoscope blade gently.
6. **気管チューブの位置が確認できるまでは、気管挿管に成功したことにはならない。**
   Never relax until the position of the endotracheal tube is confirmed.

Key words

気管挿管、スタイレット、喉頭鏡、カフ、静脈路確保、三方活栓、オピオイド、レミフェンタニル、BISモニター

　安部先生と加藤先生は手術室に戻りました。もう一度、器具や、薬物の確認をしました。
「麻酔器の始業点検はちゃんとできた？」
と、加藤先生が念のために確認をしてきます。
「リークもなく問題ありませんでした。ソーダライムが少し消

耗しているので、注意をしようと思っています。今日は、吸引の準備も忘れませんでしたよ。セボフルランも使用しないけれど、満タンにしておきました」

「上出来じゃない。気管チューブ、喉頭鏡も大丈夫だね？」

「喉頭鏡も明るさも十分です。気管チューブにはスタイレットも入れておきました。曲げ方ってこんな感じでいいですか？」

「挿管が難しいときは、気管チューブがホッケーのスティックみたいになるようにスタイレットで形を整えておくとやりやすいよ。重要なことは、先端まで入れるけれど、決して先端からはみ出ないようにすること。スタイレットが気管チューブの先端から出ていると、気管の膜様部を傷つける可能性があるからね。気管チューブの先端が声門を通過したら、スタイレットを抜いてもらうことを忘れずにね。スタイレットはこんなふうに手元を曲げておくと、抜きやすいからね。それから、抜きやすいことを自分でもよく確認しておくこと。十分にゼリーとかつけていないと、スタイレットと一緒に、せっかく入った気管チューブを抜いてしまうこともあるからね。関口さーん、スタイレット抜くの、よろしくお願いしますね」

加藤先生は、聞き耳をたてている看護師の関口さんにも、さりげなく声をかけています。関口さんも、新人ですから、いろいろなことを勉強したいようです。石田教授のコミュニケーションが大切という言葉を思い出しました。看護師さんたちは大切なチームメートです。

「安部先生、薬物の準備は大丈夫かな？」

「必要なものはみな準備できたと思います」

「薬物はちゃんとその名前と濃度を書いておくようにね。アンプルとかにシールがついているものは貼っておけばいいから。そうそう、フェンタニルみたいにね」

関口さんが「加藤先生、安部先生、患者さんの入室です」と教えてくれました。

3人で、患者受け渡し所に行きました。担当の婦人科の菊池先

生も来ています。関口さんが、病棟の看護師さんからの伝達事項を聞き、必要事項を関根さんに確認しています。昨日の術前面接後からは、特に重大な情報はないようです。関根さんは、昨日よりもずいぶんと緊張しているようです。

「おはようございます。昨日、お会いした麻酔科研修医の安部です。こちらが、一緒について下さる加藤先生です」

「おはようございます。加藤です。麻酔に関して質問があれば、どうか気軽にして下さい」

「昨日、安部先生にはお話をしたんですが、前歯が差し歯なので、気管挿管のときに気を付けて下さい」

「その件は、安部から聞いています。気を付けることはもちろんです。場合によっては、私が挿管します」

「加藤先生、安部先生のご指導、よろしくね。先生が頼りなんですから」

「安部もよく勉強していますから。昨日も関根さんの言われる通り、挿管練習をみっちりやっていました。手術後も痛くないように、しっかりと痛み止めを入れておきますからね。さぁ、申し送りも終わったので、手術室に行きましょうか。今日は、ルーム7です。ラッキーナンバーですよ。急がずにゆっくりと歩いていきましょう」

▶静脈路確保

安部先生と加藤先生は手分けして、血圧計、心電図、パルスオキシメータのプローブなどを関根さんにつけました。さて、次は点滴です。関根さんは太ってるのですが、静脈は細そうです。駆血帯を巻き、腕を下に下げ、何度も手を握ったり開いたりしてもらいましたが、やはりよく見えません。手背になんとか20ゲージなら入りそうな静脈を見つけました。

「では、点滴をします。手の甲の静脈に入れますね」

「えっ、手の甲はやめてほしいわ。手を動かしにくいし、採血のときは、いつも肘からしてるわよ。ときどき失敗されるけど」

「肘のところだと、腕を曲げると点滴が落ちなくなってしまう

んです。今、なんとか見えるのは手の甲だけなので、いいですか」
　安部先生は慎重に針を進めました。カテーテルのハブのところに血液が逆流してきました。カテーテルを進めようとすると、
　「痛い、痛い」
と関根さんが言いました。加藤先生を見ると、黙って首を横に振っています。
　「すみません。失敗しました。針は抜きますね」
　関口さんが、点滴を抜いたところにすぐにアルコール綿をあて、テープで抑えてくれました。カテーテルは入らないくせに、血だけはよく出ます。
　加藤先生が、
　「次は私がやりましょう」
　「最初から、先生がして下さればいいのに」
　「確かに点滴は難しそうですね」
　「採血のときも、いつも血管が細いですねって言われるのよ」
　「大丈夫。血管がない人はいませんから」
　加藤先生は駆血帯を巻き直し、じっくりと関根さんの腕を見ています。次に、皮膚の上をそっと静脈を横からなでるように指を動かしています。
　「確かに血管は見えないけれど、立派な静脈があるようですよ」
と言って安部先生に、手首のところを指さしました。そう言われると、皮膚の奥に薄青い静脈が走っているように見えます。加藤先生は、そこのところを横から撫でるように指を動かし、
　「こうしてそっと触れると、静脈のぷくぷくした感じが触れるんだよ」
　安部先生も同じように触ってみると、皮膚の奥に丸いぷくぷくした感じのものを触れることができました。
　加藤先生はぐっと穿刺針を進めました。うっ、大胆って思いました。ハブに血液が逆流してきました。加藤先生はカテーテルを進め、内筒針を抜きました。点滴回路をつなぐと、勢いよく輸液が流れ始めました。加藤先生は、内筒針を針捨てに捨てました（図32）。

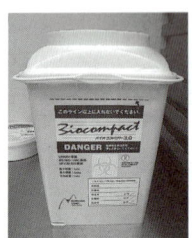

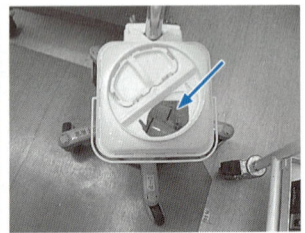

図32 針捨て（矢印は投入口）

「関根さん、点滴は入りましたよ」

「さすが、指導者ね。ありがとうございます。このあとも、新人のフォローお願いね。何かあったら、化けて出ますからね」

安部先生は、点滴も入り、三方活栓からアルチバ®とプロポフォールを接続しようとしました。しかし、どちらの方向に三方活栓をひねったらよいのか、よくわかりません。長いアームが出ている方向が、流れる方向だということでしたが、ひねっているうちによくわからなくなってしまいました。三方活栓をひねるたびに、加藤先生がうんと頷いたり、首を横に振って指示をしてくれます。ようやく、接続も完了しました（図33）。

関根さんのおでこをアルコール綿で拭いて接触がよくなるようにしてから、BISモニターのプローブを貼り付けました（図34）。前酸素化も開始しました。

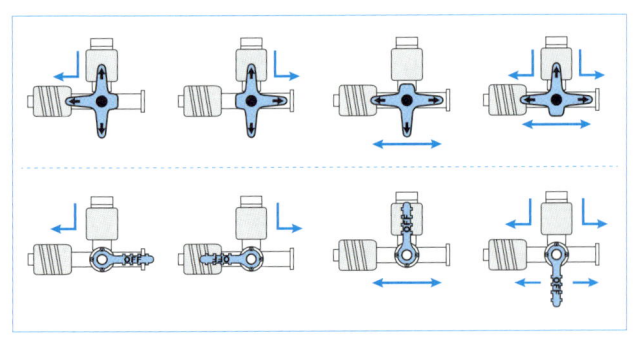

図33 三方活栓の使い方（矢印は流れる方向を示す）

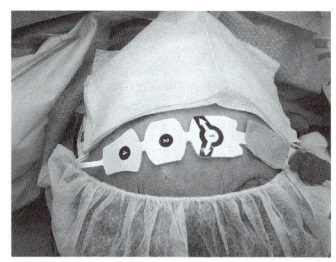

図34 BISモニターのプローブ装着

▶麻酔導入

「安部先生、アルチバ®を0.5γで開始してくれる？」

安部先生は、昨日のうちに計算して、メモを作ってきたので、すぐにセットができました。65×60/100＝3.9mL/hrが0.1γに相当するので、0.5γは19.5mL/hrとすればいいわけです。

「関根さん、今、少しぼうっとするようなお薬を始めましたから、1〜2分すると、体が暖かいような感じになると思いますよ。それから、術後の吐き気止めのお薬も入れておきますね」

加藤先生は、そう言って、用意しておいたドロペリドール0.5mL（1.25mg）を静注しました。

「先生、少しぼうっとしてきたみたい」

「では、本格的な麻酔を始めますね。1分くらいで、眠ってしまいますからね。プロポフォールは、とてもよい薬なんですが、点滴のところがしみる感じがするかもしれません。少しだけ我慢して下さいね」

加藤先生は、そう言ってTCIの設定を3μg/mLに合わせました。このTCIポンプは年齢や体重と、標的部位濃度を設定すると、それに合わせて注入量を変えてくれるという機能を持っていると

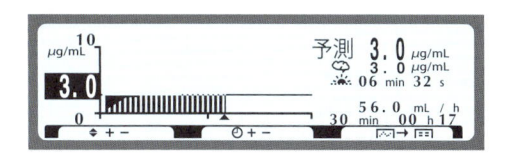

いうことでした。画面上には、濃度が上昇していく様子が描かれています。最初の注入量は1,200mL/hrというすごいスピードでしたが、目標濃度が上昇してくると、600mL/hrくらいになり、50mL/hrくらいになりというように減少してきました。

「腕のところがピリピリするみたい。ぼうっとしてきたし」

関根さんはもうすぐ意識がなくなりそうです。加藤先生は、アルチバ®の注入速度も低下させました。

「いつまでも、同じ速度でアルチバ®を注入していると低血圧になりやすいからね。特に肥満した人では、体重通りで計算すると、過量投与になりがちだから気を付けないといけないんだ。関根さんは身長が150cmだから、体重が50kgくらいでもいいはず。だから、6mL/hrで投与すれば、0.2γくらいに相当すると思っていればいいよ」

「意識がないかを確認して」

「睫毛反射ありません。BISも40台になっています」（図35）

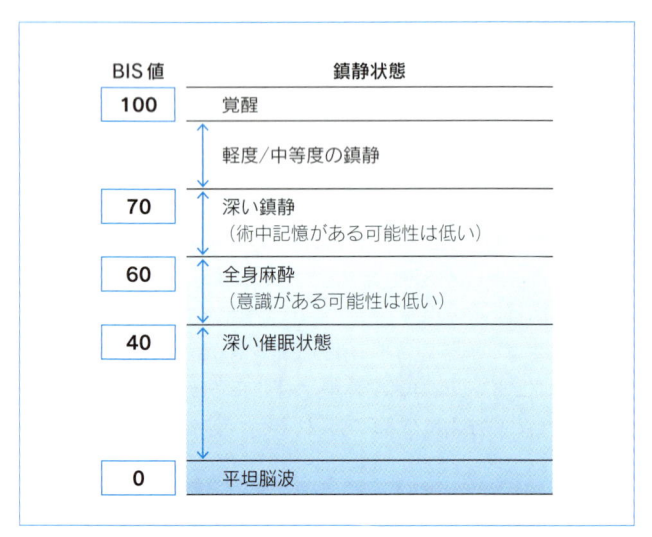

BIS値	鎮静状態
100	覚醒
	軽度/中等度の鎮静
70	深い鎮静（術中記憶がある可能性は低い）
60	全身麻酔（意識がある可能性は低い）
40	深い催眠状態
0	平坦脳波

図35 BIS値と鎮静状態
脳波を処理して、鎮静度評価を行う。測定のアルゴリズムは公開されていない。小児では、成人よりも信頼性が落ちる。

「マスク換気はできる？」

「はい。なんとかできます」

安部先生がバッグを押すと胸郭が持ち上がります。バッグの手を緩めると、胸郭が下がってきます。カプノグラムも観察されています。

心拍数も減少してきました。血圧も低下してきています。

「換気ができてそうだから、エスラックス®を入れるよ（表37）。

表37 ロクロニウム臭化物 *Rocuronium bromide*

分類	非脱分極性筋弛緩薬
商品名	エスラックス® 25mg/2.5mL（¥604） 50mg/5mL（¥1,085）
適応	麻酔時の筋弛緩、気管挿管時の筋弛緩
禁忌	過敏症、重症筋無力症、筋無力症候群
用量	・挿管時：0.6～0.9mg/kg 　用量依存性に効果発現時間は短くなる。0.6mg/kg投与では、最大効果は2分ほどで得られる。1mg/kg投与で60～90秒の間に挿管可能となる。 ・術中の追加：0.1～0.2mg/kg 　効果持続時間は用量依存性。0.6mg/kg投与で持続時間は30分程度。 　初回投与後30～40分してから5～10mgずつ追加 　筋弛緩モニターを用いるのが望ましい。 　持続時間はセボフルランやデスフルランにより延長する。 　持続静注量7μg/kg/min（あるいは0.5mg/kg/hr）で開始。 ・心血管系への作用：ほとんど影響はない。高用量投与で心拍数やや増加。 ・アナフィラキシーを起こす可能性がある。 ・拮抗：ネオスチグミン（35～50μg/kg）など抗コリンエステラーゼ薬やスガマデクス（2～4mg/kg）で容易に拮抗できる。

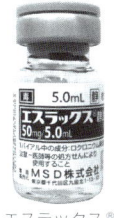

エスラックス®

どれくらい投与したらいい？」

安部先生は、昨日のうちに計算していたので、

「50mg、入れて下さい」

「5mL、全部っていうこと？　本当に計算したの？」

「はい、0.6〜0.9mg/kgなので50mgって思いました」

「よし、50mg、5cc、入ったよ」

加藤先生は、mg、mLなどが混同されないように、mLをccと言い換えたようでした。

次第に換気もしやすくなりました。カプノグラムも、比較的いい形で出ています。

▶気管挿管

「よし、じゃあ、挿管しようか」

いよいよ、練習成果を見せるときです。まずは、「嗅ぐ姿勢（sniffing position）」に（図36）。

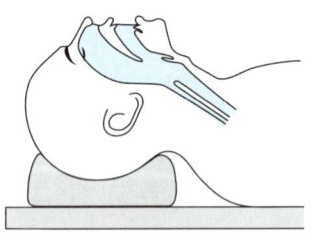

図36　sniffing position

右手の親指と中指で口を広げました。

「もう少し、大きく開くと思うけど」

左手に喉頭鏡をもらい、口の中に入れました。

「舌を左側によけるように。上唇に気を付けて。喉頭蓋が見えるまで、そっと進めて。力を入れると、喉頭鏡ブレードがすべらないからね。そっと、やさしく」（図37）

加藤先生が上唇を傷つけないように、めくるようにしてよけてくれました。

「喉頭鏡を口腔内で左右に動かしたらダメ。組織を傷つけるか

研修 3 日目　145

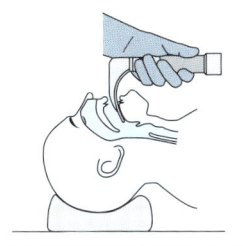

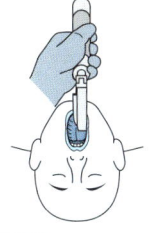

喉頭鏡を患者の口の右側に挿入する。

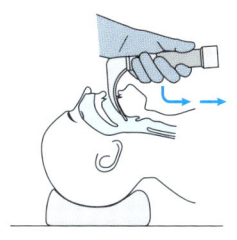

喉頭鏡は右方から舌を左に圧排するようにして、舌根中央に向けて進める。

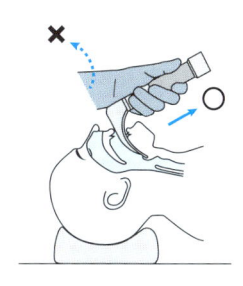

舌根まで喉頭鏡のブレードが達したら、喉頭鏡を前上方45°の方向に引き上げる。
手首をテコのように使わないこと（×印）。

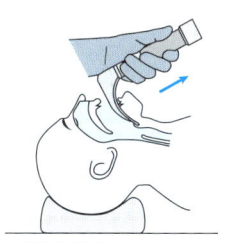

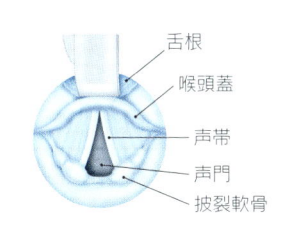

舌根
喉頭蓋
声帯
声門
披裂軟骨

喉頭蓋が見えるまで、そのまま進める。

図37　喉頭展開

らね。上の歯は差し歯だからね」
「喉頭蓋が見えました！」
「ブレードを喉頭蓋の根元まで進めて。喉頭鏡ハンドルは、前上方45度くらいに引き上げるつもりで」
「声帯の下部が見えました」
「もう少し、上方に引き上げる感じ。力はそんなにいらないからね。喉を押すからね」
　加藤先生は輪状軟骨部を押し上げるように、押してくれました（図38）。
「見えました！」
　関口さんが右手に気管チューブを渡してくれました。
「声帯から目を離したらだめだよ」

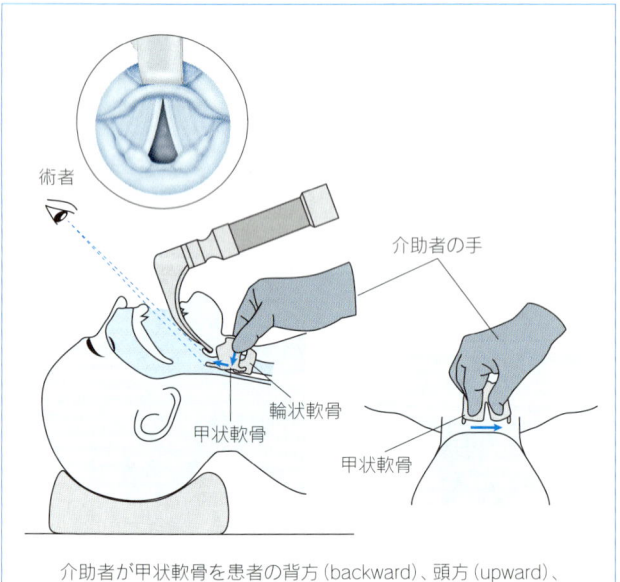

介助者が甲状軟骨を患者の背方（backward）、頭方（upward）、右方（rightward）に圧迫（pressure）して、術者に声門を見えやすくする。

図38　輪状甲状軟骨の挙上

「チューブの先端が声帯を超えました。スタイレットを抜いて下さい」

関口さんが、スタイレットを抜いてくれました。

「カフが声帯を超えるまで進めて。チューブの黒い線が声帯のあたりにくるように」（図39）

安部先生は気管チューブを数cm進めました。

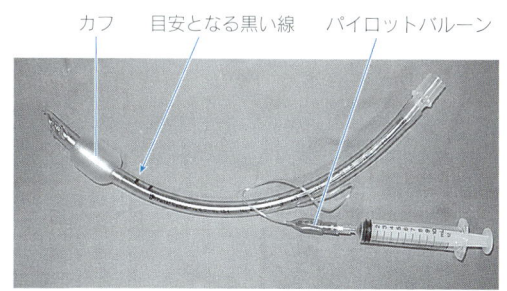

図39　気管チューブ

「よし、そっと喉頭鏡を抜いて。気管チューブはしっかり固定するんだよ。関口さん、とりあえず、カフに空気を5mL注入して」

関口さんが喉頭鏡を受け取り、カフに空気を注入してくれました。加藤先生が、呼吸回路を気管チューブに接続してくれました。

「よし、バッグを押して」

安部先生がバッグを押すと、胸が持ち上がりました。

「はい、聴診」

安部先生は関口さんが渡してくれた聴診器で呼吸音を聴診しました。カプノグラムも観察されました。気管内に入っていることは確かです。

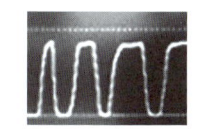

「呼吸音に左右差はありません」

「気管チューブの門歯での深さは？」

「21cmです」

「歯も唇も損傷なし。どうやら、最初の挿管、成功のようだね。ここで油断しないで、しっかり気管チューブを固定して」

▶人工呼吸の開始

　安部先生は、気管チューブをしっかりとテープで固定しました。麻酔チャートに、挿管容易、深さ21cm、右口角固定、カフに空気注入5mLなどと、内心、うきうきしながら記入をしていました。
　「こらっ！　人工呼吸はどうした！」
　バッグがぱんぱんに膨らんでいます（図40）。加藤先生は、用手換気をしながら安部先生のことをにらんでいます。気管挿管成功に安心して、肝心の人工呼吸を忘れていました。
　バッグ換気から人工呼吸へとスイッチを切り替えました（図41）。人工呼吸器の設定はチェック済みでしたが、再チェックをしました。
　「人工呼吸を開始したら、まず、胸郭の動きやベローズの動きを観察して、適切に人工呼吸ができていることを確認すること。それからカプノグラムのチェック。人工呼吸器の設定と、測定値のチェックも忘れないこと」（図42、43）
　「胸郭の動きの評価ってどうやったらいいんですか？」
　「普通に呼吸しているときのように胸が広がったり、元に戻ったりするのを確認すればいいんだよ。そんなに難しいことじゃないから」
　「それからね、いくつか注意しておくね。まずは点滴、静脈路の確保。カテーテルを進めるときに患者が痛がったら、ほぼ100％血管外だからね。決して、無理をして進めないこと」
　「ちゃんと逆流があったのに、なんでだめだったんですか？」
　「ここに穿刺針があるから、よく見てごらん。針先はカテーテルから数mm先まで出ているだろう。針が血管内に入ると、まだカテーテルが血管内に入っていなくても、血液は逆流してくる。そこで、針と皮膚の角度を小さくして、つまり針を少し寝かせて深く進めるんだ。しっかりとカテーテルも血管内に入るように

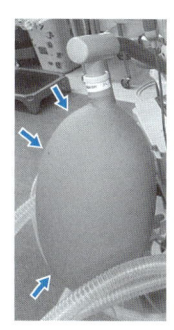

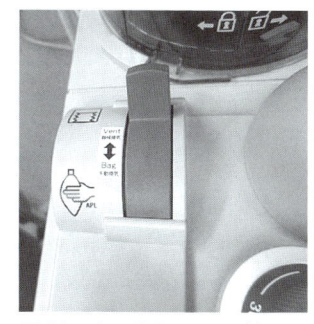

図 40　膨らんだ呼吸バッグ　　**図 41　人工呼吸への切り替え**

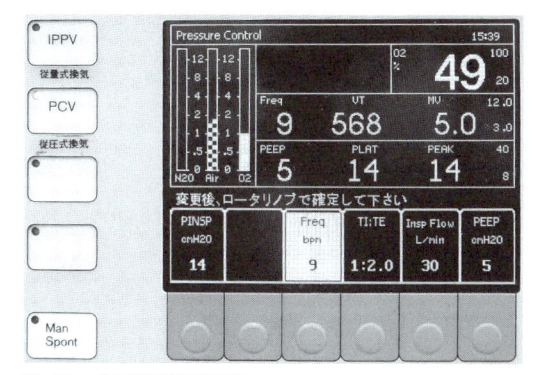

図 42　人工呼吸器の設定

人工呼吸器は従圧式換気 (PCV) で、最大吸気圧 14cmH₂O、換気回数 9 回/min、PEEP 5cmH₂O に設定したところ。この患者では 1 回換気量が 568mL となっている。

図 43

人工呼吸への切り替え時は、人工呼吸へのスイッチの切り替え、胸郭の動き、ベローズの動き、気道内圧の変化を観察すること。

ね。もう一つの失敗は、カテーテルを進めようとして皮膚をひっぱっている左手を緩めたこと。これだけで、針先の位置が変わってしまうんだ」

確かに言われてみれば、血液の逆流があったので、左手を緩めてカテーテルを進めようとしていました。

「こつがあるんですね」

「こつもあるけど、練習も大切。もう一つ重要なことは、穿刺をしたときには、手応えをよく感じるようにしてごらん。カテーテルが入ったときは抵抗が変わるから。逆流ばかりに気を取られていると失敗するからね。点滴は目で入れず、手の感触で入れること。これができるようになったら、成功率アップ間違いなしだから」

研修3日目・朝【気腹の開始】

気腹の影響

Key messages

1 気腹時は換気量、酸素化、二酸化炭素排泄に注意せよ。
Make sure ventilation and oxygenation is well maintained during pneumoperitoneum.

2 ソーダライムは早めの交換が安全。
Soda lime exhaustion causes hypercapnia.

Key words

高二酸化炭素症、ソーダライム、骨盤高位

抗菌薬の持続静注も終わりました。特別な反応も幸いありませんでした。そうそう、アナフィラキシーが起きたときの対応も勉強しておかないといけません。医師国家試験なら、選択肢の中からアドレナリンを選択しておけば間違いないのですが、臨床の現場では投与量や投与法も知っておく必要があります。

現在、血圧は90〜100/65〜72mmHgくらい、心拍数は60bpm前後です。BISは34％と少し低めです。圧規定換気で最大気道内圧は14cmH$_2$Oに設定し、呼気終末陽圧も5cmH$_2$Oかけています。1回換気量は550mL程度、呼吸回数は9回/min。呼気終末二酸化炭素分圧は34mmHgになっています。

「加藤先生、アルチバ®か、プロポフォールを減らしたほうがいいですか？」

「執刀まで、様子をみようか。どれも、まだ許容範囲だと思うよ」

アルチバ®は現在0.25μg/kg/min、プロポフォールのTCI標的濃度は3.0μg/mLのままです。

タイムアウトも終了しました。執刀しましたが、血行動態に大きな変化もありません。BISも30台でした。

「プロポフォール、2.6μg/mLに下げようか」

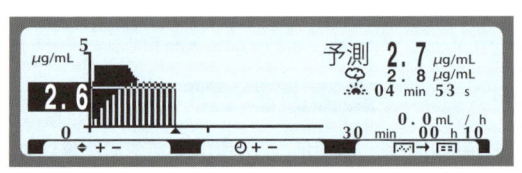

▶気腹の開始

気腹が始まりました(図44)。腹腔内に二酸化炭素を注入し始めました。圧規定換気なので、最大気道内圧は変わりありません。しかし、1回換気量は450mL程度まで減少しました。

「骨盤高位、お願いします」

安部先生はベッドコントローラを操作して、頭低位としました。麻酔科医は「頭低位」と言うのに、婦人科は「骨盤高位」と言います。安部先生は、両者の関心の中心が違っていておもしろいと思いました。気道内圧はもちろん同じですが、1回換気量は350mL程度にまで低下しました。呼気終末二酸化炭素分圧も44mmHgにまで上がってきました。

「気道内圧設定を上げておこうか。とりあえず、18cmH$_2$Oま

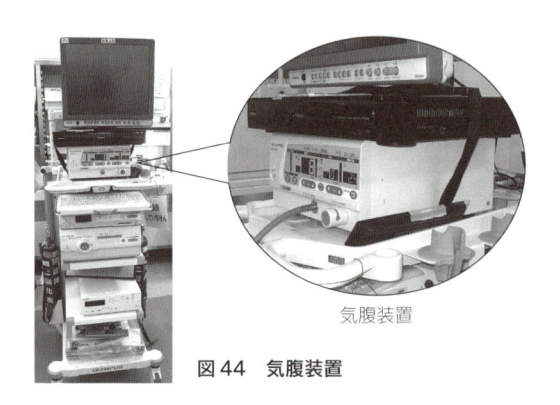

図44　気腹装置

で上げておこうか」

　安部先生は人工呼吸器の設定を変えました。1回換気量も480mL程度にまで増加しました。呼吸回数を10回/minから12回/minに増加させました。呼気終末二酸化炭素分圧もしばらくするうちに33mmHgくらいまで低下してきました。

▶アラームの原因

　血行動態も落ち着いています。しかし、そうこうするうちにモニターのアラームが鳴り始めました。異常が起きたときにはアラームが鳴ると同時にディスプレー上にも異常値のところが表示されます。吸気時の二酸化炭素分圧が4mmHgとなっています。確かにカプノグラムの基線も0から上がっています。

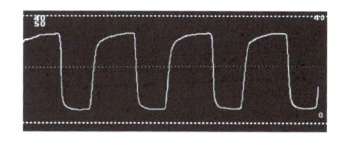

「加藤先生、これっていったい何が起きているんですか？　呼気終末二酸化炭素が大丈夫だから、特に問題はないですよね」

「安部先生、基線が上がる原因、吸気時の二酸化炭素分圧が上がる原因って何があるかな？」（☞p.71、図14参照）

「呼気終末二酸化炭素分圧が正常だけど、モニターの故障ですか？」

「カプノグラフィはちゃんと機能していると思うよ。ほかに何か原因はあるかな」

「吸気時の二酸化炭素分圧が上昇しているっていうことは、二酸化炭素の再呼吸が起きているっていうことですよね」

「そう、いいところに気付いたね。呼気弁の故障ということもあるよ。本来は、吸気弁と呼気弁という一方弁が作用して、ガスは吸気側から呼気側へしか流れないようになっているよね。でも、呼気弁が故障していると、吸気時に患者さんが二酸化炭素を含んでいる呼気を吸入してしまうこともあるよね。吸気弁と呼気弁はどう？　ちゃんと動いている？」

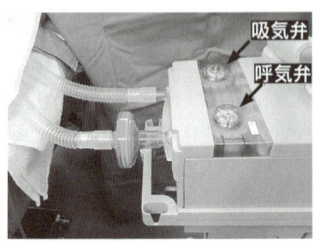

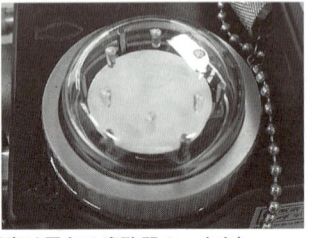

図 45　吸気弁・呼気弁の確認（右写真は異なる麻酔器の一方弁）

　安部先生は、一所懸命に弁を見ましたが、吸気時には吸気弁が開き、呼気弁はきちっと閉じているようです（図45）。

「ほかの原因は何かな。麻酔器の始業点検で気になっていたことはなかった？」
「ソーダライムの消耗ですね」
　ソーダライムを見ると、紫色に変色をしています（Tips 18）。
「どうして、気にしていたのに気付かなかったのかなぁ」
「案外、そういうものだよ。こうした異常が起きたときの鑑別診断を覚えておいてね。今日のこと、メモしておくといいよ」（Tips 19）
　加藤先生が、新品のソーダライムを持ってきてくれました。白い色をしています。
　ソーダライムを入れ替えると、基線は0に戻り、アラームも止まりました。

Self Study Tips 18

■ ソーダライム

- 二酸化炭素吸収剤。二酸化炭素と $Ca(OH)_2$ が反応して $CaCO_3$ ができ二酸化炭素を除去する。熱と水ができる。
- セボフルランと反応してコンパウンドA(腎毒性を持つ)ができる。
- 乾いたソーダライムはデスフルランと反応して一酸化炭素ができる。
- ソーダライムが消耗して二酸化炭素吸収能力が少なくなると紫色となる。
- ソーダライムの25〜50％が変色したら新しいものと交換する。

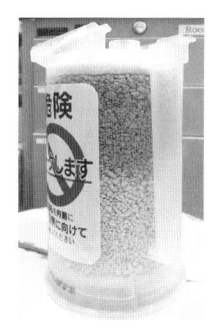

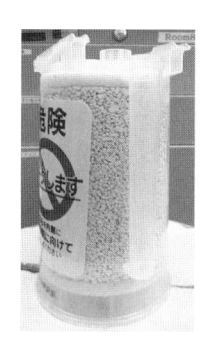

図46 ソーダライム(左：変色したもの、右：新品)

Self Study Tips 19

■ 周術期高二酸化炭素症の原因

□ 動脈血二酸化炭素分圧 ($PaCO_2$) = $0.863 \times \dfrac{\text{二酸化炭素産生量}}{\text{肺胞換気量}}$

であること、動脈血二酸化炭素分圧を上昇させる生理的、病的要因については既に述べた (p.124)。ここでは、周術期の高二酸化炭素症の鑑別診断を示す。

表38 周術期の高二酸化炭素症の鑑別診断

肺胞換気量の減少	・自発呼吸： ① オピオイドやプロポフォールなどの静脈麻酔薬、揮発性麻酔薬による呼吸抑制 ② 筋弛緩薬の効果残存 ・調節呼吸： ① 人工呼吸器設定の誤り (少ない1回換気量、少ない呼吸回数) ② 自発呼吸がない患者でのPressure Support設定 ・死腔の増大 ・エクステンションなどによる機械的死腔の増大
二酸化炭素の再呼吸	・ソーダライムの消耗 ・呼気弁の故障：呼気の再呼吸による
二酸化炭素産生量の増加	・発　熱 ・悪性高熱症 ・甲状腺機能亢進症 (甲状腺クリーゼ) ・二酸化炭素による気腹 ・炭酸水素ナトリウム投与 ・ターニケット解除時 (阻血になっていた部分で産生された二酸化炭素の流入) ・大動脈遮断解除時 (阻血になっていた部分で産生された二酸化炭素の流入)

研修3日目

手術終了、覚醒、筋弛緩薬の拮抗、抜管

Key messages

1 術中に十分に効果部位オピオイド濃度を上げてからIV-PCAを開始せよ。
Start IV-PCA after achieving a sufficient effect site opioid concentration.

2 吸気の加温・加湿には人工鼻が有用である。
An artificial nose is effective to maintain inspiratory temperature and moisture.

3 気管吸引は慎重に行え。
Be aware of the adverse effects of endotracheal suctioning.

4 筋弛緩の程度に応じてスガマデクスの投与量を調整せよ。
Adjust the dose of sugammadex according to the depth of neuromuscular blockade.

Key words

肺胞気式、オピオイド、IV-PCA、抜管、スガマデクス、気管吸引、人工鼻

▶低換気の害

手術は順調に進行しています。気腹も終了し、体位も骨盤高位から水平になりました。今度は、人工呼吸器の設定を元に戻さないと、過換気になってしまいます。

「低換気の害はわかるね？」
「呼吸性アシドーシスとか、低酸素血症ですよね」

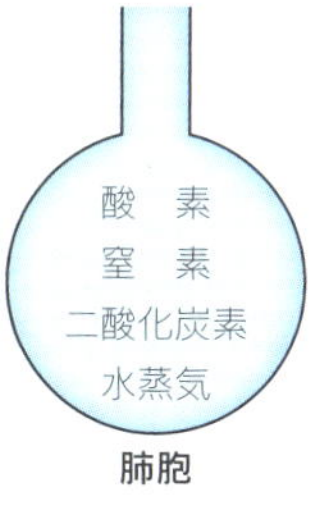

図47　肺胞の内容

「低酸素血症は大きな問題になるね。肺胞の中には、酸素と窒素と血液から出てきた二酸化炭素、それに水蒸気が入っていることはわかるね（図47）。定性的に考えて、二酸化炭素の分圧が上がれば、酸素の分圧が下がることになる。定量的には、肺胞気式（alveolar equation、簡易式）で表現できるんだ。

$$P_AO_2 = F_IO_2 \times (P_B - P_{H_2O}) - PaCO_2/R$$

肺胞酸素分圧＝
　吸入酸素分画×（大気圧－水蒸気圧）－動脈血二酸化炭素分圧／呼吸商

動脈血二酸化炭素分圧が上昇すると、肺胞酸素分圧が低下することがわかるね。呼吸商は正常では0.8くらい。$PaCO_2$ が正常の40mmHgなら50を引くことになるわけ。もし、60mmHgなら75を引くという計算になる。F_IO_2 が低いときは、けっこう問題になるよ」

「難しいことはすぐには理解できませんでした。水蒸気圧を引くっていうことは肺胞内には水蒸気があるっていうことですね」

「吸入されたガスは、気道で加温、加湿されて肺胞内では37℃、100％飽和された状態になるんだ。その分圧が47mmHgというわけ」

▶過換気の害

「じゃあ、今度は過換気の害ってわかる？」

「過換気症候群とかありますよね。意識を失ったり、手がしびれたりするんですよね」

「過換気による低二酸化炭素症はさまざまな害を及ぼすんだよ。たとえば脳血管の収縮。頭蓋内圧が上昇したときには、過換気による脳血管収縮により頭蓋内血流量が減少して、頭蓋内圧を低下させるという治療効果はあるけど。くも膜下出血後の脳血管収縮（vasospasm）や、もやもや病なんかでは、脳血管収縮と脳血流量減少により脳虚血を起こしうるんだ。異型狭心症、冠動脈攣縮性狭心症患者では、冠動脈攣縮を誘発する可能性もある。長期

間、過換気をしていると脳脊髄液のpHが変化して、術後の換気ドライブが低下する可能性があるんだ。だから、低換気も過換気も原則的に避けるべきなんだ」

　術後鎮痛のために、フェンタニルを追加投与し、さらにIV-PCAも開始しました。もう少しで皮膚の縫合も終了です。アルチバ®は減量し0.1μg/kg/minとし、プロポフォールも減量しました。
「どうもありがとうございました」
　手術の終了です。すべての麻酔薬の投与を中止しました。まだ、体位を仰臥位に戻したり、皮膚についた血液や消毒薬を拭き落としたりする必要があります。BISはまだ50台です。
　そうこうするうちにBISも次第に上昇してきました。収縮期血圧も120mmHg程度に上がり、心拍数も70〜80bpmとなりました。

▶筋弛緩薬の拮抗

「ブリディオン®を投与しようか。筋弛緩薬を途中に追加しているけれど、もう30分くらいは経っているから、パーキロ2mgくらいでいいかな」
　安部先生はスガマデクス（ブリディオン®）を用意しました。
「体重が65kgですから130mg、1.3mLでいいですね」
「大きいほうのバイアルを使うなよ。小さいほうね。ものすごく高価な薬なんだから」
　小さな200mg/2mLのバイアルでも10,231円もします。安部先生は指示通りにブリディオン®を投与しました（表39）。BISも70台後半にまで上がってきました(☞p.142)。

▶覚　醒

「気管吸引をしよう」
「関根さん、肺の中の痰をとりますね。ちょっと苦しいですよ」
　関根さんはまだ十分に反応をしていませんが、一応声をかけま

表39 スガマデクスナトリウム　*Sugammadex sodium*

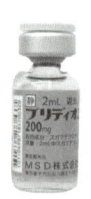

分　類	筋弛緩回復薬
特　徴	・ロクロニウム分子を包接することでその作用をなくす。 ・同じステロイド筋弛緩薬であるベクロニウム（マスキュラックス®、マスキュレート®）の作用からの回復も可能である。
商品名	ブリディオン® 　200mg/2mL（¥10,231） 　500mg/5mL（¥24,328） 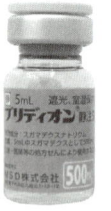 ブリディオン®
用　量	・浅い筋弛緩（四連刺激反応で2発目が出現）………2mg/kg ・深い筋弛緩（ポストテタニックカウントPTCで 　1〜2回の単収縮反応）………………………………4mg/kg ・挿管量投与直後の気道確保困難時……………16mg/kg

した。

「吸引カテーテルは清潔に扱って、いろいろなところにつけないようにね。吸引時間は10秒以内でね」

安部先生は吸引をしました。関根さんはまだ目を開きませんが、バッキングもして苦しそうです。安部先生は、こんなにつらいこと、しなくてもいいのにと思いました。加藤先生は、吸引後にバッグ換気をしていました。けっこう気道内圧も上げて、肺を膨らましているようでした。気管吸引のこと、後で質問することにしようっと。

関根さんも開眼しました。びっくりしたような目です。BIS値は90を超えています。

「関根さん、手術は順調に終了しましたよ。まだ、喉に管が入っているから、声は出ませんけど、もうすぐ管を抜きますからね。大丈夫ですよ」

関根さんはかすかにうなづきました。目から驚きの表情も消え

たようです。
　「口腔内の吸引をして」
と加藤先生に指示されて、安部先生は口腔内の唾液を吸引しました。
　「抜管していいですか？」
　「どう、思う？」
　「覚醒しているし、いいと思います」
　「そんなに単純じゃないんだよ。抜管前にはいくつか確認することがあるんだ。自分で気道を守ることができる気道反射が戻っていること。これは大丈夫そうだね。十分な自発呼吸の回数と、1回換気量があること。麻酔を投与していると、呼吸回数が減少するからね。今は、呼吸回数12回、1回換気量も300mLくらいはあるね。SpO_2も100％だけど、呼気終末二酸化炭素分圧は48mmHgと高いね。これは許容範囲だと思うよ。それから、血行動態も安定していること」
　そうこうしているうちに、関根さんの覚醒状態もさらによくなったようです。
　「抜管しようか。関根さん、今、管を抜きますからね。では、大きく息を吸って。関口さん、カフの空気を抜いて」
　関口さんがカフの空気を抜いたところで、抜管しました。蛇管にマスクをつけ、関根さんの顔に当てました。
　「大丈夫ですよ。手術は順調に終わりましたから。大きく深呼吸をしてみましょう」
　「そう、その調子。痛くはないですか？」
　「本当に手術が終わったんですか。信じられないわ。痛くもないし」
　「手術は予定通りに終わりましたよ。うまくいきましたから。詳しい説明はあとでしますからね」
　執刀医の菊池先生も関根さんの手を握りながら、やさしく声をかけています。
　「菊池先生、ありがとうございます。加藤先生もね。わたし、新人さんの役に立ったかしら」

「もちろんですとも。差し歯だって大丈夫ですよ」
「これで、私、化けて出なくてすむわ」
　関根さんには自分でストレッチャーに移ってもらいました。これから麻酔後回復室に向かいます。安部先生は、昨日加藤先生に注意されたので、今日はしっかりと患者さんのことを看ています。SpO_2は100％を示していましたが、
「関根さん、また2回くらい、深呼吸をしましょうか」
「そうですね。息苦しかったりもしませんね。気持ちが悪くなったり、どこか具合が悪かったら、教えて下さいね」
　麻酔後回復室での状態も落ち着いていたので、20分ほどして関根さんは病棟へと移送されました。

▶気管吸引

「加藤先生、ご指導、ありがとうございました。いくつも質問があるんですが、とりあえず一つだけ質問させて下さい」
「何？」
「最後の気管吸引のことです。患者さん、けっこうつらそうに見えるんですが、やらないといけないものなんですか？　あと、先生は吸引の後、バッグを押していましたよね。患者さんは自発呼吸があったし、特に用手換気をする理由もなかったと思ったんですが」
「気管の中には繊毛があって、気道分泌物を異物とともに、外に押し出そうとしていることは学生のときに習ったよね。でも、気管チューブなどの異物があったり、乾燥したガスとかが入ると、その繊毛運動が抑制されてしまうんだ。だから、痰が溜まってしまうんだよ」
「確かに、関根さんの場合も、けっこう痰が引けましたね」
「もっとも、呼吸機能にそんなに影響がない手術で、咳をする力が十分に保たれていれば、患者さんは術後に自力で痰を出せるから、吸引をしなくても大丈夫とも言えるんだけどね。僕も、ときどき気管吸引をしないときもあるよ。昨日のラリンジアルマスクの症例だって、気管吸引はしなかったよね」

「咳をする力に影響があるっていうと、開腹手術とかですか？」

「肺活量は上腹部手術では術前の４分の１、下腹部手術でも術前の半分くらいになるって言われているし、その回復には数週間もかかることが知られているんだ。そうそう、それからバッグを押した理由だったね。気管吸引で吸引するのは、痰だけではないよね。肺の中の酸素も吸引してしまうんだ。肺胞に陰圧がかかって、肺胞が虚脱する可能性もある。だから、吸引後は陽圧呼吸でしっかりと肺胞を広げる必要があるんだ。気管吸引って、単純なようだけど、けっこう危険な手技なんだ。だから、吸引時間も10秒以内に限る必要があるんだ」

▶人工鼻

「なるほど。よくわかりました。もう一つ、質問してもいいですか？　人工鼻って、いったいどんな役割をしているんですか。カプノのチューブを接続するだけじゃないですよね」（図48）

「人工鼻、英語ではartificial nose。決して、においを嗅がないけどね。正式名称は、HME、Heat and Moisture Exchangerの頭文字をとったものなんだ。日本語で言うと、熱湿度交換器ということになる」

「なんだか、難しい話になりそうですね」

「僕たちが空気を吸ったときには、鼻を通るときに加温と加湿が行われるんだ。気管内にガスが入るときには、温度は37℃、湿度は100％になっているんだ。このことはさっき肺胞気式の

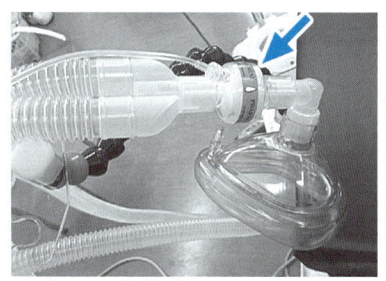

図48　人工鼻（矢印）

ところでも触れたね。ところがね、ラリンジアルマスクを入れたり、気管挿管とかをすると、吸気ガスが鼻をバイパスしてしまうことになるだろ。気管内に冷たい、乾いたガスが入ってしまうことになるわけ」

「でも、人工鼻を加温したり、加湿したりはしていないですよね」

「患者さんが自分で加温したり、加湿したりしているんだ。患者さんの呼気中の熱とか、湿度は人工鼻に保持されるようにできているんだ。だから、吸気が人工鼻を通過するときに、加温と加湿がされるというわけ」

「人工鼻ってえらいんですね」

「考えた人がね。さぁ、明日の患者さんのチェックをしようか。術前回診もあるし、今日は、昨日麻酔した患者さんの術後回診もあるから、少し忙しいよ」

　昨日、麻酔をした佐田さんの診療録や検査所見を電子カルテで確認をしました。佐田さんは、手術当日夜に37.2℃の発熱がありましたが、翌日は平日で特に問題はないようです。

　明日のスケジュールはと見ると、また整形外科の手術があたっていました。秋山馨さん、37歳の男性、右肩関節の習慣性脱臼に対する手術です。身長182cm、体重85kg。手術時間は2時間半。体位はビーチチェアです。検査所見上は大きな問題はないようです。

研修3日目・午後【術後回診と術前回診】

術後回診、肩関節手術の術前回診

🔑 Key messages

1 自分の麻酔を見直すために術後回診は有用である。
Preoperative visit is useful to review your anesthetic management and to improve your anesthetic quality.

2 術後回診で思わぬ麻酔合併症がみつかることがある。
An expected anesthetic complication may be found by a postoperative visit.

🔑 Key words

術後回診

　術後も術前回診の患者さんも、どちらも整形外科病棟なので助かりました。まずは、佐田さんの術後回診に行きました。
「こんばんは。昨日麻酔を担当した安部です。おかげんはいかがですか？」
「思ったほど、悪くないですね」
「傷の痛みはどうですか？」
「手術を受けたすぐあとはよかったですけど、晩になってけっこう痛みもありました。看護師さんに痛め止めの注射をしてもらったし、夜は坐薬、今朝からは食事と一緒に飲み薬も飲んでます。今日の痛みはそれほどでもないから、注射はいらないくらいです」
「ほかに、何か問題はありましたか？」
「夕方は喉が少し痛かったかな。痛いっていうより、なんか変な感じっていうほうがいいですね。今朝は普通でしたけど。特に大きな問題はないです。ほぼ加藤先生の説明通りだったので、

驚くこともなかったです。先生の麻酔にも感謝してます」（**Tips 20**）

「ありがとうございます。それでは、どうぞお大事に。これで失礼しますが、何かあったら、遠慮なく連絡を下さい」

安部先生は、ほっとして部屋を出ました。今、佐田さんから聞いた話をかいつまんで、診療録に記載しました。

次は、明日の患者さんの診察です。秋山馨さんは、37歳、身長182cm、体重85kgと立派な体格です。ずっと柔道をやっていて、三段の資格を持っているそうです。体重はありますが、肥満というよりもがっちり筋肉質という感じです。神経ブロック併用の説明もしましたが、全身麻酔を希望しました。

明日は気管挿管による全身麻酔です。

「最初は、麻酔法も統一してあげたいんだけどね。手術室はルーム8なので、デスフルランを使用してみようか。麻酔と言っても、いろいろな方法があるから、経験しておくことも重要だからね。今日の宿題はデスフルランかな」

「宿題、ありがとうございます。これ、皮肉じゃなくて、本気で感謝してますから」

「ほんとかなぁ」

「宿題とか出されないと、あんまり勉強しないたちなんで。卒業したら、勉強しようって思っていたんです」

「生涯学生、そのつもりで頑張ってね。知識はどこで役立つかわからないからね」

Self Study Tips 20

■ 術後回診における注意点

□ 術後回診により、患者さんから思わぬ訴えを聞く場合がある。外科医から、術中の輸液・輸血管理等について指摘も受ける場合がある。術後回診により、自分自身の麻酔管理の質を向上させるとともに、その患者さんが将来において手術を受ける場合の麻酔管理上の注意点を知ることができる。

□ 術後回診で注意すべき比較的頻度が高い麻酔合併症や麻酔管理上の問題点を以下に挙げる。

表40 術後回診で注意すべき麻酔合併症・麻酔管理上の問題点

- 痛み：不十分な鎮痛管理
- 術中記憶 (intraoperative awareness)：不十分な麻酔薬投与
    対策→バイタルサインやBISなどの確認（ただし、これからは判断できない場合もある）
- 術後悪心・嘔吐 (PONV)
    対策→PONVを低下させる麻酔法や麻酔薬の選択、予防薬投与
- 嗄声：気管挿管による合併症
- 排尿障害：神経軸麻酔、オピオイド投与による
- 神経障害：不適切な体位や、区域麻酔の合併症
- 脊麻後頭痛：硬膜穿刺をした場合 (postdural puncture headache；PDPH)、聴力障害や複視を認める場合もある
- 乏尿：輸液不足
- 腎機能悪化：手術の影響が大きいが、輸液管理などに注意
- 心不全：輸液・輸血過剰
- 低酸素血症：早すぎる抜管、麻薬や筋弛緩薬の効果残存、誤嚥
- 高二酸化炭素症：早すぎる抜管、麻薬や筋弛緩薬の効果残存
- 再挿管、人工呼吸：抜管の判断の誤り、誤嚥など
- 気胸：術式によるもの、中心静脈路確保に伴うもの
- 無気肺：片肺挿管、不十分な気管吸引

まれだが重大なものとして以下のものがある。
- 悪性高熱症
- 失明

研修 3 日目・夜【自習】

デスフルラン

Key messages

1. **デスフルランは麻酔維持にのみ用いられる。**
   Desflurane is used only for maintenance of anesthesia.

2. **血液／ガス分配係数が小さく、覚醒は迅速である。**
   Low blood solubility allows for rapid wash-out, leading to rapid emergence.

3. **用量依存性の血圧低下を起こす。**
   Desflurane causes dose-dependent hypotension.

4. **急激な濃度上昇で血圧上昇、心拍数増加が起こる。**
   Rapid increase in concentration can cause transient increases in sympathetic activity with concurrent rises in heart rate and blood pressure.

5. **用量依存性の呼吸抑制作用を持つ。**
   Desflurane depress respiration in dose-dependent manner.

6. **体内でほとんど代謝されない (0.02%)。**
   Degradation in the body is minimal.

Key words

デスフルラン、悪性高熱症、最小肺胞濃度

　安部先生は、学生時代に吸入麻酔薬で学んだことを復習してみました。亜酸化窒素、ハロタンなどについて習った気がしますが、これらの麻酔薬は日本ではほとんど使われていないようです。ハロタンの気化器も見たことがありません。安部先生が持っているような教科書ではデスフルランについては少ししか触れられていません。

インターネットで、「デスフルラン　添付文書」で検索をしてみました。添付文書はなんだか回りくどくてよくわかりません。悪性高熱症の既往や素因がある人では禁忌ということがわかりました。気道過敏性が強いため、全身麻酔の維持にのみ使用し、導入には使用しないことという効能・効果もわかりました（表41）。すると、明日はまたプロポフォールとレミフェンタニルで導入することになるのだなと思いました。3.0％から投与を開始することもわかりました。最小肺胞濃度（MAC）は、45歳で6.0±0.3％ですが、治験で亜酸化窒素を併用しないときの平均呼気終末濃度は4.62％なので、明日もそれくらいの濃度が必要かもしれません。

血液/ガス分配係数も0.424と、覚醒が速いと言われているセボフルランの0.65よりも小さいようですから、覚醒も速いのでしょう。抜管までの時間も10分くらいのようです。日帰り麻酔でのデータだと、開眼までの時間が約3分、麻酔後回復室から退室可能になる時間も約6分となっていました。切れ味がよい麻酔薬のようです。

沸点が23℃と低いため、電気的な加温が可能な特殊な気化器が必要なこともわかりました。昨日見たときも、セボフルラン用の気化器に比べると、ずいぶん大型だなと感じました（図49）。

図49　デスフルランの気化器

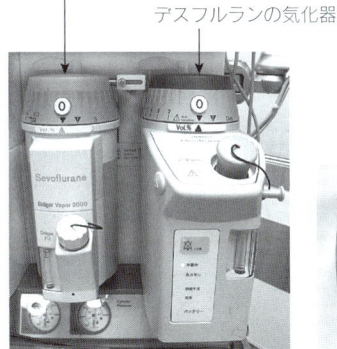

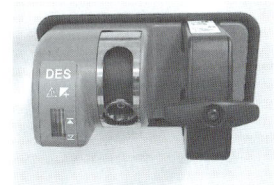

表41　デスフルラン　*Desflurane*

分類	揮発性麻酔薬
商品名	スープレン® 240 mL（¥44.9/mL） スープレン®
適応	全身麻酔の維持（気道刺激性があり喉頭痙攣などを起こすため麻酔導入には用いない）
禁忌	悪性高熱症や悪性高熱症の素因
血液/ガス分配係数	0.42と小さいため、体内への取り込み、排泄が速い。
代謝	0.02％が代謝、残りは呼気中に排泄
最小肺胞濃度	6.5％、高齢者では低下
特徴	・循環系作用：用量依存性の血管拡張、心抑制、血圧低下。冠盗血（coronary steal）現象は起こさない。 　急激な濃度上昇（1MAC以上）で交感神経系刺激作用、血圧上昇、心拍数増加 ・呼吸器系作用：導入時に高濃度投与で気道刺激、咳や息こらえを起こす。 　気管支拡張作用は弱い。喫煙者では気管支収縮も起こしうる。オピオイド使用で気道刺激作用は減弱する。 　用量依存性の呼吸抑制、1回換気量減少、呼吸回数増加、低換気 　1.5MACでは無呼吸も起こる。 ・中枢神経系作用：脳代謝率（CMRO$_2$）減少、脳血流量増加（0.5〜2.0MAC） 　痙攣誘発作用はない。体性感覚誘発電位は維持される。 ・筋肉への作用：筋弛緩作用の増強。悪性高熱症誘発。 ・腎臓への障害：ほとんどない。長時間投与でも血中フッ素濃度は上昇しない。 ・肝臓への障害：ほとんどない。 ・ソーダライムとの反応：コンパウンドAは産生されない。乾燥したソーダライムやバラライムと反応して一酸化炭素産生

ほかにもいろいろとネットで調べてみました。日本では比較的新しい麻酔薬でも、米国では1992年から市販されているようです。末梢血管抵抗減少と心抑制により血圧も低下するようです。おもしろいのは、急に濃度を上昇させると、交感神経系刺激により血圧上昇や心拍数が増加するということでした。呼吸抑制作用もあり、二酸化炭素に対する換気応答は抑制されるようです。
　ここまで勉強して、安部先生は疲れてしまいました。
　明日のために、今日もよく寝るぞー。

研修 4 日目・朝

術前カンファレンス、麻酔導入、気管カフ注入の意味と注意点

Key messages

1 手術部位によりモニターや静脈路の位置を工夫しよう。
Consider the place of intravenous lines and monitoring according to the procedure.

2 エアリークを防ぐためにカフに空気を注入する。
Put appropriate amount of air into the cuff to avoid air leak around the endotracheal tube.

3 カフへの空気の注入量が多いと、気管粘膜のびらん、浮腫、狭窄を起こす。
Too much air in the cuff and increased cuff pressure may cause erosion, edema and stenosis of the trachea.

4 体位変換により血圧が低下する。
Anesthetized patients are vulnerable to positioning change, resulting in hypotension.

Key words

デスフルラン、気管チューブ、カフ、揮発性麻酔薬の体内代謝率、エアリーク、低血圧

　安部先生は麻酔の準備にも慣れてきました。今までよりも、少し細かい点にも気が付くようになった気がします。今日の新しいことは、デスフルランの気化器です。電源が入っているグリーンのランプが点灯しています。気化器の説明書を見ながら、気化器を充填しました。ボトルや気化器はセボフルランは黄色が基調ですが、デスフルランの場合はブルーが基調です（☞p.169参照）。デスフルランの気化器は触ってみると、温かいので驚きました。

今回は男性なので、気管チューブは内径8mmのものを用意しました。体格もいいので、喉頭鏡ブレードは#3.5にしました。念のため、#4のブレードも用意しました。薬物の準備もしましたが、ロクロニウムはどの程度、準備したらよいかを迷いました。体重が85kg、ロクロニウムの投与量は0.6～0.9mg/kgなので、51～76.5mg必要ということになります。今日はエスラックス®2V、100mg、10mLを準備することにしました（☞p.143参照）。プロポフォールの準備は200mgでよさそうです。

　準備も順調に終了しました。昨日よりも時間はさらに短縮しました。ちょっと自己満足。

▶術前カンファレンス（デスフルラン）

　術前カンファのプレゼンテーションも、特に大きな問題もなくできました。デスフルランが麻酔維持にしか使われない理由やMACなどを質問されましたが、宿題をやってきたので、これはすんなりと答えられました。また、評価アップ間違いなし。

「デスフルランからの覚醒は速いというけれど、デスフルランからの覚醒はどのようにして起こるのかな？」

「血液/ガス分配係数が小さいからですか？」

「それは間違ってはいないけどね。デスフルランはどのようにして脳内分圧が下がっていくのだろう？　代謝されやすいのかな？」

「違うと思いますけど」

「デスフルランは体内で0.02％くらいしか代謝されないんだよ。セボフルランは2～5％くらい代謝されるんだけどね。イソフルランの代謝率が0.2％くらい。デスフルラン0.02％、イソフルラン0.2％、セボフルラン2％（～5％）と並べると、覚えやすいよ。一桁ずつオーダーが違うからね」（☞p.103、図20参照）

「呼吸をしていれば、覚醒をするということですね」

「肝機能や腎機能にも効果持続時間が影響されないところが、デスフルランなど揮発性麻酔薬の良いところなんだよ。デスフルランはフッ素を含むハロゲン化麻酔薬だけれど、ほとんど代謝さ

れないから、腎毒性を持つ無機フッ素の血漿濃度も上昇しないんだ。デスフルランの場合は、非常に覚醒がいいので、麻酔終了後5分くらいして問題なく飲水できたなんていう報告もあるんだ」

「デスフルランの良いところがよくわかりました。今日の麻酔が楽しみになりました」

「ただね、良い薬も使い方次第だっていうことは忘れないように。良い薬にするかどうかは、使う人に関わっているんだからね」

▶サインイン、基本的モニタリング装着

秋山さんが入室しました。昨日は座っているところで術前面接をしましたが、徒歩で入室してくると、やっぱり大きいなぁと感じました。

「秋山さん、おはようございます。昨日、お会いした安部です。こちらは指導について下さる加藤先生です」

「加藤です。おはようございます。麻酔に関して何か質問はありますか？」

「特にありません。痛みは苦手ですから。それだけはよろしく」

「柔道だって痛いそうですよね」

「それとこれは別です。柔道は楽しみでやっているから。手術はちっとも楽しみじゃないから」

「確かにその通りですね。肩を良くして、また柔道ができることを考えながらいて下さいね。手術をする肩の左右の確認をさせて下さい。手術をするのは右肩ですか、左肩ですか？」

「今日は右肩の手術です。右手だから、いろんなことで不便なんですよ」

「確認をありがとうございました」

安部先生は標準的なモニターを付け始めました。血圧計もパルスオキシメータのプローブも左上肢につけました。心電図の電極を貼っていると、加藤先生に後ろからつつかれました。

「はい？」

「術野のこと、よく考えてね」

どうも術野となる右肩に近いところに心電図電極を貼ったのがいけなかったようです。加藤先生が位置を修正してくれました。

▶麻酔導入

今日は、点滴も成功。立派な丈夫そうな静脈が出ていたので、最初から自信を持って刺したのもよかったのかもしれません。

前酸素化を開始しました。

「アルチバ®は0.5γで始めようか」

安部先生は26.8mL/hrにセットしました。この調子では、20mL準備したアルチバ®もすぐになくなってしまいそうです。1mL（100μg）くらい注入したところで、加藤先生が

「少し感じは変わってきましたか？　体が温かくなるような感じがしますか？」

「確かにそう言われると、なんかぐらぐらするような感じがするかな」

「少し、薬が効き始めたようですね。今度は、本格的に寝るような薬を入れますね。ちょっと、血管のあたりがぴりぴりするような感じがするかもしれませんよ」

そう言いながら、加藤先生はプロポフォール140mgを注入しました。

「あっ、きたきた。すごい……」
と言っているうちに秋山さんは目を閉じました。睫毛反射もありません。マスク換気をしようとしましたが、顎がしっかりしているので、持ち上げるのが大変です。

「そんなに力を入れなくてもいいから。腕がぷるぷるしているよ。顎に指をかけて、自分の体重で顎を引くような感じ。脇はもっと締めて。麻酔で力を使うことなんてあんまりないからね」

「ほんとうですか。けっこう腕にきてるんですけど」

加藤先生が、少し手伝ってくれました。カプノグラムもなんとか出ています。加藤先生がロクロニウム70mgを投与しました。そのうちに、陽圧換気も比較的楽にできるようになってきました。

「よし、挿管しようか」
　安部先生は昨日の注意を思い出しながら、口を開け、喉頭鏡を入れました。加藤先生はアルチバ®の投与量設定を変えているようでした。
「ほら、また力が入っている！　なんでも、やさしく、gentleに。喉頭蓋が見えるまでは力を入れないこと」
「喉頭蓋が見えました！」
「根元まで入れて。引き上げる方向は前上方 45 度！」
「声帯が見えました」
　安部先生の右手に気管チューブが渡されました。
「声帯から目を絶対離さないようにね」
「スタイレット、抜いて下さい」
　なんとか挿管はできた気がします。
「カフに空気を 5mL 入れて。安部先生、聴診して」
　バッグを押すと、胸も上がります。カプノグラムも出てきました。ところが、バッグを押すと喉のところで、空気が漏れているような音がします。
「もう少し、カフに空気を入れないとだめそうだね。どれくらい空気を注入したらいいんだろう？」
「少しずつ、入れていけばいいんですよね」
「その終点は？」
「……」
「気道内圧を 25cmH$_2$O くらいまで上げても、リークがないくらいまで普通は注入するんだよ。そうじゃないと、陽圧呼吸をちゃんと行うのが難しいからね」
「だったら、最初からたくさん空気を入れておけばいいですよね」
「空気の入れすぎで、何か害はあるかな？」
「カフが破裂しちゃいますか？」
「そこまで入れたら大変だよ。カフに空気を入れすぎると、気管粘膜が圧迫されて、血流が減少して、あとでびらんになったりするんだ。あまり長い時間そんな状態だと、そこが瘢痕になって気道狭窄なんかを起こしかねないんだ」

「入れすぎも怖いんですね」

「引き出しの中にカフ圧計が入っているだろう。それで、ちゃんと圧を測っておくといいよ」

「外のブルーのところ、パイロットバルーンっていうんでしたっけ。その固さを触れたりしてわからないんですか？」

「ベテランでもわからないって言われているんだ。少なくとも、僕にはわからないね」

気道陽圧を保ちながら、リークがなくなるまで空気を注入しました。

眼パッチもしました。

▶体位と低血圧の関係

整形外科の鳥海先生が、
「体位をとってもいいですか？」と言いました。
「はい。安部先生、血圧に気を付けてね」

ビーチチェアって、けっこう上体が上がるのでびっくりとしました。これって、坐位って言ってもいいんじゃないかな、なんて思いました。

「血圧を測って」

血圧を測定し始めたら、アラームが鳴り出しました。血圧はまだ出ていないのにと思ってディスプレーを見たら、パルスオキシメータの波形が出ていません。心停止？　でも、心電図も出ているし、カプノグラムも出ているし。なんのことはない、血圧計とパルスオキシメータのプローベが同じ上肢についているので、血圧マンシェットがインフレートして血流がなくなると、パルスオキシメータの脈波も消えるというわけです。

血圧は 88／34mmHg、心拍数は 60bpm でした。

「血圧、下がっています。治療しますか？」

「平均血圧も低いしね。エフェドリン 5mg、1mL 静注して。なんで血圧に気を付けろって言われたかわかる？」

「麻酔をしてるからですか？」

「麻酔も関係しているけれど、問題は体位だよ。上体を起こす

と、静脈還流量はどうなる？」

「減少します」

「麻酔によって交感神経系遮断が起きて、血管拡張が起きているだけではなくて、下半身からの静脈還流が悪くなるからね。これが、高齢者で、高血圧があったりする人だと、かなり血圧が低下するから気を付けなくてはいけないんだ」

「なるほど。これからは気を付けます」

「この場合の低血圧の危険はほかにあるかな？」

「若くて健康な人ですから、特には……」

「血圧測定部位と脳へ行く血圧に関係するんだ。普段は仰臥位で血圧測定をしているから、心臓も脳も同じ血圧と考えていいよね。でも、坐位やビーチチェアだと血圧測定部位は心臓の高さだけれど、脳はもっと高いところにあるから、実際の血圧は低くなっているんだ。下手すると、脳虚血とか、脳幹部虚血も起こしかねないんだ」

「怖いですね。ただ、座っているな、くらいのことしか考えませんでしたけど」

「呼吸管理も気を付けないといけないんだよ。いつもなら気管チューブは麻酔科医の目の前にあるけれど、この体位だと気管チューブが見えにくくなるんだ。だから、チューブは普段よりもさらに慎重に、しっかりとテープ固定しておくんだ。気管チューブが屈曲したり、接続が外れても、すぐに気づかないこともあるからね。気道内圧にはよく気を付けておいてね」

健康な若い人の手術と思って、麻酔研修4日目なのに、「楽勝」なんて思っていた自分が恥ずかしくなりました。

「さらにやっかいなのは、低血圧と言って気にして血圧測定を頻繁にすると、そのたびに輸液がストップしてしまうこと。血圧が低いとか、血圧測定ができない場合の基本は、脈を触れてみること。橈骨動脈で脈が触れれば収縮期血圧は60mmHgくらいはあると考えていいからね。身体所見をとることは、低血圧の診断の上でも重要なことだから、忘れないように」（Tips 21、22）

Self Study Tips 21

■ 危険な低血圧

□ 血圧低下が起きたとき、その重大性の認識に加え、診断に基づいた治療法の選択、治療までの時間的余裕を判断することは重要である。治療まで数分から十数分の余裕がある場合もあれば、心停止を起こしかねないような秒単位での治療が求められる場合がある。

□ 以下のような場合は、**緊急の治療が必要な危険な低血圧**と考えてよい。

- 急激に起きた低血圧：秒〜分の単位で起きたもの。出血、アナフィラキシー、緊張性気胸などによる。
- 高度の低血圧：健常成人であれば平均血圧50mmHg未満
- 高度の心拍数異常：健常成人であれば40〜50bpm未満、100bpm以上、調律の診断も重要である。
- 高度の不整脈：心房細動、心室頻拍、心室性不整脈（頻発、多源性など）など
- 伝導異常：II度、III度房室ブロック
- 心電図上のST変化：心筋虚血を示唆。心筋虚血により低血圧が起こるほか、低血圧により心筋虚血が起こる。悪循環が形成される。
- 呼気終末二酸化炭素分圧の低下：循環血液量減少を示唆。肺血栓塞栓症でも起こる。心停止が起これば0、カプノグラムは平坦になる。
- 低酸素血症を伴う場合
- 血管狭窄病変が存在する場合
- 妊婦：子宮胎盤循環障害を意味する。

Self Study Tips 22

■ 周術期血圧低下の鑑別診断

□ **麻酔薬**：交感神経系抑制、血管拡張、心抑制などによる
- 揮発性麻酔薬：セボフルラン、イソフルラン、デスフルラン
- 静脈麻酔薬：チオペンタール、プロポフォール、ミダゾラム（特にオピオイド併用時）
- オピオイド：フェンタニル、レミフェンタニル、モルヒネ（急速投与でヒスタミン遊離）

□ **区域麻酔**：交感神経系遮断、徐脈による
- 脊髄くも膜下麻酔：特に麻酔高が広い場合、循環血液量減少時
- 硬膜外麻酔：麻酔範囲が広い場合、循環血液量減少時

□ **出　血**
- 体外への出血など目に見える出血
- 後腹膜などに起こる目に見えない出血

□ **アナフィラキシー**：血管拡張、血管透過性亢進による循環血液量減少
- 薬物：すべて、プロポフォール、ロクロニウム
- 血漿分画製剤、輸血用血液
- ラテックス

□ **血管拡張薬や血管拡張作用を持つ薬物の投与**
- ニトログリセリン、イソソルビドなど亜硝酸薬
- ニカルジピン、ベラパミル、ジルチアゼムなどCa拮抗薬
- オルプリノン、ミルリノンなどのPDE III阻害薬
- β遮断薬

□ **心臓に関係する病態**
- 心筋梗塞、心筋虚血
- 心房収縮の消失
- 高度の不整脈
- 心タンポナーデ
- 心不全

- □ **心血管系作動薬ではないが血管拡張作用・心抑制作用を持つ薬物の投与**
  - バンコマイシン（→ red man syndrome）
  - プロタミン
  - アミオダロン
- □ **呼吸に関する病態**
  - 緊張性気胸
  - 高度の低酸素血症
  - 高度の高二酸化炭素症
  - 高い呼気終末陽圧、最高気道内圧の使用
- □ **手術手技に関係**
  - ターニケットの deflation
  - 大動脈や太い分枝の遮断解除
  - 下大静脈圧迫：手術手技、仰臥位低血圧症候群
  - 腸管翻転
- □ **体位に関係**：静脈還流の障害
  - 体位変換時：頭低位の解除、砕石位から仰臥位への変換
  - 坐　位
  - パークベンチ体位
  - 腎摘体位
- □ **血管迷走神経反射**
  - 内臓牽引
  - 眼球圧迫、外眼筋牽引
  - 頸動脈洞圧迫
- □ **測定上の誤り**
  - 非観血的血圧測定：幅広いカフの使用
  - 観血的動脈圧測定：0点の未較正、トランスデューサの位置が心臓より高い
  - 近位に血管狭窄がある場合：大動脈縮窄症、閉塞性動脈硬化症、大動脈炎症候群など

研修4日目・朝

術中の低体温の予防、高体温

🔑 Key messages

1. **術中は低体温になることが多い。**
   The patients tend to be hypothermic during surgery.
2. **麻酔は体温調節機構を障害する。**
   Anesthesia impairs thermoregulation.
3. **低体温には多くの有害作用がある。**
   Hypothermia has many adverse effects.
4. **低体温の予防は大切である。**
   Prevention of hypothermia is very important to prevent many adverse effects.
5. **輸液・輸血の加温器、人工鼻、温風対流式ブランケットなどを活用せよ。**
   Every measure should be taken to keep the patient warm.

🔑 Key words

低体温、核温度、温風対流式加温器、体温中枢、褐色脂肪、血管収縮、シバリング、高体温

「体温は大丈夫かな?」
加藤先生が質問しました。
「体温、36.6℃。問題なしです」
「本当に問題なし? 低体温じゃないの?」
「術前の体温も36.6℃でしたから、誤差の範囲ではないですか?」
「体温の測定部位を考えてごらん。術前は腋窩温だよね。口腔温にしているところもあるけど。今測定しているのは食道温。心

臓の裏側あたりで体温測定をしているわけだから、核心温、核温度、core temperatureを測定していることになるよね。核温度は何度？」
「37℃ですか？」
「その通り。体温はもう下がっているんだよ」
「なんで、体温は下がってしまうんですか？」
「宿題にしようかな」
「いえ、さわりだけでも今教えていただいてよろしいですか？」
「安部ちゃんに、そう丁寧に頼まれちゃうとね」
安部ちゃん？　これって、進歩？　関係が近くなったのかな。
「とりあえず、ベアーハガーをONにしておこうね」（図50）

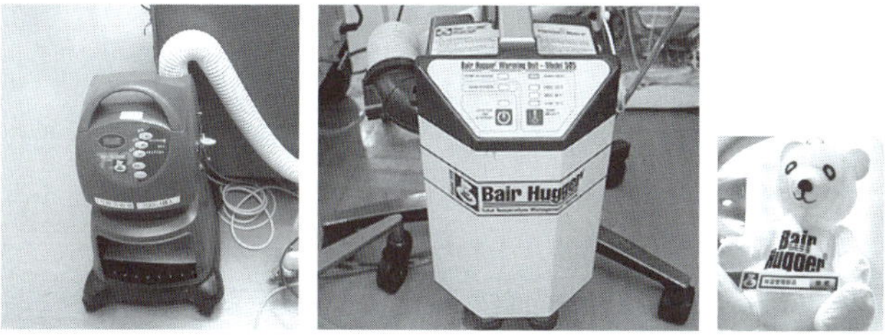

図50　ベアーハガー™

「ベアーハガーって何ですか。熊の羽交い絞めっていうプロレスの技なら知ってますけど」
「一般名は、温風対流式ブランケット。プロレスのベアハガーはBear Hugger、こちらはBair Hugger™、綴りが違うんだ。でも、患者さんを包み込む感じは同じ。こっちは空気、つまりairで包み込むんだけどね。洒落。ほかにもウォームタッチ™とかいった製品も販売されているんだよ」

▶体温喪失の機序

加藤先生は図を描きながら、体温喪失の機序について説明を始めました（図51、Tips 23）。
「人間は恒温動物だよね。体の中で代謝で産生される熱と、体

から失われる熱のバランスが絶妙に保たれているから、体温を一定に保つことができるんだ。体温中枢を中心として、体温の制御機構も重要なんだ。体内の温度は、頭蓋内や胸腔内、腹腔内温度などの核温度と言われる部分と、皮膚など外郭温に分けられる。恒温なのは、核温度 (core temperature) だからね。今、自分の皮膚を触ってみても、きっと冷たいと思うよ」

安部先生は、自分の腕を触ってみて、とても37℃とは言えないなと思いました。

「まず、熱の喪失から考えてみようか。体からの熱は、蒸発、伝導、放射、対流などにより失われてしまうんだ。患者さんは裸で、冷たい外気温にさらされることになる。アルコール消毒などによる気化熱、創部からの蒸発、冷たく乾いたガスの吸入による気道からの蒸発などもあるし、ドレープについた血液や体液の蒸発によっても熱は失われていくんだ」

「気道からの蒸発の話は、この前、人工鼻の説明のところで教えていただきましたね。手術台や周囲の物も温度は低いですよね。伝導でもけっこう熱が失われるんですね」

「その通り。手術室内の空気はその清浄度を保つために、1時間に何回転もしているんだ。風速0.3m/secを分速に直したら、18m/minという計算ができるよね。高速の風が吹いているような状態なんだ。だから、対流によっても、熱は失われていくんだ。水分に注目しても、室温の輸液剤を投与して、体温と同温度の尿が出ているのを考えても、熱が奪われていることがわかるよね。20℃の輸液を1L投与すれば、体温は0.25℃低下するんだ。これは外国人での報告だから、小柄な日本人ならもっと体温が下がるだろうね」

「確かに、熱は奪われるばかりみたいですね」

「私たちが、こういった体温を奪われるような環境にさらされたら、どんな反応をするかな？」

「馬鹿な答えでもいいですか。服を着たり、暖房をつけます」

「いや、悪くない答えだよ。意識があればの話だよね。今、自分の静脈と患者さんの静脈を見比べてごらん」

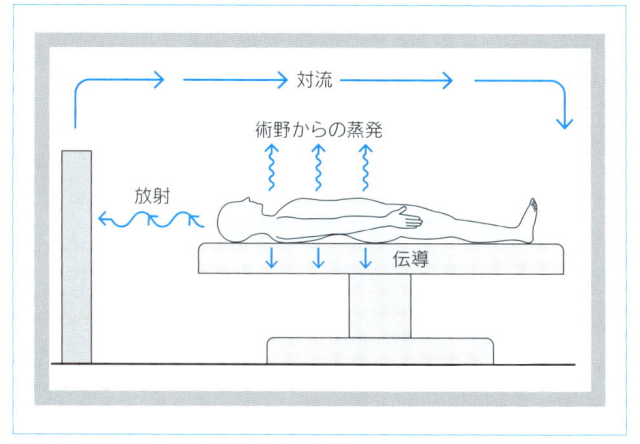

図51　手術室における体温喪失の機序

「僕のは収縮しているけれど、患者さんの静脈は太く見えます」
「その通り。だから、麻酔中だと点滴もやりやすいんだよ。私たちは体温が下がらないように血管を収縮させて、体内の温かい血液が体表に回りにくくしているんだ。麻酔中は、体内の核温度にあたる部分の血液が体表に流れやすくなる、つまり血流、ひいては熱の再分布により体温が下がりやすいということになるんだ。寒いときは、ほかにどんなことが起こるかな？」
「ふるえます」
「そうだね。運動、つまり筋肉を収縮することによる代謝によって熱を作ろうとしているわけだね。乳児の場合は褐色脂肪（brown fat）の代謝により熱産生もするけど、成人では褐色脂肪自体が少ないから、褐色脂肪による熱産生量はほとんどないんだ。患者さんの場合はどう？」
「ふるえません。麻酔とか筋弛緩薬とかで動かないし。呼吸だって、人工呼吸をしているから、呼吸筋の代謝も低くなっているんですね」
「その通り。私たちは、脳や肝臓での代謝により熱も産生しているよね。ところが、麻酔により脳の電気的活動が下がったりし

たら、熱の産生量も減少するよね。脳も重要な熱発生源なんだよ。だから、冬に帽子をかぶるんだって、熱を逃がさないようにしているということなんだ」

「加藤先生、麻酔の勉強、役に立ちますね」

「おもしろいと思ってくれてありがとう。麻酔薬はね、体温中枢も変化させてしまうんだ。恒温動物として、体温を37±0.2℃という狭い範囲に調整するように体温中枢が働いているんだ。体温中枢は、サーモスタットみたいなものと考えればいいかもしれないね。体温中枢には血液温や体表からの情報も集められ、次に、体温を維持するための命令が出されるわけだ。低体温の場合は、その反応が、血管収縮だったり、ふるえだったりするわけ。ふるえのことは、シバリングともいうけどね」

「で、体温中枢はどうなっちゃうんですか？」

「麻酔薬により、体温中枢は37℃でなくて、もっと体温が下がっても反応しにくくなるんだ。3～4℃もセットポイントが下がると言われているんだよ。ふるえが起きる閾値は33.5℃、血管収縮が起きる閾値は34.5℃まで低下すると報告されているんだよ。だから、核温度が35℃になったって、ふるえも血管収縮も起きないということになるんだ」（図52）

「麻酔が終わったら、どうなるんですか？」

「体温中枢も目覚める。そこで、自分が低体温になっていると気づくんだ」

「すると、血管収縮が起きたり、シバリングが起きるということですね」

「わかりが早いね。血管が収縮すれば、血圧が上がるよね。シバリングが起きれば、熱産生も増し、酸素消費量も二酸化炭素産生量も増す。200％くらいは増加すると言われているんだ。血管手術後の患者では、血圧上昇による心筋酸素消費量の増加などから、心筋虚血が起きやすいって報告されているんだ。シバリングは痛みも増したりするし、患者さんが手術で一番つらかった経験だって訴えることもしばしばあるよ。麻酔後回復室（post-anesthetic care unit；PACU）の滞在時間も長くなるんだ」

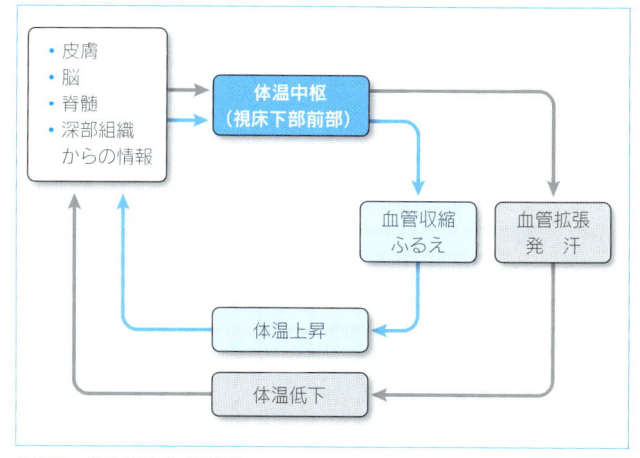

図52 核心温と生体反応
末梢、中枢からの視床下部への情報により体温調節反応が起こる。
自律神経系反応が起きない領域はわずかに0.2℃である。

「麻酔は見えないところでもいろいろな変化を起こすんですね」

「血管収縮による血流低下や、ヘモグロビン酸素解離曲線の左方シフトでヘモグロビンから酸素が離れにくくなることによる酸素供給量減少などによって、創感染の頻度が上昇するという報告もあるんだよ。低体温は血糖値も上昇させるしね」

「ほんとにいろいろなことが起こるんですね。風が吹けば桶屋が儲かるみたいに、複雑な因果関係もあるんですね」

「低体温で儲かるのは、ベアーハガー™とか作っている会社くらいかな。直接的なものもあるよ。低体温による血管収縮性低下、血小板凝集能低下、凝固系抑制などにより出血傾向が出るんだ。軽度低体温での出血量が増加すると報告されているんだ」
(Tips 24)

「なんか、悪いことばかりですね。脳低体温療法とか、低体温がもてはやされた時期もあったと思うんですが」

「脳低体温療法が有効な症例もあるよ。そのためには、十分に人為的に体温をコントロールする必要があるんだ。低体温にした

り、維持したりするだけでなく、復温するときもね。この話はまた別のときにしようね。薬物の代謝の話もしておこうね。薬物は多くは酵素により代謝されるのは知っているよね。低体温になると、当然酵素系の反応も抑制されるために、静脈麻酔薬や筋弛緩薬などの効果が延長するんだ。だから、低体温は覚醒遅延の原因ともなるんだ」

「聞けば聞くほど、低体温が怖くなってきました」

「意識などの中枢神経系への変化に加え、自律神経系などの調節系への影響を忘れないようにね。最初の話に戻るけど、体温を低下させないようにするのは、温風対流式ブランケットはとても有効だと言われているんだ。体温の再分布で体温が下がると説明したよね。だから、麻酔導入前30分くらい体表を温風対流式ブランケットで加温しておくと、体温低下は起こりにくいと報告されているんだ」

「とにかく、体温がこれ以上、下がらないようにするいろいろな工夫をしていかないとね。温風対流式ブランケットは加温器というよりも、低体温を防ぐという意味合いで考えておいてね」

「全身麻酔では体温低下が起きるけれど、脊髄くも膜下麻酔とかでは体温は低下しないと思っていいんですか？」

「そういうわけにはいかないんだ。脊髄くも膜下麻酔だって消毒とかするし、創もあるよね。脊髄くも膜下麻酔による交感神経系遮断により静脈の拡張が起こるから、下肢や下腹部に行く血管からはやはり熱は奪われやすくなるんだ」

「簡単に考えてはいけないんですね」

「周術期には体温上昇も起こりやすいんだ。悪性高熱症をすぐに思い浮かべると思うけれど、ほかにもいろいろな原因があるんだ。術後の体温上昇には手術侵襲による全身性炎症反応症候群（systemic inflammatory response syndrome；SIRS）だと考えていいと思うよ。どちらかというと、周術期の高体温のほうが、起これば重篤な感じがするね」(Tips 25)

秋山さんのふるえもそのうちに収まり、痛みもないようでした。麻酔後回復室に入室してから30分ほどで病棟に戻りました。

Self Study Tips 23

■ 術中の体温低下 (hypothermia) の原因

□ 熱喪失量の増加
- 伝導：冷たい手術台などへの接触
- 放射：周囲の冷たいものへの放射
- 蒸発：アルコールを含む消毒薬、ドレープについた体液、露出した漿膜面からの蒸発、気管粘膜からの蒸発（乾燥した吸入ガスの吸入による）
- 対流：手術室中の低い温度の空気の対流
- 輸液・輸血温度：室温の輸液などによる
- 行動変化なし：低い手術室内温度、患者は着衣もしていない

□ **熱産生量の減少**：全身麻酔で代謝率は20〜30％程度減少
- 脳や肝臓の代謝率低下
- 筋麻痺：人工呼吸を含め筋肉収縮がない。ふるえが起きない。

□ **熱制御系統の抑制**
- 体温中枢の抑制：体温設定ポイントの低下
- 体温保持機構の抑制：体温設定ポイントが低下するため、軽度の低体温では血管収縮、ふるえなどによる熱保持や熱産生が起きない。
- 体内熱分布の変化：交感神経系遮断による血管拡張により体内の37℃の血液が体表を流れるため、熱を失いやすい。

□ **低体温となりやすい患者**
- 悪液質、外傷、熱傷、小児 (body massに比べ体表面積が大きい)

□ **人為的低体温**
- 人工心肺

Self Study Tips 24

■ 低体温の悪影響

□ 循環系
- 不整脈
- 麻酔後の血管収縮、血圧上昇、心筋虚血 (血管手術患者)

□ 中枢神経系
- 意識低下

□ 呼吸器系
- 呼吸抑制

□ 血 液
- 出血傾向 (血小板抑制、凝固系経路抑制)、出血量増加
- 血液濃縮

□ 代 謝
- 高血糖
- 薬物代謝遅延:覚醒遅延、筋弛緩薬効果残存
- 覚醒後のふるえによる酸素消費量、二酸化炭素産生量増加、呼吸・循環系への負荷増大

□ その他
- 創傷治癒遅延
- 感染症発生率増加

Self Study Tips 25

■ 周術期の高体温 (hyperthermia) の原因

□ 感 染
  - 創感染
  - 肺 炎
  - カテーテル感染
□ Systemic inflammatory response syndrome (SIRS)
  - IL-6、TNF-α、PGE_2 などが関係
  - 侵襲の大きな手術後：心臓手術、非心臓手術、脳外科手術
  - その他の手術：扁桃摘出術、整形外科手術、婦人科手術
□ 悪性高熱症（スキサメトニウム、揮発性麻酔薬がトリガー）
□ 褐色細胞腫
□ 甲状腺クリーゼ
□ 悪性症候群
  - ドパミンD_2受容体拮抗薬：ハロペリドール、ドロペリドール、メトクロプラミド
  - プロメタジン
□ セロトニン症候群
  - モノアミン酸化酵素 (MAO) 阻害薬、三環系抗うつ薬、セロトニン再吸収阻害薬
  - リチウム、ペチジン、トラマドール
□ アトロピン、ジフェンヒドラミン投与による発汗抑制（特に小児）
□ 骨形成不全症、免疫疾患、関節リウマチ
□ 急性膵炎
□ 横紋筋融解、挫滅症候群 (crush syndrome)
□ 肺塞栓症
□ 悪性腫瘍、白血病
□ 脳疾患、くも膜下出血
□ 薬物：インターフェロン、アムホテリシンなど

研修4日目・朝【麻酔からの覚醒と麻酔後回復室】

麻酔後回復室におけるシバリング

Key messages

1. **手術が終了したからといって麻酔管理は終わらない。**
   End of surgery does not mean end of anesthesia.
2. **シバリングは患者にとって最も不快な周術期の体験である。**
   Shivering is one of the worst experience in the perioperative period.
3. **シバリングの治療にペチジンは有効である。**
   Pethidine is effective in treating shivering.

Key words

シバリング、酸素消費量、ペチジン

手術は予定通り、終了しました。

デスフルランの投与を中止し、酸素流量も6L/minに上げました。4分ほどして、秋山さんは開眼をしました。さすがに覚醒は早いようです。

昨日教わった抜管の条件を満たしていることも確認しました。十分に口腔内も吸引し、抜管しました。

「えっ、手術、終わったんですか？」

「無事に終わりましたよ。痛みはどうですか？」

「大して痛くもないかな」

麻酔後回復室に移動しました。意識ははっきりしています。

「ふるえが止まらないんですよ。けっこう、つらいです」

と言ってがたがたとふるえています。麻酔後回復室の看護師さんが

「秋山さん、すぐに温めますからね」

表42　シバリングのリスクと治療

リスク因子	・若年者 ・核温度低下
シバリングによる有害作用	・酸素消費量増加（＋100〜200％） ・痛みの増悪 ・頭蓋内圧上昇 ・眼内圧上昇
治療に有効とされているもの	・体表の加温（皮膚温上昇） ・ペチジン ・トラマドール ・ペンタゾシン ・デクスメデトミジン ・硫酸マグネシウム

と言って温風対流式ブランケットをかけています。そこへ、加藤先生が、薬を持って現れました。

「その薬は何ですか？」

「ペチジンという薬。オピオイドだよ。ペチジンはふるえ、シバリングを抑えるのに有効だとされているんだ」

「秋山さん、いまふるえを和らげる薬を点滴から入れますね。痛みもとれると思いますよ」

加藤先生はペチジン35mgを静注しました。しばらくして、秋山さんのふるえも収まってきました。

「低体温はシバリングの原因のひとつだけど、シバリングは低体温ではない症例でも起こるんだ。体温が正常でも、末梢温と核温度の差が大きくてもシバリングが起きると言われているんだ。今日投与したレミフェンタニルでもシバリングが起きると言われているんだ」

「秋山さん、けっこうつらそうでしたね」

「治療にはペチジンのほか、フェンタニル、ペンタゾシン、それにデクスメデトミジンとかも効果があると言われているんだ」
（表42）

研修4日目・昼【加藤先生との昼食】

先輩からの教え

Key messages

1 適切な麻酔法はいくつもある。問題は、それを選択した理由だ。
There are usually several appropriate anesthetic techniques for the patient. The important thing is why you choose that particular anesthetic technique.

2 薬物投与は患者の反応、モニターを観察しながら行え（titration）。
Drugs should be titrated by observing the patient's response.

Key words

麻酔法の選択、titration

「今日は午後は少し時間があるから、ゆっくり昼食をとろうか」と加藤先生が言ってくれました。安部ちゃんって、朝は呼ばれたからなぁ。加藤先生が、ぐっと近い感じになりました。

手術室には食事もとれ、リラックスもできる部屋がついています。加藤先生と、食事をし、ゆっくりと話をすることができました。麻酔中は、患者さんの麻酔管理に集中しないといけないし、あんまり話をしていると手術の妨げにもなってしまいます。

「どう、麻酔科研修には慣れてきた？」

「はい。慣れてはきましたが、まだまだという感じです。毎日、早起きも大変です」

「研修の感想はどう？」

「楽しいって言ってはいけないんでしょうけれど、点滴とか、挿管とか、ラリンジアルマスクとか、いろいろな手技をすること

ができるので楽しいし、充実しています。学生時代に麻酔科学を習ったときは、なんだか無味乾燥な感じでしたけれど、現実的に患者さんの麻酔をしていると、リアルっていうか、人の命を預かっているという実感があります」

▶麻酔法の選択

「困っていることはある？」

「困っていることばかりという気がするんですけど。最近は、何に困っているのか少し具体的にわかってきました。たとえば、麻酔法の選択です。麻酔法の漠然とした概念はわかるんですが、この患者さんのこの手術なら、この麻酔法だ、というところがわからないんです」（Tips 26）

「患者さんの希望もあるしね。麻酔にはいくつもの正しい解答があるからね。ちゃんと、術前、術中、術後と一貫した計画を立てることが重要なんだ。健康な人の、比較的簡単な手術のほうが、麻酔法の選択が難しかったりするんだよ」

「たしかに、最初の膝関節鏡手術の麻酔法のオプションもたくさんありました」

「極端な話、緊急手術で心停止できたなんていったら、全身麻酔しかオプションはないからね。こんな場合は、まず蘇生だけど」

▶薬物の投与量

「薬の投与量もよくわかりません。教科書を読んでも投与量には幅があるし、先生の麻酔をみていると、計算した投与量とは違っていることもあるし。さじ加減っていうんですか。それは、未知の世界です」

「薬の選択や、投与量の決定は難しいよ。患者さんの術前の状態や服薬によっても異なるし、たくさんの薬物を使用すれば、当然、相加作用、相乗作用などの薬物相互作用なども考えないといけないからね。僕だって、ときどき、しまった、薬を入れすぎたなぁって思うときがあるよ」

「なんだか、それを聞いて安心しました。すみません、そんなことで安心して」

「麻酔科では、よく"titration"という言葉を使うんだ。日本語だと滴定。小学生のころのリトマス紙を用いたpHの実験とか覚えているかな。イメージがわかないよね。薬物に対する反応がどうなるかって、まだ予測ができないんだ。たとえば、自分が初めてお酒を飲んだときのことを思い出してごらんよ。どれくらい飲んだらちょうどいいのかなんてわからないよね。笑い上戸だっているし、泣き上戸だっているし。患者さんが麻酔薬を投与されたときも同じなんだ。患者さんもわからないし、麻酔科医もおおよそのことしかわからない。だから、最初は少量を投与してそのときの反応を観察して、この人は麻酔薬がたくさんいる人、いらない人って判断して、投与量を変えていくんだ」

「でも、それでもいつもtitrationができるわけではないですよね」

「その通り。効果発現時間が短いレミフェンタニルなどならできるけど、効果発現時間が長いモルヒネなんかでは無理だね。迅速導入みたいに、一気に薬物を投与しなければいけない場合もあるしね。だから、血行動態変化やBISの変化などをモニターしながら、調整をしていくんだ。麻酔管理は、患者さんの反応を見つけるという意味合いもあるんだ。試行錯誤を繰り返しながらね。そうして、術後鎮痛に必要なオピオイドの量なんかも決めていくんだ。そのうちに、術前の遺伝子診断で、『あなたの適切な薬物投与量はこれです』なんてことがわかる時代も来るかもしれないね」

「患者さんによって、血圧の変化の仕方なんかも全然違いますね。やっぱり、麻酔は難しいなぁ」

「でもね、BISやFloTrac™などのモニターも発達してきたしね。でも、麻酔科医の観察力って、とっても大切なんだ。見えども見えずという人はだめだね。物を見るポイントを知ることも重要だよ。薬物も大きく進歩してきているんだ。効果発現や作用消失時間が短くて、調節性が高い薬物も増えてきたからね。レミフェン

タニルやプロポフォールは、その典型だよね。デスフルランだってそうだよね。筋弛緩薬だって、中短時間作用性のものだし、ロクロニウムはスガマデクスですぐに拮抗できるしね。昔は、クラーレやパンクロニウムなどの長時間作用性のものを使っていたから、外科の教授に「腹が硬くて手術ができない」なんて言われて、筋弛緩薬を入れすぎて、術後なかなか抜管できないなんてことはよくあったよ。ハロタンも長時間投与して、投与中止が遅いと、なかなか覚醒しないし。その時代に比べたら、今は天国みたいなもんだから」

「その言葉を励みに頑張ります」

「麻酔が進歩した一方、手術患者が高齢化したり、重症化しているから、苦労は絶えないよ。でも、それが、麻酔科医の仕事だし、醍醐味だからね」

　ゆっくりと昼食をとり、食後のコーヒーまで楽しみました。いつもは、30分くらいで忙しなく昼食をとるのですが、リラックスもできたし、勉強にもなったし、とてもいい昼休みでした。

Self Study Tips 26

■ 手術部位と麻酔法の選択の概略

□手術部位によりおおよその麻酔法が決まってくる。体表の手術では全身麻酔が行われる場合が多い。そのほか、年齢、患者の協力度、手術時間、体位、出血傾向など脊髄くも膜下麻酔や硬膜外麻酔の禁忌事項の存在、全身状態などにより麻酔法は決まってくる。

□患者には、選択可能な麻酔法、それぞれの麻酔法の利点や欠点などについて説明する。

頭部の手術

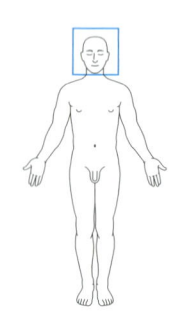

□全身麻酔
□局所麻酔：慢性硬膜外血腫除去など
□局所麻酔＋鎮静：awake carniotomy

上肢・肩の手術

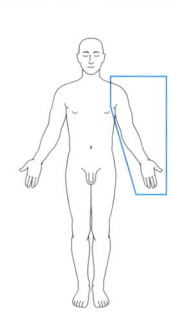

□全身麻酔
□腕神経叢ブロック
□神経ブロック
□静脈内区域麻酔

胸部の手術

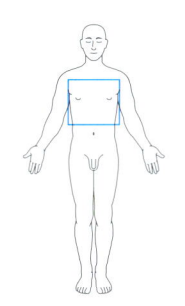

- 硬膜外麻酔併用全身麻酔：肺手術、食道手術など。しばしば二腔気管支チューブや気管支ブロッカーを用いた片肺麻酔が必要。
- 全身麻酔：心臓手術（ヘパリン化を行う場合）

上腹部の手術

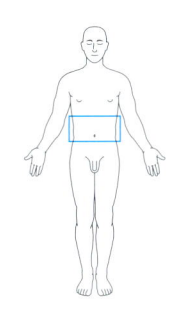

- 全身麻酔：必要に応じて術後鎮痛は経静脈患者管理鎮痛法（IV-PCA）を使用する。
- 硬膜外麻酔併用全身麻酔

下腹部の手術

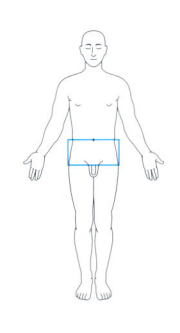

- 脊髄くも膜下麻酔：帝王切開など
- 硬膜外麻酔
- 硬膜外麻酔併用全身麻酔
- 全身麻酔：必要に応じて術後鎮痛には、腹横筋膜面（TAP）ブロックや、経静脈患者管理鎮痛法（IV-PCA）を使用する。

会陰部・鼠径部・肛門の手術

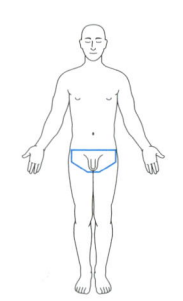

- 脊髄くも膜下麻酔：ときにサドルブロック
- 硬膜外麻酔、仙骨硬膜外麻酔
- 全身麻酔
- 硬膜外麻酔併用全身麻酔
- 区域麻酔と全身麻酔の併用

下肢の手術

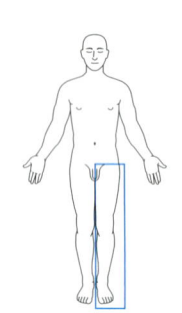

- 脊髄くも膜下麻酔
- 硬膜外麻酔
- 硬膜外麻酔併用全身麻酔
- 神経（叢）ブロック
- 静脈内区域麻酔

脊椎の手術

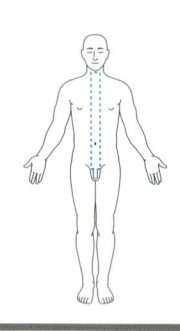

- 全身麻酔：運動誘発電位などのモニターを使用する場合には、全静脈麻酔（TIVA）
- 硬膜外併用全身麻酔：胸椎手術で開胸を必要とする場合。片肺麻酔が必要なこともある。

研修4日目【術前回診】

糖尿病と高血圧を合併した肥満患者の股関節全置換術

🔑 Key messages

1 **ARBは手術前日に中止せよ。**
Discontinue ARB the day before surgery.

2 **糖尿病患者では血糖値コントロールのほか、三大合併症の評価をせよ。**
Expect and evaluate complications of diabetes including retinopathy, neuropathy and nephropathy in addition to blood sugar control.

3 **経口血糖降下薬は手術前日に中止せよ。**
Discontinue oral hypoglycemic agents the day before surgery to avoid intraoperative hypoglycemia.

4 **自己血貯血がある患者の輸血計画を立てておけ。**
Consider how to use preoperative storage of autologous blood.

🔑 Key words

糖尿病、自己血貯血

今日は関根さんの術後回診があります。厳しいことを言われそうで嫌だなぁ。

「関根さん、こんにちは。麻酔科の安部です」

「新人さんね。いえ、ちゃんと安部先生って呼ばないと失礼ね。いい麻酔をありがとう」

「えっ、本当ですか。嘘でもうれしいです。一所懸命やりましたから。どこか具合が悪いところはありませんでしたか？」

「嘘じゃないわよ。少しお世辞は入っているけど。何にもして

いないときは大丈夫なんだけど、咳をしたりしたら、やっぱり少し痛かったわ。夜中も何回か目がさめたし。でも、それ以外は大丈夫。今日は、ずいぶんと元気よ」

安部先生はほっとして、関根さんの病室を出ました。

次は明日の術前回診です。明日も整形外科の症例です。橘豊子さん、66歳の女性。身長152cm、体重60kg。変形性股関節症に対する右股関節全置換術が予定されています。高血圧の既往があり、ブロプレス®とアムロジン®を服用中ですが、病棟での血圧はまだ130〜140/80〜90mmHgとやや高めです。心拍数は70bpm前後です。糖尿病もあり、オイグルコン®を服用しています。空腹時血糖は110〜130mg/dL、ヘモグロビンA1cは6.0％でした。糖尿病の三大合併症はないようです。eGFRは75mL/minでした（Tips 27）。

この病院での一般的な麻酔法は、硬膜外麻酔併用全身麻酔のようです。でも、最近は、術後に抗凝固薬の投与を行うことが多いので、最近では全身麻酔のみとして、術後鎮痛はIV-PCAとするようです。今回は、硬膜外麻酔併用全身麻酔のインフォームドコンセントがとれました。術後鎮痛は、持続硬膜外鎮痛とする予定です。初期研修医は硬膜外麻酔はやらせてもらえませんが、術中のカテーテルの管理などがあるので、勉強はしておかなければなりません（Tips 28）。

X線写真を見ると、腰椎はけっこう曲がっているし、肥満があるし、安部先生は硬膜外麻酔に苦労するかもしれないなと思いました。検査所見上は、ヘモグロビン値が11.0g/dLでした。自己血貯血が全血で2単位分あるようです。そのほかに、赤血球濃厚液が2単位、準備されていました。術中に輸血ラインもとらせてもらえそうです。明日は、ブロプレス®とオイグルコン®は中止、アムロジン®のみ服用するように術前指示を出しました。

Self Study Tips 27

■ 糖尿病患者の術前評価のポイント

□ 糖尿病は全身疾患であり、動脈硬化の重大な危険因子である。腎不全の重大な原因となっている。**周術期には高血糖になることが多いが**、高血糖になることにより脳虚血性変化や心筋虚血性変化の悪化、感染症の頻度上昇などが起こりうる。

□ 病　歴
- 糖尿病の型：1型、2型、妊娠性、ステロイドなど薬物治療によるもの
- 罹患期間
- 糖尿病による網膜症 (retinopathy)、神経症 (neuropathy)、腎症 (nephropathy) の三大合併症に注意する。
- 網膜症
- 神経障害：しびれ、胃内容排泄遅延、心拍変動低下などの自律神経系障害
- 腎障害

□ 身体所見
- 気道評価：挿管困難な場合がある。
- 感覚障害：硬膜外麻酔や脊髄くも膜下麻酔などを実施する場合には、麻酔により神経障害が悪化する可能性はきわめて低いことを説明する必要がある。
- 肥　満

□ 治療・薬物治療歴
- 食事療法
- 運動療法
- 生活習慣改善
- 経口血糖降下薬：
  ① スルホニル尿素 (SU) 薬：グリメピリド (アマリール®)、グリベンクラミド (オイグルコン®) など
  ② 速効型インスリン分泌促進薬：ナテグリニド (ファスティック®)、ミチグリニド (グルファスト®)、レパグリ

ニド(シュアポスト®)など
③ αグルコシダーゼ阻害薬:ボグリボース(ベイスン®)、ミグリトール(セイブル®)など
④ インスリン抵抗性改善薬:ピオグリタゾン(アクトス®)
⑤ ビグアナイド薬:メトホルミン(メトグルコ®)、ブホルミン(ジベトス®)など
⑥ DPP-4阻害薬:シタグリプチンリン(ジャヌビア®)、アログリプチン(ネシーナ®)、リナグリプチン(トラゼンタ®)など
⑦ GLP-1受容体作動薬:リラグルチド(ビクトーザ®)、エキセナチド(バイエッタ®)
・インスリン療法:超速効型、速効型、中間型、持効型、混合型などのインスリン製剤のタイプと投与量、投与間隔など

□ **検査所見**
・血糖値:空腹時血糖、食後2時間値
・ヘモグロビンA1c
・腎機能検査

Self Study Tips 28

■ 硬膜外麻酔

□ **適 応**
胸部手術、腹部手術、会陰、下肢の手術、特に術後鎮痛に用いる場合

□ **禁 忌**
患者の拒否、穿刺部の感染、出血傾向（臨床症候、抗凝固薬や抗血小板薬の服用）、PT、PT-INR、APTT、血小板数などの検査所見、頭蓋内圧上昇、ショック

□ **合併症**
偶発的硬膜穿刺、局所麻酔薬中毒（テストドーズ投与、注入前の吸引試験は重要）

□ **循環系への影響**
低血圧（交感神経系遮断による、麻酔範囲が広い場合）、徐脈、心筋虚血改善

□ **呼吸器系への影響**
肋間神経麻痺で予備呼気量減少、麻薬投与で呼吸抑制（モルヒネ使用で12〜24時間後に呼吸抑制の可能性）

□ **消化器系への影響**
蠕動運動亢進（交感神経系遮断による）、悪心・嘔吐（麻薬使用時）

□ **使用薬**
1〜2％リドカイン、1〜2％メピバカイン、0.25〜0.75％ロピバカイン、0.25〜0.75％レボブピバカイン（使用目的により濃度は異なる。筋弛緩効果まで期待する場合には高濃度、硬膜外鎮痛など筋弛緩効果を避け、鎮痛作用が主な場合は低濃度使用）

□ **併用するオピオイド**
フェンタニル、モルヒネ（他の非経口的オピオイドの併用で、強い呼吸抑制作用が出る可能性があるので注意）

研修4日目・夜【自習】
肺血栓塞栓症のリスクと予防

○── Key messages

1 手術、患者要因を考慮して肺血栓塞栓症の予防を行え。
Preventive measures against pulmonary thromboembolism should be taken according to the patient's and surgical risk factors.

2 抗凝固療法を実施している場合の硬膜外カテーテルの挿入と抜去に注意せよ。
Deliberate insertion and removal is necessary to avoid epidural hematoma formation in patients on anticoagulation agents.

○── Key words

肺血栓塞栓症／深部静脈血栓症（静脈血栓塞栓）予防ガイドライン、フォンダパリヌクスナトリウム、硬膜外血腫、糖尿病

少し慣れてきたのか、疲れ方は少ないような気がします。お世辞でも関根さんに褒められたり、加藤先生とちょっと親しく話ができたりしたのがよかったのかもしれません。

今日の自習のテーマは、周術期の肺血栓塞栓症です。このあたりは、学生のときにけっこう勉強したので、とっつきやすいところです。

『肺血栓塞栓症／深部静脈血栓症（静脈血栓塞栓）予防ガイドライン』によれば股関節全置換術や膝関節全置換術は、高リスクの手術に入ります。高リスク手術となると、下腿の深部静脈血栓症（deep vein thrombosis；DVT）発生率は20〜40％、症候性肺塞栓症（pulmonary embolism；PE）の発生率は2〜4％、致死性PE発生率は0.4〜1.0％にもなるということです（**表43**）。

橘さんは、高齢という中等度の危険因子と、肥満という弱い危険因子を持っていることもわかりました（**表44**）。安部先生は、改めて怖い手術だなと思いました。

予防法としては、間欠的空気圧迫法あるいは低用量未分画ヘパリンの投与となっています（**表45、46**）。最近は、フォンダパリヌクスナトリウムという合成Xa阻害薬の皮下注が用いられることが多くなっているようです（**表47**）。こうした抗凝固療法をしている患者さんで、硬膜外麻酔をしたりすると硬膜外血腫発生のリスクがあるようです。硬膜外カテーテル挿入時だけでなく、術後に硬膜外カテーテルを抜去するときにも注意が必要だそうです。

未分画ヘパリン投与の場合、その投与1時間前あるいは、最終投与後から2〜4時間してカテーテルの抜去を行うことが推奨されています。だから、こうした患者さんでは硬膜外麻酔をしなくなってきたということが理解できました。

硬膜外血腫が発生した場合には、運動麻痺や感覚麻痺が局所麻酔薬の作用時間を超えて続いたり、背中の痛みを訴えることが多いようです。このような場合には、緊急にMRI検査を実施し、もし硬膜外血腫があった場合には、緊急で椎弓切除と減圧を行う必要があるということでした。時間が経つほど、神経学的な改善の可能性が少なくなるということでした。

糖尿病患者の管理の勉強もしなくてはと思いましたが、さすがに疲れて今日の自習は少しだけになってしまいました。術中の血糖値管理も重要なようです。低血糖になると、普通なら神経症状が出たり、血圧上昇、心拍数増加が起こりますが、全身麻酔下では、これらの低血糖の症候はわからなくなってしまいます。だから、長時間作用性の経口血糖降下薬は中止すべきだということだけは、覚えました。硬膜外麻酔の勉強もしないといけないのに、今日はこれで店じまい。

今日も早寝して、明日に備えましょう。

表43 リスクレベルと静脈血栓塞栓症の発生率、および対応する予防法

リスクレベル	下腿DVT(%)	中枢型DVT(%)	症候性PE(%)	致死性PE(%)	推奨予防法
低リスク	2	0.4	0.2	0.002	早期離床および積極的な運動
中リスク	10〜20	2〜4	1〜2	0.1〜0.4	ESあるいはIPC
高リスク	20〜40	4〜8	2〜4	0.4〜1.0	IPCあるいは低用量未分画ヘパリン
最高リスク	40〜80	10〜20	4〜10	0.2〜5	(低用量未分画ヘパリンとIPCの併用)あるいは(低用量未分画ヘパリンとESの併用)

(低用量未分画ヘパリンとIPCの併用)や(低用量未分画ヘパリンとESの併用)の代わりに、用量調節未分画ヘパリンや用量調節ワルファリンを選択してもよい。

DVT:深部静脈血栓症、ES:弾性ストッキング、IPC:間欠的空気圧迫法、PE:肺血栓塞栓症

(肺血栓塞栓症／深部静脈血栓症(静脈血栓塞栓症)予防ガイドライン、ダイジェスト版、第2版. Medical Front International Ltd, 2013より引用)

表44 静脈血栓塞栓症の付加的な危険因子の強度

危険因子の強度	危険因子
弱 い	肥満 エストロゲン治療 下肢静脈瘤
中等度	高齢 長期臥床 うっ血性心不全 呼吸不全 悪性疾患 中心静脈カテーテル留置 癌化学療法 重症感染症
強 い	静脈血栓塞栓症の既往 血栓性素因 下肢麻痺 下肢ギプス包帯固定

(肺血栓塞栓症／深部静脈血栓症(静脈血栓塞栓症)予防ガイドライン、ダイジェスト版、第2版. Medical Front International Ltd, 2013より引用)

表45 整形外科手術における静脈血栓塞栓症の予防

リスクレベル	整形外科手術	予防法
低リスク	上肢手術	早期離床および積極的な運動
中リスク	脊椎手術 骨盤・下肢手術 (股関節全置換術、膝関節全置換術、股関節骨折手術を除く)	弾性ストッキング あるいは 間欠的空気圧迫法
高リスク	股関節全置換術 膝関節全置換術 股関節骨折手術	間欠的空気圧迫法 あるいは 低用量未分画ヘパリン
最高リスク	「高」リスクの手術を受ける患者に、静脈血栓塞栓症の既往、血栓性素因が存在する場合	(低用量未分画ヘパリンと間欠的空気圧迫法の併用)あるいは(低用量未分画ヘパリンと弾性ストッキングの併用)

(肺血栓塞栓症／深部静脈血栓症(静脈血栓塞栓症)予防ガイドライン、ダイジェスト版、第2版. Medical Front International Ltd, 2013より引用)

表46 肺血栓塞栓症／深部静脈血栓症（静脈血栓塞栓症）予防ガイドラインにおいて推奨する静脈血栓塞栓症の薬物的予防法

種　類	施行方法	施行対象
低用量未分画ヘパリン	8時間もしくは12時間ごとに未分画ヘパリン5,000単位を皮下注射する。脊椎麻酔や硬膜外麻酔の前後では、未分画ヘパリン2,500単位皮下注（8時間ないし12時間ごと）に減量することも考慮する。	高リスクにおいて、単独で使用する。最高リスクでは、間欠的空気圧迫法あるいは弾性ストッキングと併用する。
用量調節未分画ヘパリン	最初に約3,500単位の未分画ヘパリンを皮下注射し、投与4時間後のAPTTが正常上限となるように、8時間ごとに未分画ヘパリンを前回投与量±500単位で皮下注射する。	最高リスクにおいて、単独で使用する。
用量調節ワルファリン	ワルファリンを内服し、PT-INRが1.5～2.5となるように調節する。	最高リスクにおいて、単独で使用する。

開始時間：疾患ごとに異なるが、出血の合併症に十分注意し、必要ならば手術後（なるべく出血性合併症の危険性が低くなってから）開始する。
施行期間：少なくとも十分な歩行が可能となるまで継続する。血栓形成のリスクが継続し長期予防が必要な場合には、低用量（あるいは用量調節）未分画ヘパリンはワルファリンに切り換えて継続投与することを考慮する。（肺血栓塞栓症／深部静脈血栓症（静脈血栓塞栓症）予防ガイドライン、ダイジェスト版、第2版. Medical Front International Ltd, 2013より引用）

表47 フォンダパリヌクスナトリウム　*Fondaparinux Sodium*

分　類	抗凝固薬
商品名	アリクストラ®（2.5mg/0.5mL、¥2,207）
作用機序	アンチトロンビンⅢに結合し、抗Xa因子活性を増強させることにより、トロンビン産生を阻害する。
適　応	静脈血栓塞栓症の発現リスクの高い、次の患者における静脈血栓症の発症抑制 ① 下肢整形外科手術施行患者 ② 腹部手術施行患者
禁　忌	本剤の成分に過敏症、出血している患者、急性細菌性心内膜炎、重度の腎障害（C_{cr}＜20mL/min)
投与法	1日1回2.5mg皮下投与

研修5日目・朝【麻酔準備と術前カンファレンス】

腰部硬膜外麻酔の実施位置、低血圧の治療

🔑 Key messages

1 硬膜外麻酔をするときは、手術術式から挿入部位を考慮せよ。

Determine epidural catheter insertion site by proposed procedures.

2 術中と術後で局所麻酔薬を使い分けよ。

Use higher concentration of local anesthetic agents for intraoperative use and lower concentration for postoperative analgesia.

3 局所麻酔薬中毒の予防と治療について理解せよ。

Understand how to prevent local anesthetic toxicity and how to treat it.

4 硬膜外麻酔による低血圧への対処を理解せよ。

Learn how to treat hypotension caused by epidural anesthesia.

5 側臥位の取り方のポイントを理解しよう。

Understand how to take lateral position to avoid complications.

🔑 Key words

レボブピバカイン、局所麻酔薬中毒、lipid rescue

今日も7時少し過ぎには手術室に入りました。今日の間接介助の看護師さんは、また関口さんです。関口さんは、今月は主に整形外科担当のようです。

「安部先生、おはようございます。今日は、硬膜外麻酔の用意をしておきますか？」

「おはようございます。はい、よろしくお願いします。輸血ラインもお願いします。とりあえず、生理食塩液で準備して下さい」

▶局所麻酔薬の準備

麻酔器の始業点検。気管挿管の準備もしました。今日は右股関節の手術なので左側臥位になります。側臥位でもラリンジアルマスクで気道確保をしてもいいようです。でも、今日は加藤先生と相談して気管挿管をするということになりました。硬膜外麻酔用の局所麻酔薬の準備も必要です。加藤先生からは、0.75％ポプスカイン®(レボブピバカイン)を準備しておくように指示されました。高濃度だと運動神経もブロックされやすいので、術中は0.75％という高濃度のポプスカイン®を使用するということでした。術後は鎮痛作用がメインなので、運動神経麻痺が出にくいように0.25％ポプスカイン®を使用するということでした。も

表48 アミド型局所麻酔薬の投与量と毒性

一般名 (商品名)	基準最高 投与量	リドカインの 強度を1とし たときの強さ	心血管系・中 枢神経系の毒 性を起こす量
リドカイン (キシロカイン®)	1回200mg アドレナリン含有： 1回500mg	1	7.1
メピバカイン (カルボカイン®)	1回500mg	硬膜外：1 末梢神経：2.6	7.1
ロピバカイン (アナペイン®)	硬膜外： 　1回150mg	末梢神経：3.6 硬膜外：4	2.0
ブピバカイン (マーカイン®)	硬膜外： 　1回2mg/kg 脊麻：20mg	末梢神経：3.6 脊麻：9.6 硬膜外：4	2.0
レボブピバカイン (ポプスカイン®)	硬膜外： 　1回150mg 伝達麻酔： 　1回100mg	末梢神経：3.6 硬膜外：4	2.0

う少し低い濃度のポプスカイン®でもいいようです。

　レボブピバカインはブピバカインの光学異性体で、ブピバカインよりも心毒性は低いそうです。アナペイン®（ロピバカイン）も心毒性は低いということでした（表48、49）。局所麻酔薬中毒では、中枢神経系毒性と循環毒性があるようです（表50）。ブピバカインは、心毒性が強く、心停止などが起きると蘇生が難しいと

表49　アミド型局所麻酔薬の効果発現時間と持続時間

薬品名	投与法	効果発現時間	作用持続時間（時間）
リドカイン	浸潤麻酔	速い	1〜4
	区域麻酔	速い	1〜3
	表面麻酔	速い	0.5〜1
	硬膜外麻酔	速い	1〜1.5
メピバカイン	浸潤麻酔	速い	1〜4
	区域麻酔	速い	2〜4
	硬膜外麻酔	速い	1〜2
ロピバカイン	浸潤麻酔	速い	2〜6
	区域麻酔	遅い	5〜8
	硬膜外麻酔	中等度	2〜3
レボブピバカイン	浸潤麻酔	速い	1〜4
	区域麻酔	遅い	4〜12
	硬膜外麻酔	中等度	2〜3

表50　局所麻酔薬中毒の症候

リドカイン血中濃度（μg/mL）	中枢神経系	心血管系
1〜5	鎮痛	
5〜10	ふらふら感、耳鳴り、舌や口周囲のしびれ	
10〜15	痙攣（grand mal seizure）、意識喪失	
15〜25	昏睡、呼吸停止	
＞25		心血管系抑制：低血圧、徐脈、心停止

いうことでした。最近はlipid rescueといって局所麻酔薬中毒の治療のために脂肪製剤の投与が行われるということでした。

▶硬膜外麻酔の穿刺部位の選択

今日のフロアマネジャーは石田教授なので、術前カンファの司会も石田教授です。安部先生はかなり緊張してプレゼンを行いました。さて、今日はどこをつっこまれるのでしょうか。PE（肺塞栓症）のことだったらいいんだけれど。

プレゼンテーションはスムーズに終わりました。

「硬膜外麻酔はどの椎間からする予定ですか？」

えっ、加藤先生がやるからと思ってちゃんと考えていませんでした。とっさに、

「腰部です」

と答えました。当然のごとく、

「腰部と言ったって、ちゃんと椎間も具体的に考えないとできないでしょう。学生じゃないんだから、具体的にどうするかを考えてこないと行動できないんだよ（表51）。硬膜外麻酔で血圧が下がったら、どう対処するの？」

表51　手術部位と必要な麻酔域

上腹部手術	T4
下腹部手術	T6〜T7
経尿道的膀胱、前立腺手術	T10
股関節手術	T10

「急速輸液をします。それからエフェドリンを投与します」

「どれくらいの血圧になったら、エフェドリンを投与しますか？　エフェドリンの投与量は？」

「収縮期血圧が100mmHg以下とかでしょうか。たぶん、5mgを投与すると思います」

「臓器血流量の自己調節能とかの勉強をしておいてね。高血圧で十分にコントロールされていない患者さんでは、自己調節能領

域が右に、つまり血圧が高いほうにずれているから（☞ p.229参照）、気を付けてね。橘さんの場合は、血圧コントロールはまぁまぁみたいだからね。加藤先生、自己調節能について、しっかり教えておいて下さいね。次は、星野先生の婦人科手術のプレゼンをお願いします」

　あー、今日もやっちゃった感じ。勉強していないところがわかっているのか、石田教授はほかの人のプレゼンテーションでも、痛いところをついてきます。確かに、勉強にはなるけれど、けっこうへこみます。
　術前カンファも終了して、手術室に戻りました。器具や薬物の再チェックです。
　「安部ちゃん、しっかり勉強しておいてね。そうしないと、チューターの僕まで叱られちゃうから」
　「すみませんでした。昨日はPTE（肺血栓塞栓症 pulmonary thromboembolism）の勉強をしていて力尽きました。硬膜外麻酔は加藤先生がするから、勉強はいいかなって思っていました」
　「人任せはだめだよ。自分で考えてきていないと、議論もできないからね。硬膜外麻酔については、やりながら説明するよ。硬膜外腔はどうやって見つけるかは知ってる？」
　「抵抗消失法ですよね。生理食塩液とか空気を使ってやるんでしたね。BSLのときに見ました」
　「抵抗消失法の精度としては、生理食塩液を使用したほうが高いんだ。今日は、まずはそれでよしとしようか」
　結局、PTEのことは質問されませんでした。でも、昨夜の勉強、絶対役に立つにちがいありません。

研修 5 日目・朝【硬膜外麻酔】

硬膜外麻酔の実際

🔑 Key messages

1 硬膜外麻酔の成功の鍵は体位の取り方である。
Good positioning of the patient makes epidural anesthesia easy.

2 脊椎の構造をイメージし、椎間を選択せよ。
Imagine the anatomy of vertebrae when you insert the epidural needle.

3 抵抗消失法をマスターせよ。
Learn how to use the loss of resistance method.

4 テストドーズを投与せよ。
Administer the test dose after catheter insertion to rule out intravascular and subdural migration.

🔑 Key words

硬膜外麻酔、ヤコビー線、黄靱帯、テストドーズ (試験量)

▶硬膜外麻酔の体位

　橘さんは車いすで入室してきました。手術台にゆっくりと移ってもらいました。血圧計、心電図、パルスオキシメータなどを装着しました。点滴は 20 ゲージのカテーテルがなんとか入りました。入室時の血圧は 168/98mmHg、心拍数は 82bpm。やっぱり緊張しているんでしょう。

　次は硬膜外麻酔です。

　「橘さん、次に背中からの麻酔をしますね。横になっていただきますが、右下、左下、どちらのほうがつらくないですか?」

「おんなじくらいかしらねぇ。左下のほうが楽かもしれないわね」

「はい、では、左下になって横向きに寝ましょう。お手伝いしますからね」

橘さんは左側臥位になりました。

「もう少し、背中側に下がりましょう。私がいるから大丈夫です。そうそう。左肩をもう少し、引きましょう。いい感じになりました。では、これから、薬の準備とかをしますから。何かするときは、必ず言いますから、大丈夫ですよ。関口さんが支えてくれているから大丈夫」

加藤先生は、清潔なグラブをして、硬膜外麻酔の準備を始めました。

「橘さん、背中の消毒をしますよ。アルコールが入っているので、冷たい感じがしますから」

そういって、加藤先生は背中の消毒を始めました。念入りに、3回消毒をしました。

「今度は、背中に大きなシートみたいなものをかぶせますね」

加藤先生は穴あきのビニールのドレープを橘さんの背中にかけました。

「さぁ、これからが本番ですよ。両膝を抱え込むようにしましょう。顔はおへそを見るような感じ」

橘さんは、背中を丸くしてくれました。

「背中を触りますね」

加藤先生は、両腸骨稜を示して、

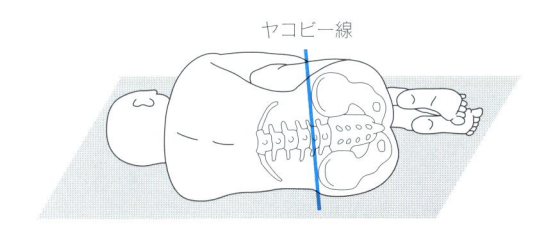

ヤコビー線

「これが、ヤコビー線、L4に相当するからね。橘さん、安部先生に説明しながらしますね」

加藤先生はそこから椎間を数え始めました。安部先生は、昨日見た腰椎の骨標本のことを思い出していました（図53）。

▶抵抗消失法

「L1、L2からいくね。橘さん、これから局所麻酔をします。ちょっとだけチクッとしますね」

加藤先生は1％リドカインが入ったシリンジで局所麻酔を始めました。太さは25ゲージ。細い針です。

「だんだん、奥まで麻酔をしていきますね」

加藤先生は針の根元まで入るくらい深くまで局所麻酔をしました。橘さんの背中は、厚くて、これでも局所麻酔は浅いくらいなのかもしれません。

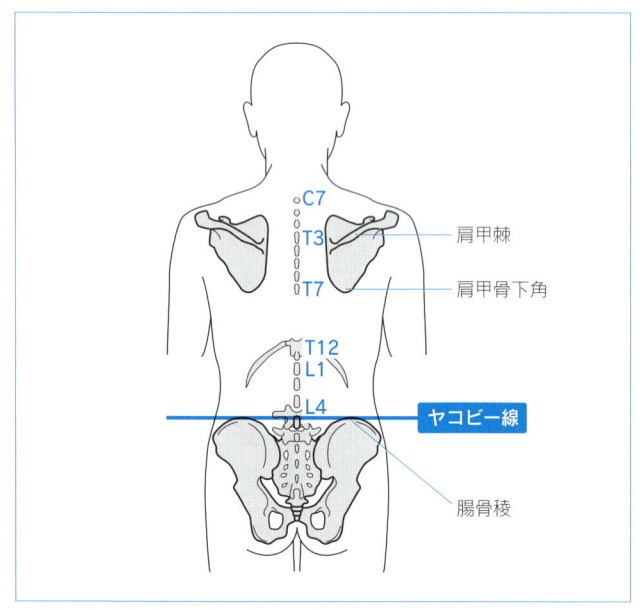

図53 硬膜外麻酔の穿刺部の目安

「橘さん、次に太い針で刺しますね。十分に局所麻酔をしたから痛くないと思いますよ。でも、押されるような感じはすると思います。もし、どこかにびりっとひびくような感じがしたりしたら、教えて下さいね」

加藤先生は17ゲージのTuohy（トゥーイ）針を刺していきました。

「痛くないですか？　痛かったら遠慮なく言って下さい」

橘さんの背中は厚いので、加藤先生も苦労しているようです。そのうちに、Tuohy針がしっかりと棘間靱帯に入ったようでした（図54）。

加藤先生は、Tuohy針の内筒を抜き、Tuohy針に生理食塩液の入ったガラスシリンジをつけました。左手で針を押し進めながら、右手はシリンジのプランジャーに圧力をかけているようです。

「橘さん、もう少しですからね。そのままの姿勢を保って下さい」

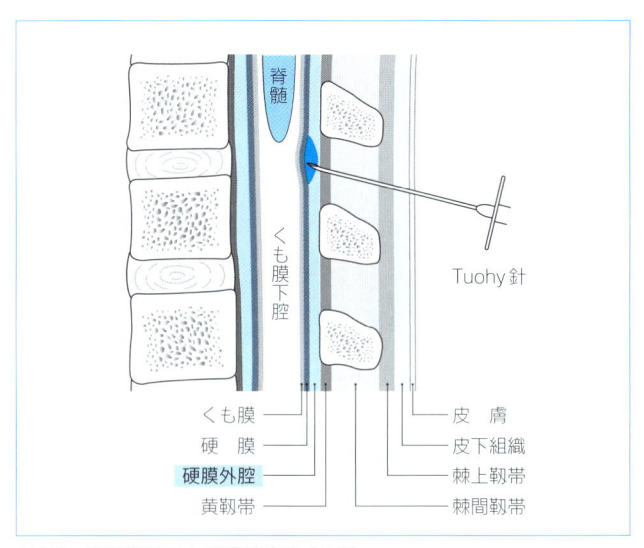

図54　脊髄縦断図と硬膜外麻酔の方法

「今、先端が黄靱帯に入った感じがしたからね。右手に注目していてね」

加藤先生がほんの数ミリ針を進めると、シリンジのプランジャーがすっと動きました。

「安部先生、今のが抵抗消失法ね。橘さん、ちょうどいいところが見つかりましたよ。これから、プラスチックの細いチューブを入れていきます。どこかにひびいたり、変な感じがしたら教えて下さい」

加藤先生は、チューブを進めていきます。チューブをスムーズにスーッと入れていきました。どこにもびりっとひびいたり、違和感はなかったようです。

「これから針を抜きますからね」

加藤先生はチューブが抜けないように慎重にTuohy針を抜いていきました。

▶テストドーズ（血管内およびくも膜下注入の除外）

「これから試しのお薬を入れてみます。もし、急に足が温かくなったり、唇の周りがしびれたりした感じとか、金属のような味がするとか、おかしな気分になったりしたら教えて下さい」

加藤先生は、2％リドカイン3mLを注入しました。特に抵抗もないようです。

「先生、特に変わりはありません」

「それなら大丈夫です。これから、チューブが抜けないようにテープで留めます。もう、足を少し伸ばしても大丈夫ですよ。首も楽にして下さい」

「さぁ、仰向けになりましょう。手を貸しますからね」

橘さんは仰向けになりました。

「これが、背中に入ったチューブですよ。これから、チューブから局所麻酔薬を入れます。手術中も、手術の後もこのチューブから局所麻酔薬と、ほんの少しの麻薬を入れますね。手術の後は、そんなに痛くないと思いますよ」

「ありがとうございます。私、実はこれが一番心配だったんで

す。ほかの患者さんに、とっても痛いのよって脅かされていたから。ほんのちょっと、最初が痛かっただけでした」
「病棟に戻ったら、ほかの患者さんに、ちっとも痛くなかったって宣伝しておいて下さい。背中の見えないところで、針を刺されるって怖いですものね。でも、このチューブが入っていると、手術後はとっても楽なんですよ」

▶局所麻酔薬の投与と麻酔高のチェック

「もう少し、局所麻酔薬を追加していきます」
　加藤先生は、0.75％ポプスカイン®を最初は3mL、それから3分くらいしてまた3mL注入しました。
「どうですか。足とか腰の感じとか、変わってきましたか？」
「そう言えば、腰のあたりが温かい気がします」
「では、これからどれくらい麻酔が効いているかを調べてみますね」
　加藤先生は、アルコール綿を出して、橘さんの肩のあたりを触りました。
「これは冷たいですか？」
「はい。少し」
「今の冷たさを覚えて下さい。次に腰のあたりを調べますね」
　加藤先生は、今度は右の鼠径靱帯のあたりをアルコール綿で触りました。
「どうですか。冷たいですか？」
「いえ、そんなに冷たくありません」
　鼠径靱帯だから、デルマトームはT12だよな。安部先生は頭の中に、人の体の等高線のようなものを書き込んだ図を思い出していました。
「今度は上のほうへ移っていきますから、肩と同じくらい冷たくなったら教えて下さい」
　加藤先生は、すっと皮膚の上をアルコール綿で触って確認をしています。
「あっ、そのあたりは肩と同じくらいかもしれません」

ちょうどおへそのあたりです。あそこはT10。学生のときに覚えました（図55）。加藤先生は手早く、左右、上下で麻酔のレベルをチェックしています。

「安部先生、もう2mLだけ、追加しておこうか。レベルチェックはね、アイスパックみたいなものでしている人もいるよ。ただ、冷覚の消失をみているにすぎないから、25ゲージ針みたいな細い針を用いてのピンプリック法でレベルは確認しておくほうが確実だよ」

安部先生が、薬物を硬膜外カテーテルから注入しようとすると、

「まずは吸引。血液や脳脊髄液が吸引されないことを確認してから。大丈夫だったら、注入。カテーテルは最初は正しい位置に入っていても、その後に血管内や髄腔内に迷入することがあるん

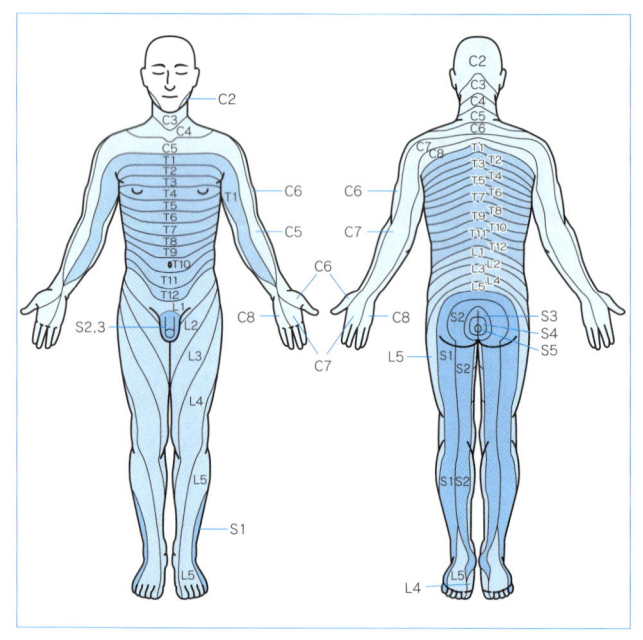

図55　デルマトーム

だ。だから、いつでも、まずは吸引。一回一回がテストドーズと思ってね」

「けっこう、注入時に抵抗があるだろう。チューブは細くて長いからね」

血圧を測定しました。血圧は110/60mmHg、心拍数も70bpm前後です。

「橘さん、硬膜外麻酔はいいところまで効いていますから、全身麻酔を始めますね」

研修5日目

硬膜外麻酔後の全身麻酔の導入

Key messages

1 **硬膜外麻酔後の全身麻酔では低血圧が起こりやすい。**
Induction of general anesthesia after epidural anesthesia may make patients more hypotensive.

2 **臓器血流量の自己調節能について理解せよ。**
Understand the autoregulation of organ blood flow.

Key words

臓器血流の自己調節能、レミフェンタニル、エフェドリン、フェニレフリン、ARB、ACE阻害薬、β遮断薬

前酸素化を始めました。

「安部先生、アルチバ®(レミフェンタニル)を始めようか。0.2γでいいかな」

安部先生は、いつもよりもずっと投与量が少ないので不思議に思いました。しばらくして、

「なんだか変な感じ。ぼうっとしてきたわ」

「では、これから本格的に眠る薬を入れますね。次に目が覚めたときは、もう手術は終わっていますから。さっき入れた硬膜外麻酔が効いていて痛くはないと思いますよ。でも、足がしびれているような感じはすると思います」

加藤先生はプロポフォールを注入しました。全部で9mLくらいしか入っていないようです。

橘さんは閉眼しました。加藤先生はアルチバ®をさらに半量へと減量しています。用手換気もできました。加藤先生はエスラックス®5mL、50mgを注入しました。人工呼吸もOK。

「マスクを持つ姿、けっこう様になってきたじゃないか。そう、そんなに力はいらないだろう」

「よし、挿管。歯に気を付けてね。余分な力を入れないこと」

安部先生は、喉頭鏡を入れました。

「喉頭蓋が見えました」

「よし、前上方に引き上げて」

「声帯、見えました」

「目を離さないように。チューブはそっと入れるんだよ」

挿管し、バッグを押すと胸郭も上がり、カプノグラムも出てきました。セボフルランを1％に合わせました。

「けっこう、筋がいいんじゃない。なかには3週間くらいも挿管できない研修医もいるんだよ」

「最初の日の素振り100回が効きました」

「涙の特訓だね」

「白鳥は水面下で足をかくんです。加藤先生、体重の割に投与量が少ないみたいですが」

「そう、ちゃんと投与量も計算してきたんだ。橘さんは、けっこうな肥満だろう。そのままの体重で計算すると、どうしてもオーバードーズになってしまうんだ。それに、硬膜外麻酔で十分にレベルも上がっていたし、血圧も下がりやすいんだよ」

そう言われて、安部先生は血圧を測定しました。血圧は74／56mmHg。すごく下がっています。

「エフェドリン5mgを投与して。こうして、注意していても血圧って下がっちゃうんだ」（表52）

再度血圧を測定しましたが、まだ90／64mmHgでした。

「もう一回、エフェドリン5mgを入れようか」

急速輸液もして、ようやく血圧も落ち着いてきました。

「加藤先生、血圧調節の目標って、どのへんにしたらいいんですか。麻酔をすると、たいてい血圧が下がるみたいですが、血圧がどうなったら治療したらいいのかよくわからないんです」

「血圧は日常生活の中でも変動しているからね。病棟での血圧はやはり参考にする必要があると思うよ。白衣高血圧というのが

あるけれど、家庭血圧は低くても入院時の血圧が高い人では、周術期の血圧変動が大きいという報告もあるんだ」

「確かに、入院時の血圧が高かったり、手術室に来たときの血圧が高い人がいますね」

「血圧コントロールということで、知っておく必要があるのは、臓器血流の自己調節能という概念なんだ。脳や、腎臓、心臓などに存在していると言われている。自己調節能というのは、平均血圧が変化しても、臓器血流量が変化しないという調節能力なんだ。血圧が低下すれば、血管が拡張し、血圧が上昇すれば血管が

表52 エフェドリン　*Ephedrine*

分　類	アドレナリン受容体刺激薬
商品名	エフェドリン 　40mg／1mL（¥92） エフェドリン®「ナガヰ」 注射液40mg
作用機序	α受容体およびβ受容体に作用。 β受容体は直接作用、α受容体刺激は交感神経終末からのノルアドレナリンの分泌を介しての間接作用。そのため、反復投与でノルアドレナリンの貯蔵量が枯渇すると、昇圧反応が弱くなる（タキフィラキシス）。
適　応	麻酔時の血圧低下
禁　忌	カテコラミン投与中、心室細動、心室頻拍、冠攣縮、またはその既往歴
投与量	麻酔時の血圧低下に対しては4～8mg静注、必要に応じて適宜反復投与
効果発現時間 （静注）	＜1分
効果持続時間 （静注）	10～60分

収縮して、臓器血流量を調整するというわけだ。でも、調節範囲を超えると、臓器血流量は圧依存性に変化するということになる。図の右端と、左端みたいにね」（図56）

「こういった調節能がなかったら、ちょっと血圧が変化しただけで大変なことになってしまいますね。収縮期血圧ではなくて、平均血圧が重要なんですね。心臓では拡張期血圧が重要だと習いましたが」

「その通り。心臓は収縮期、拡張期の周期性変化があったり、右と左の冠動脈で潅流圧パターンが違ったりするから、けっこう

表53 フェニレフリン *Phenylephrine*

分類	昇圧薬
商品名	ネオシネジン® 　1mg／1mL（¥59） 　5mg／1mL（¥61） ネオシネジン®コーワ注1mg
作用	α受容体直接刺激による血管収縮による昇圧。 直接的には心拍数は増加させないが、血圧上昇が起こると圧受容体反射により心拍数は減少することがある。
適応	急性低血圧あるいはショック時の補助治療、発作性上室性頻拍、局所麻酔時の作用延長
禁忌	心室性頻拍
投与法	（静注）0.1～0.5mgを10～15分ごと （持続静注）6～10mg／hrで開始、効果発現後2.4～3.6mg／hr
効果発現時間（静注）	＜1分
効果持続時間（静注）	15～30分

複雑なんだ。自己調節能は、高血圧患者では右側にシフトしているので、高血圧患者では、普通の人では大丈夫な血圧低下でも臓器低灌流が起こる可能性があるから注意する必要があるんだ。血管狭窄があれば、いくら血圧は自己調節内にあっても、狭窄後の部分では臓器虚血が起こることは覚えておく必要があるよ」

▶術前に中止すべき薬剤と継続すべき薬剤

「石田教授は、降圧薬のことを具体的に質問しますよね。何か意味があるんですか？」

「降圧薬によっては、麻酔導入後に低血圧を起こす可能性があるので、術当日は中止しないといけないものがあるんだ。特にARBは導入後に低血圧を起こしやすく、その治療が難しいと報告されているんだ。ACE阻害薬も、やはり低血圧を起こしやすいけれど、こちらは急速輸液や昇圧薬により治療しやすいと言われているんだ。だから、原則、この二剤は手術当日は中止にしていることが多いね」（☞ p.55 参照）

「この患者さんでも、ARBは中止しておきました。逆に継続しておくべき薬は何ですか？」

「クロニジンやβ遮断薬は突然の中止で、反跳性の高血圧を起こしやすいから、原則として継続。β遮断薬は心臓リスクのある患者さんでは、中止すると周術期心合併症の頻度が高くなるから、原則継続しないとだめだよ。β遮断薬を投与されている患者さんでは、エフェドリンなどβ受容体刺激作用を持つ薬物に反応しにくいんだ。$β_1$受容体が遮断されていると、心拍数増加や心収縮性増加が起こりにくいからね。利尿薬ではカリウムなどの電解質異常にも注意する必要があるよ。術前に利尿薬を投与すると、循環血液量に関係なく術中の尿量が多くなって、輸液量の指標になりにくいといったこともあるんだ」

「それで、どんな薬物を服用しているとか、朝のオーダーはどうしたとかを質問するというわけですね」

Self Study Tips 29

■ 臓器血流量の自己調節

□ 脳や腎臓、心臓などには臓器血流量の自己調節能（auto-regulation）が備わっている。平均血圧がある一定の範囲内で変化しても、これらの臓器血流量は変化しない。平均血圧が上昇すると血管径は小さくなるが、それ以上、血管収縮できなくなると臓器血流量は圧依存性に増加する。逆に、平均血圧が低下すると血管拡張が起こるが、調節の範囲内を超えると臓器血流量は圧依存性に低下する（図56）。臓器血流量減少により臓器機能低下が起こるが、低下の程度が強くなると虚血、壊死が起こる。

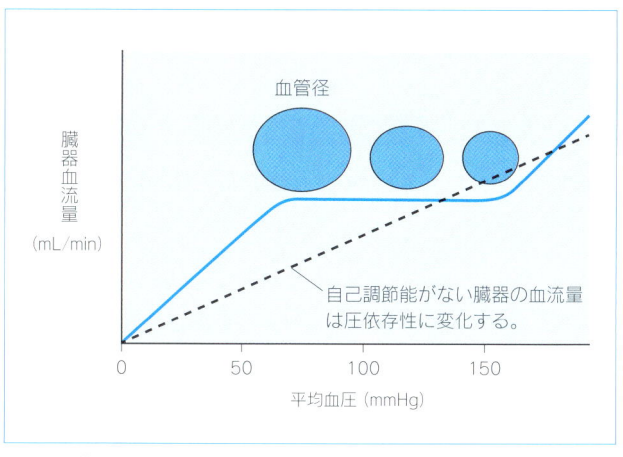

図56　臓器血流量
血管径は平均血圧が低下すると増加し、上昇すると減少する。限界を超えると、臓器血流量は圧依存性に変化する。

研修5日目

麻酔維持と麻酔からの覚醒

Key messages

1. **輸血の方法について理解せよ。**
   Understand the methods of autologous blood transfusion.

2. **輸血用血液の加温は体温低下防止のために重要である。**
   Warming of blood products is important to prevent hypothermia.

3. **輸血のトリガーと、輸血の効果の予測法について理解せよ。**
   Understand the triggers of blood transfusion and the effects of blood transfusion.

Key words

セボフルラン、ポプスカイン®、自己血回収、術後鎮痛、オピオイド

麻酔維持は、セボフルラン1%と、酸素1L/min、空気1L/min、レミフェンタニル0.1μg/kg/minで行いました。手術刺激があっても、特に大きな血行動態変動はありません。血圧は90〜100/60〜70mmHg、心拍数は60〜70bpmくらいです。

「加藤先生、筋弛緩薬の追加はどうしますか?」

「0.75%の高濃度のポプスカイン®が入っているから、特に追加は必要ないと思うよ。セボフルランも筋弛緩作用を持っているからね」

「筋弛緩薬を投与しないで、今は人工呼吸をしていますよね。調節呼吸をするためには、筋弛緩薬が必要ではないんですか?」

「必ずしも筋弛緩は必要ではないんだ。前に、揮発性麻酔薬や

ケタミンを除く静脈麻酔薬、それにオピオイドは呼吸器抑制作用を持っているんだ。当然、レミフェンタニルもセボフルランも呼吸抑制作用を持っているんだ。今みたいに少し過換気気味になっていると、呼吸中枢はこれらの薬物によって抑制されているから、自発換気は起きないんだ」

安部先生には、このあたりのポイントがどうもまだよく理解できません。学生のころは、全身麻酔には筋弛緩薬は必須と思っていたのですが、声門上器具を使用する全身麻酔では筋弛緩薬も投与しませんでした。

手術も終盤に差し掛かってきました。出血量は300mL程度です(図57、58)。

図57　ガーゼ出血量　　図58　吸引出血量

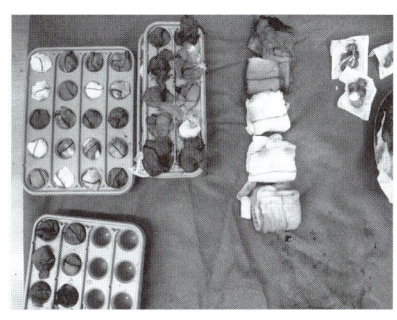

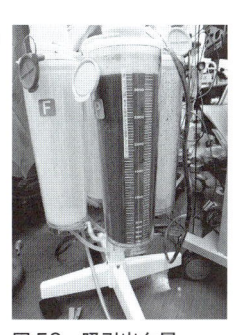

▶自己血輸血（自己血貯血、自己回収血）

自己血輸血も返血することになりました(Tips 30)。まずは、術中回収血の返血です。自己血回収装置は、清潔な術野から出血した血液をヘパリン加生理食塩液とともに吸引して、その血液を洗浄して、患者さんに返血する方法です。赤血球の60％くらいは回収できるけれど、血小板とか、血漿成分、つまりアルブミンや凝固因子は洗浄されてなくなってしまうそうです(図59)。

橘さんは、全血2単位の自己血貯血もあります。整形外科では、股関節手術や脊椎手術などで、自己血回収法のほかに、自己血貯血もよく行われるようです。

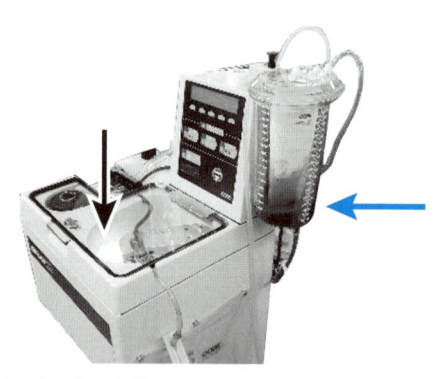

図 59　自己血回収装置
術野からの血液はヘパリン化生理食塩液とともに、貯血槽に溜まる（青矢印）。溜まった血液は生理食塩液により洗浄、遠心分離され（黒矢印）、ヘマトクリット値が50～60％の濃厚洗浄赤血球が作られる。血小板や凝固因子を含め血漿成分は失われる。

　輸血部から自己血貯血した全血が届きました。関口さんと二人で、伝票と輸血用バッグの内容の確認をしました。加藤先生も、しっかりと見守ってくれています。
　「自分の血液だから、安心ですね」
　「油断は禁物。不適合輸血を防ぐために、輸血用血液の照合はとても大切なんだ。血液型だけではなくて、特に自己血だと、輸血関連GVHD（移植片対宿主病）予防のための放射線照射もしていないからね。日赤の血液は感染症のスクリーニングが綿密にされているけれど、自己血の場合は患者さん自身に戻すものだから、肝炎の人の血液だって使用しているからね。他の人に投与したら大変なことになるよ。自分自身の針刺し事故にも気を付ける必要があるからね」
　「はい。慎重にやります。輸血用血液って冷たいですね」
　「赤血球製剤は4～6℃で保存されているからね。日赤の輸血用血液の保存期間は21日だけど、自己血の場合は42日だから。これも覚えておいてね」
　「全血だから、さっきの回収血と違って、すべての成分が含ま

れているということですよね」

「それは間違い。血小板などは低体温で保存されると数日でその活性を失ってしまうんだ。血小板濃厚液って、学生時代に習っただろうけど、室温保存だからね。凝固因子でも不安定凝固因子とかって覚えている？」

「保存で活性が低下しやすい因子ですよね。確か、第Ⅴと第Ⅷ因子」

「あたり。失礼。正解。いくら全血と言っても、血小板や、不安定凝固因子の補給という点では、あんまり期待できないんだ」

「今日は、出血量も多くないので、そこのところは問題になりませんね」

「その通り。輸血加温器を通して輸血しようか（図60）。昨日も話したように、患者さんが低体温になるのは防がないといけないからね。先生が入れた輸血ラインが役に立つよ」

こういった輸液・輸血加温器は急速輸液や輸血のときに特に威力を発揮するそうです。低体温により、出血量が増加したりもするそうです。血小板や凝固経路の抑制なども関与しているようです。

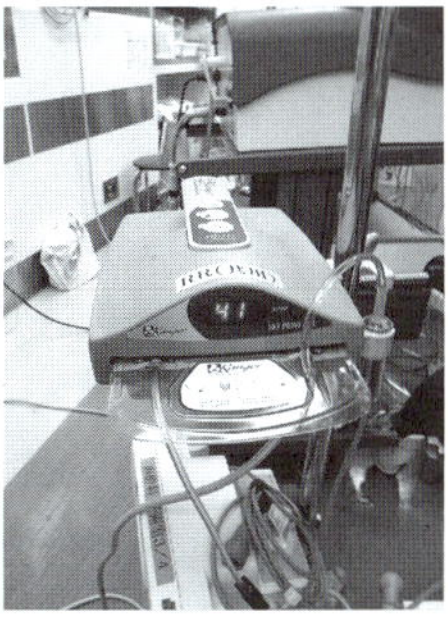

図60 輸血加温器
レンジャー™。

▶輸血効果の予測

「輸血が終わったら、血算だけやっておこうか」

安部先生は、静脈穿刺をして血液を採取しました。戻ってきたヘモグロビン値は10.8g/dL、血小板数も20.5万ありました。

「問題なさそうだね。治療をしたら、その効果を確認することが重要なんだ。もう一つ重要なことは、検査結果を予測して、検査をすること。そして、検査結果が出たら、どのような治療をするかを決めておくことなんだ。検査というのはね、そういったdecision makingに使用するものなんだ。安部先生は、採血前に

検査値とか予想してた？」

「いえ、採血することに夢中で。結果のことはあんまり考えていませんでした」

「ヘモグロビン値とか、簡単な算数である程度推測できるんだ。橘さんの自己血2単位に含まれているヘモグロビン量はどれくらい？」

「外来での採血のときのヘモグロビン値は12.0g/dLでした。ということは、2単位、つまり400mLには、12.0掛ける4イコール48gのヘモグロビンが含まれていたということになるわけですね」

「その通り。では、橘さんの循環血液量はどれくらい？」

「体重の7％とか、体重の13分の1とかですよね。体重が60kgだから、循環血液量は4.2Lくらいということでいいですか？」

「脂肪中の血液量は少ないから、循環血液量はもう少し少ないかもしれないけどね。計算を簡単にするために、循環血液量は4Lとしようか。自己血輸血後、ヘモグロビン値はどれくらい上昇すると推測されるかな？」

「これって、小学校のときの、水に塩を混ぜたら濃度はどうなるかっていうのとおんなじ問題ですよね。48g割る4L、つまり40dLだから、1.2g/dLという計算になりますね」

「正解。そして検査結果が予想と大きく異なっていたら、もしかしたら、出血量はもっと多かったのかもしれないということも考えないといけないんだ」

「術前値11g/dLからスタートして、2単位輸血後10.8g/dL。自己血回収血でも全部は回収できていないし。ほぼ、予測通りのヘモグロビン値という感じですか？」

「そう思うよ」

硬膜外カテーテルからは0.25％レボブピバカインとフェンタニルの混合液を術後鎮痛のために5mL/hrで持続注入しています。レボブピバカインも濃度が低いので、運動麻痺も起きにくいはずです（表54）。

表54 硬膜外オピオイドの作用

薬　物	ボーラス投与(mg)	作用発現時間(分)	最大効果(分)	持続時間(hr)	濃度(%)と投与速度(mL/hr)
モルヒネ	3〜5	20〜30	30〜60	12〜24	0.005%、3〜8
フェンタニル	0.05〜0.1	4〜10	20	3〜4	
ペチジン	30〜100	5〜10	12〜30	4〜6	0.0005%、4〜12

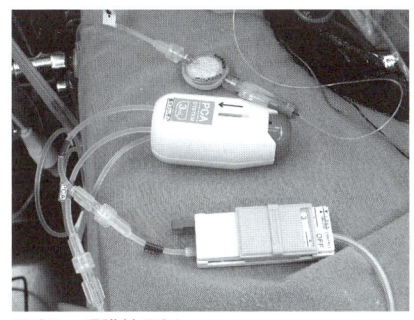

図61 硬膜外PCA

手術も終了し、膝のX線写真も撮り終えました。結果も問題ないようです。

「さぁ、覚醒させようか」

安部先生は、セボフルランを切り、空気の流量も止め、酸素流量を6L/minに上げました。呼気中のセボフルラン濃度も順調に下がってきました。スガマデクスも投与しました。呼気中セボフルラン濃度が0.3%になったあたりで、安部先生は橘さんに声をかけました。

「橘さん、手術は終わりましたよ。順調に終わりました。目を開けられますか?」

橘さんが、ちょっととろっとした目でしたけれど、目を開けました。

「わかりますね。手術は終わりましたよ。もうすぐ、喉の管を抜きますね。そうしたら、声も出ますから。何にも心配はいりませんよ」

加藤先生も声をかけました。モニター上の血圧、心拍数もSpO_2も100％で問題ありません。呼吸回数も14回/min、1回換気量は300〜350mLくらいあります。呼気終末二酸化炭素分圧も42mmHgくらいです。

抜管も無事に終わりました。痛みもなさそうです。

「橘さん、足は動きますか？」

橘さんは、足の指や足首を動かしてくれました。整形外科の先生も橘さんの足の指を触って、

「これ、触っているのわかる？」

などと質問しています。

整形外科の先生、安部先生、加藤先生、関口さんとで橘さんの乗ったストレッチャーを麻酔後回復室まで移送しました。

麻酔後回復室では、橘さんの意識もしっかりとしてきました。バイタルサインも問題ありません。

「Another successだね。安部先生」

加藤先生が、そう声をかけてくれたので、安部先生はとてもうれしく思いました。そして、もっとうれしいのは、明日は土曜日。そう週末なのです！

その前に、月曜日にあたっている眼科症例の術前回診に行きました。亀田勲さん、52歳の男性です。身長170cm、体重68kg。糖尿病網膜症に対する手術です。過去に2回、既に硝子体手術を局所麻酔下で受けているようです。糖尿病に加えて、高血圧、高コレステロール血症もあります。5年くらい前までは、1日20本、25年間の喫煙歴があるようです。安部先生には、とてもリスクが高い症例に感じられました。

冠動脈疾患の危険因子も糖尿病、高血圧、高脂血症、喫煙歴とたくさんあります。幸い、BUN、血清クレアチニンは正常、eGFRも78mL/minあります。糖尿病のチェック事項は、血糖

値のコントロール、治療薬、腎症、神経症、それに網膜症です（☞ p.203）。インスリン治療を受けています。腎症はなさそうですが、神経症はどうでしょうか。回診でチェックする必要があります。冠動脈疾患の有無の確認も必要です。胸痛とかのことを問診しないといけないけれど、糖尿病の人では無痛性の心筋虚血発作もあります。心電図は、洞調律。安静時にはST変化もなさそうです。正常心電図は冠動脈疾患を除外しない！　循環器内科の講義を思い出しました。

　亀田さんとの面接では、特に新しい情報もありませんでした。週末は1時間くらい散歩をするようですが、胸痛発作などを起こしたこともないようです。挿管も難しそうではありません。静脈もきっちりチェック。点滴もうまくいきそうです。

　なんだかよい週末が迎えられそうな気持ちになってきました。糖尿病患者の麻酔上の注意点と、眼科手術の注意点くらいは勉強することにしましょう。

Self Study Tips 30

■ 自己血輸血の方法

□ 同種血輸血量を減少させるために、自己血輸血が行われることがある。

1. 貯血式自己血貯血

□ 出血量が比較的多い（循環血液量の15％以上）待機手術や、まれな血液型、不規則抗体のある患者などで実施される。全身状態が比較的良好で、ヘモグロビン値も11g/dL以上あることが原則必要である。

□ 術前に血液を採取して保存する。このほか、自己フィブリン糊を作成する場合もある。
  ・自己全血：保存期間は21日あるいは35日
  ・自己赤血球（液状保存）：最長保存期間42日
  ・自己赤血球（凍結保存）
  ・自己新鮮凍結血漿：保存期間1年間

2. 回収式自己血輸血

□ 術野から血液を回収し、生理食塩液で洗浄後、赤血球浮遊液として返血する。心臓血管手術や整形外科手術でよく用いられる。禁忌は、腫瘍手術や、細菌などで術野が汚染されている場合である。エホバの証人でも受け入れられる場合がある。

3. 等容積性血液希釈式自己血輸血

□ 手術室において術前に採血をしながら、細胞外液系輸液剤や人工膠質輸液剤などの輸液を行い循環血液量を保ちながら、血液を希釈する。その結果、出血した場合に失われる血液成分が少なくなる。出血がある程度あったところで返血する。すべての新鮮な血液成分を投与できるという利点がある。

4. 術後返血

□ ドレーン血などをフィルターを通して術後に返血する。

研修 6・7 日目【週末】

ウィークエンドはゆっくり休め！

🗝 Key messages

1 週末はゆっくり休んで気分転換をせよ。
Refresh yourself during weekend.

2 まとまった勉強は週末が一番。
Dig in a subject during weekend.

🗝 Key words

術後回診

　目覚ましをかけないで迎える朝は最高です。久しぶりにリラックスして寝たような気がします。午後は、お出かけでもしようかな。本屋さんに寄って、なにか面白そうな本でも探そうかな。麻酔にも少し興味が持てるようになってきたので、麻酔の教科書とかも買ってみようかな。加藤先生も何冊かの本を紹介してくれたし。そんなことを考えながら、ゆっくりと朝食をとりました。

　午前中は、溜まった洗濯物の洗濯。来週着ていくものがなくなったら大変だし。食器は使いまわしだから、汚れ物はたいしてありません。溜まった新聞を読んだり、テレビを見たりしているうちに、昼になってしまいました。

　街をぶらりと散歩でもすることにしました。書店には、ずらりと新刊書が並んでいます。安部先生がタイトルを知っている最近はやりの本も並んでいました。医師国家試験とかあったし、最近はろくに本も読んでいないなぁと思いました。

　医学書のセクションに行くと、片隅に麻酔科や集中治療の本が並んでいました。加藤先生が勧めてくれた本もあります。とりあえず、石田教授の本でも買おうかと思いました。著者を知ってい

ると、本もなぜか表情を持っているように感じられます。ぱらぱらとめくっていて、そうそう、これ習ったという箇所が何箇所も見つかりました。「給料日はまだまだ先だけど、よし、買ってみるか」5千円は高いと思ったけれど、安部先生は本を買うことにしました。

▶術後回診（ポストラウンド）

もうあと10分くらい歩けば、病院に行けます。「ポストラウンドもしておこうかな」と思い、これって「医者になったっていうこと？」なんて思いました。ラフな格好だけれど、上に白衣を着れば、それほどみっともなくはなさそうです。

「橘さん、こんにちは。おかげんはいかがですか？」

「あれっ。先生は今日は当番？　当直っていうんだっけ」

「近くまで来たもんですから、気になって」

「昨日は、おかげさまで痛くもありませんでしたよ。でも、なんとなくむかつくような感じがして」

「今日はどうですか？」

「今日はだいぶ良くなりました。痛みもそんなにないし。朝食、昼食とも完食。看護師さんにもほめられましたよ」

「経過が順調なようで何よりです。お大事に」

「先生もね。研修医って大変なんでしょう」

安部先生は、診療録に橘さんの術後診察のことを記載して、医局に行きました。医局には、当直の平田先生がいました。

「どうしたの、安部先生、土曜日に？」

「近くまで来たので、ポストラウンドに行っていました」

「感心だね。患者さんと直接話をするのは重要だよ。外科の先生に文句を言われて、後から行くとかっこ付かないからね。で、大丈夫だった？」

「昨日は気持ちが悪かったようですが、今日は、特に問題がないということでした」

「術後鎮痛に麻薬を使ったりすると、悪心が出ることが多いんだ。痛いよりも、気持ちが悪いほうがつらいっていう患者さんも

いるからね」
　医局のドアがノックされました。平田先生が、
　「どうぞぉ、開いているから」
と言いました。医局のドアをノックする奴なんて珍しいなと独り言を言っています。
　「平田先生、こんにちは。当直、お疲れ様です」
　「あら、安部君、どうしたの？」
　「っていうか、星野さんこそ。僕は、近くに来たのでポストラウンド」
　「私は調べたいことがあって、医局に本を見に来たの。月曜日の患者さん、口腔外科の手術で経鼻挿管しないといけないんだけど、どうやっていいのかわからなくて」
　「星野さんは、麻酔科志望だからね。けっこう、難しい症例もあたるんだ」
　「たまたま」
　「僕は、そろそろ帰るとこ。勉強頑張ってね。じゃあ、また月曜日に。平田先生、平穏な一日をお祈りしています」
　「ありがとう。じゃあな」
　「今年の研修医はまじめだね」という声が、安部先生の後ろから聞こえてきました。それが、星野先生のことだけ、自分のことを含めてかは、よくわかりませんでした。みんな、頑張っているんだという刺激になりました。週末は、石田先生の教科書でも読もうかな。

研修8日目・朝【麻酔準備と術前カンファ】

患者と手術のリスク層別化

🔑 Key messages

1 患者と手術のリスクを評価して、リスクを層別化せよ。
Stratify the perioperative risk according to the patient's and surgical factors.

2 心筋虚血発見に有効な心電図誘導を選択せよ。
Select the appropriate ECG lead to diagnose myocardial ischemia.

3 糖尿病患者では血糖値の測定を行え。
Check blood sugar in the perioprerative period in patients with diabetes mellitus.

🔑 Key words

心合併症発生率、心筋虚血、モニター心電図、修正V_5誘導、糖尿病

週末って、すぐに終わってしまうなぁ。眼科の麻酔の勉強もしてきたし。星野先生は今日は経鼻挿管かぁ。未知の世界。準備も大変なんだろうなぁ。

安部先生の準備も、ずいぶんと手早くなってきました。今日は、プロポフォールとレミフェンタニルで導入、麻酔維持はレミフェンタニル持続静注、デスフルランの予定です。問題は、亀田さんのリスクです。

術前カンファが始まりました。安部先生の順番が来ました。今日の司会は准教授の河口先生です。

「安部先生、問題点をずっとプレゼンするのはいいけれど、もう少し、整理していってごらん。長いばっかりでよくわからな

かったから。もう一度亀田さんの問題点を列挙してごらん」

「原疾患は糖尿病性網膜症。インスリンで治療されている糖尿病があり、高血圧、高脂血症、長年の喫煙歴もあります」

「問題点があったら、それぞれについて、重症度、服薬、治療の状態などをまとめてプレゼンしてくれるとわかりやすいからね。人に理解してもらうためには、自分がよく理解をしていないといけないんだ。安部先生は、亀田さんがたくさん問題を持っているので、どうしよう、どうしようって困っているっていう感じ。そのことはよく伝わったけど」

「その通りです。冠動脈疾患があったらどうしようということも心配で」

「問題点はね、重要度順に整理することや、治療できていること、いないことなどで整理しておくといいよ。亀田さんは、複数の全身疾患を持っているけれど、そのどれもが治療されているし、状態は落ち着いているからね。心臓リスクという点では眼科手術は低いんだよ。もちろん、だからって気を抜いていいという意味ではないからね。では、次」(図62)

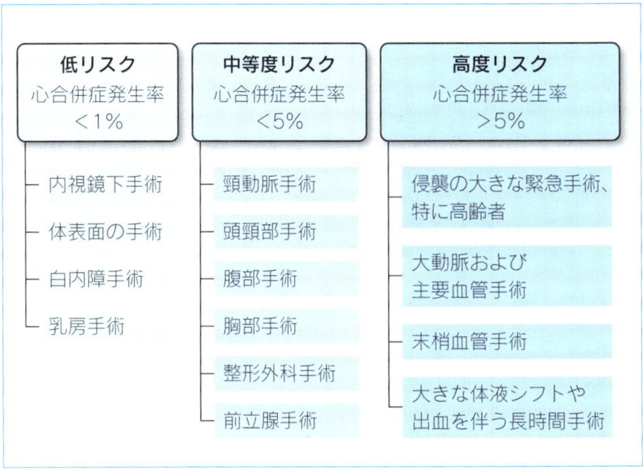

低リスク 心合併症発生率 <1%	中等度リスク 心合併症発生率 <5%	高度リスク 心合併症発生率 >5%
内視鏡下手術 体表面の手術 白内障手術 乳房手術	頸動脈手術 頭頸部手術 腹部手術 胸部手術 整形外科手術 前立腺手術	侵襲の大きな緊急手術、特に高齢者 大動脈および主要血管手術 末梢血管手術 大きな体液シフトや出血を伴う長時間手術

図62 非心臓手術における手術別の循環系合併症発生率による分類

「加藤先生、さて、今日はどんなふうにしていったらいいんですか？」

「河口先生が言ったように、心臓リスクとしては眼科手術はリスクが低いんだ。まず、糖尿病から考えていこうか。糖尿病が術中に進行することはないよね。問題は、血糖値管理なんだ。普通、術中に血糖値はどう変化すると思う？」

「カテコラミンとかコルチゾールとか、抗インスリン作用を持つホルモンが出たりするので、上昇すると思います」

「その反応は手術の程度や麻酔にも関係するよね。眼科手術だと侵襲も小さいし、麻酔も局所麻酔に加えて、レミフェンタニルを投与したりするので、その侵襲も抑えられるから、あんまり高血糖になるとは考えにくい。手術も1時間くらいのものだし、それほど大きな血糖値の変動は起こらないと考えていいと思うよ」

「低血糖はどうですか？」

「全身麻酔中の低血糖は、血糖値を測定しないと診断できないし、高度の低血糖を起こすと脳障害も起こすから、低血糖は要注意なんだ。亀田さんの場合、今朝は絶食だけれど、インスリンの投与もしてこなかったよね。だから、低血糖のリスクも低いはず」

「ということは、血糖値はあまり気にしなくていいということでしょうか？」

「朝、血糖値を測るように指示してきたろう。その血糖値のチェックをして、あまり高血糖、低血糖でなければ、心配することはないよ」

「高血圧は、朝の服薬もさせてきたので、あんまり心配しないでもいいということですか？」

「術前の血圧コントロールは良好だったし、麻酔薬との相互作用で高度の低血圧を起こしそうなものは服用していないしね」

「この前教わった、自己調節能も大きく変化していないだろうということですね。冠動脈疾患はどうですか？」

「これだけリスク因子があると、冠動脈疾患があって無症候性の心筋虚血を起こしている可能性はもちろんあるよ。でも、普

表 55　心電図による心筋虚血の診断

- 診断用モードの選択
- 較正（1mV = 10mm）
- 適切な誘導の選択（V₄ や V₅ 誘導、modified V₅ 誘導）
- 複数の誘導の使用（V₄ + Ⅱ、V₅ + Ⅱ、V₄ + V₅ + Ⅱ など）
- ST トレンドモニターの使用

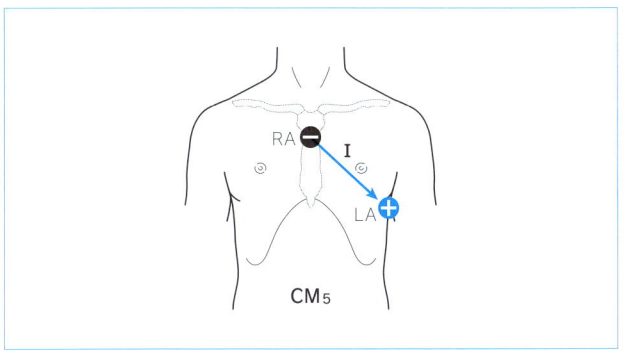

図 63　修正 V₅ 誘導の例（CM₅）
前壁虚血のモニタリング。RA：右上肢電極、LA：左上肢電極。

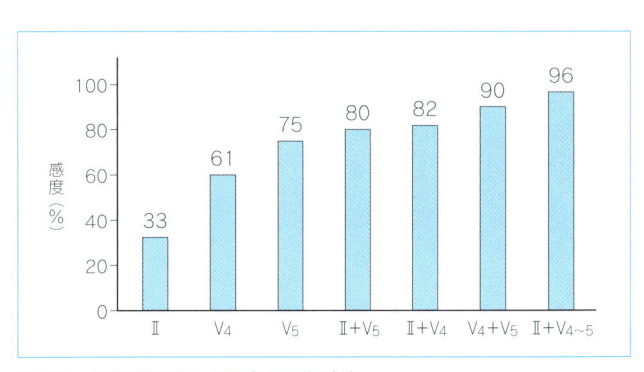

図 64　心電図誘導と心筋虚血診断感度
複数誘導のモニタリングで心筋虚血診断の感度が上昇する。
(London MJ, et al. : Intraoperative myocardial ischemia : Localization by continuous 12-lead electrocardiography. *Anesthesiology*. 1988;69:232-41)

表56 心筋虚血の部位と心電図誘導

部　位	心電図誘導	責任冠動脈
下　壁	Ⅱ、Ⅲ、aV_F	右冠動脈
側　壁	Ⅰ、aV_L、V_5〜V_6	左回旋枝
前　壁	Ⅰ、aV_L、V_1〜V_4	左冠動脈
前壁中隔	V_1〜V_4	左前下行枝

段、普通に生活をしたり、軽いジョギングをしたりしても、ひどい息切れなどするとも言っていなかったよね。胸部X線写真や心電図も正常、左室の肥大所見やST変化もないよね。心機能は良好と考えていいんじゃないかな。たとえ、冠動脈疾患があっても、心機能が良ければ周術期の心臓リスクも低いんだ」

「では、麻酔はいつも通りで構わないっていうことですか？」

「もちろん、大きな血行動態変化など起こさないようにしないとね。モニター心電図は、修正V_5誘導にしておこうか」

「修正V_5誘導って何ですか？」

「いつも使用しているのは第Ⅱ誘導だけれど、心筋虚血の発見率は低いんだ。左室を栄養する主たる冠動脈は左前下行枝だよね。虚血が起きるとV_3〜V_5誘導に変化が起きることが多いんだ。だから、冠動脈疾患患者の心電図モニターでは、複数誘導、右心系をみるⅡ誘導と、V_5誘導を用いることが多いんだ。でも、眼科手術室のモニター心電図は3極しかとれないから、修正V_5誘導を用いるということになるんだ。電極が三極でも、V_5誘導に似た心電図がとれるんだ。今日はCM_5誘導を使おうか」（表55、56、図63、64）

研修8日目・朝【麻酔導入】

眼球心臓反射

Key messages

1 眼球心臓反射が起きたら、直ちに外科医に伝えよ。
Notify the surgeon when bradycardia due to oculocardiac reflex occurs.

2 眼球心臓反射の治療にはアトロピンを静注せよ。
Administer atropine to treat bradycardia due to oculocardiac reflex.

Key words

RAEチューブ、眼球心臓反射、アトロピン、ヘパリン

「亀田さん、おはようございます。調子はどうですか？」
「昨夜はよく眠れなかったのと、緊張していること以外は大丈夫です。全身麻酔は初めてだから」
「心配しなくても、大丈夫ですよ。朝の血糖値も110くらいでしたね。まず、最初に、血圧計とか、酸素の量を測るためのモニターをつけていきますね」

心電図の電極はCM₅誘導を用いることにしました。誘導はⅡではなくて、Ⅰを選ぶようにしないと。血圧は緊張しているせいか、150/90mmHgと高めでした。

今日は、術前から点滴も入ってきているので、気持ちに余裕があります。加藤先生が、点滴を重炭酸リンゲル液に変えています。導入時はどうしても輸液量が多くなるので、糖を含んだ輸液剤だと、どうしても高血糖になりがちになるからだそうです。

安部先生はアルチバ®を接続し、前酸素化を開始しました。
「アルチバ®0.5γね」

安部先生は最近は、ちゃんと計算をしてくるので、シリンジポンプのセットもすぐにできます。0.5γと言われて、0.5mL/hrですねと言って叱られたことを思い出しました。プロポフォールを投与して、マスク換気ができることを確認したところで、加藤先生がロクロニウムを投与しました。

挿管は、今日はRAEチューブというもので行いました(図65)。眼科や耳鼻科でよく用いられる気管チューブのようです。麻酔科医が患者の頭側ではなくて、腰のほうに立つときに術野の邪魔にもならず、便利なようです。

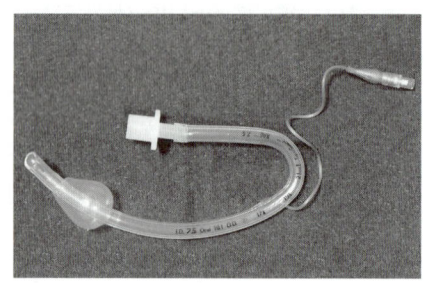

図65 RAEチューブ

今日も気管挿管は成功。自分でも、わけがわからずやっているのではなくて、やったという実感があります。

気管挿管した後、血圧は110/80mmHg、心拍数は66bpmでした。レミフェンタニルやプロポフォールがないころは、気管挿管で高度の血圧上昇や、心拍数増加が起こりがちだったそうです。そのために心筋虚血も起きていたようです。加藤先生は、最近は患者管理も楽になったなぁと言っていました。

▶眼球心臓反射

タイムアウトも終了しました。
「よろしくお願いします」
と眼科の先生が眼球を引っぱったとたん、モニター心電図のアラームが鳴りました。

眼科の先生も手をとめて、こちらを見ています。
「大丈夫ですか？」
「……」
加藤先生が、すかさず
「徐脈になりました（図66）。少し、手術を待っていただいていいですか」

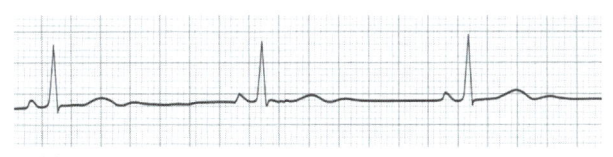

図66

「アトロピン」
と言って加藤先生がアトロピンのシリンジを渡してくれました。
「投与量は？」
「0.5mg、1mL、全部だよ」
安部先生は、あわててシリンジが手につきません。アトロピンが届く前に心拍数も上がってきたようです。
「血圧を測って」
心拍数は60bpmくらいになっています。安部先生が、もどかしい気持ちで血圧測定値が出るのを待っている横で、加藤先生は亀田さんの脈を触れながら平然とした顔をしています。
「脈もしっかりしているから大丈夫だから」
血圧も100／58mmHgでした。心拍数は70bpm近くになっています。
「安定しましたから、どうぞ手術を続けて下さい」
加藤先生の声がいつも以上に頼もしく聞こえます。
「今のが、眼球心臓反射だったんですね。もう、これで大丈夫でしょうか？」（Tips 31）
「大丈夫だと思うよ。少なくともアトロピンが効いているうちはね。眼球心臓反射は、疲労するって言われているんだ」
「疲労ですか？」

「英語ではfatigueって書かれているね。何度も繰り返し刺激されているうちに、反射が起きにくくなることを言っているんだ」

「ちょっと安心しました。でも、さっきは怖かったぁ。先生、ありがとうございます。勉強してわかっていても、実際の現場だと頭も体も動かなくって」

「そういうもんだよ。勉強したことを、こうして身につけていってね。こうしたことの積み重ね、経験で成長していくんだよ。本当は、全身シミュレーターでいろいろなことを体験しておくといいんだけどね」

「パイロットみたいにですね。エンジンが一つダメになっても、二つダメになっても、対応できるというようなトレーニングですよね」

「その点、医学の領域はまだ遅れている感じなんだ。まずは、こうして、一例一例、大切にすること」

「同じこと、石田教授にも言われました」

その後は徐脈発作も起こることはありませんでした。

術後鎮痛のために、今日はアセトアミノフェン1,000mgを15分かけて持続静注しました。術後も4〜6時間ごとに投与すればいいようです。2歳以上の小児における疼痛緩和では、10〜15mg/kgを同様に持続静注するそうです。

▶徐脈の鑑別診断

手術もし、亀田さんも順調に覚醒しました。痛みもあまりないようです。いつものように麻酔後回復室に移送しました。麻酔後回復室でも大きな血行動態変化はありませんでした。

「加藤先生、無事に終わってほっとしました。いろいろと考えたら心配なことばかりだったので」

「そうやって、いろいろと考えたから無事に終わったと思うべきだと思うよ。眼科の手術だからリスクは低いしなんて油断していると、とんでもないことが起こることもあるんだから」

「眼球心臓反射のことは勉強してきたのに、実際に起こったときは、状態はうまく把握できないし、治療も手につかないしとい

う感じでした。やっぱり、現場を見ないとだめですね」

「これも、準備しておいて初めて対応できることなんだ。アラームの音が鳴ったし、今日の眼科の先生もちゃんと注意を払ってくれたからね。アラームって、大切なものなんだ。麻酔科医だけでなくて、外科医も看護師も反応するからね。そのためには、アラームを正しく設定しておくことはとても重要なことなんだよ。眼球心臓反射以外にも、血管迷走神経反射（vasovagal reflex）が起こることがあるからね」

「同じように対応すればいいんですね」

「この際、徐脈の鑑別診断をまとめておくといいよ」

「頭蓋内圧上昇とかですか？」

「渋いところをついてきたね。頭蓋内圧上昇のCushingの三徴候だね。でも、Cushingの三徴候がそろうことはそんなに多くないよ。まず、一般的なところから考えてごらん。カテゴリー分けして考えることも重要だよ」

「たとえば、眼球圧迫のほかに、頸動脈洞圧迫とか、内臓牽引とかによる迷走神経反射とかですよね」

「その調子。右冠動脈のスパズムによっても起こるしね。そう考えていくと、手術の進行で、ここでは注意しなければっていうこともわかるしね。予想すること、早期に発見すること、そして的確な治療をすることが重要なんだ。これは、徐脈の原因を列挙せよといった学生の試験問題ではないからね。practicalに考え

Self Study Tips 31

■ 眼球心臓反射（oculocardiac reflex）

- AschnerとDagniniが1908年に報告した。**Aschner（アシュネル）反射**とも呼ばれる。外眼筋牽引や眼球圧迫により、洞性徐脈のほか、房室ブロック、心室性不整脈、心静止などが起こる。
- 求心路は三叉神経（眼神経）、遠心路は迷走神経である。高二酸化炭素症、低酸素症、浅麻酔で起こりやすくなる。

図67　心房細動の心電図

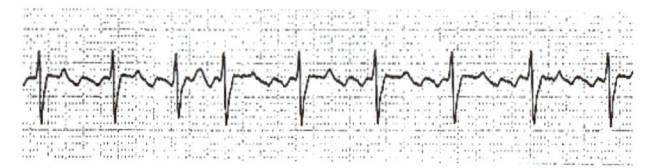

てね。徐脈の場合、調律や伝導障害に注意を払うことも重要だからね。洞性徐脈もあれば、徐脈性心房細動もあるし、房室ブロックだってあるしね。モニター心電図をよく観察することも重要だよ。そのために、P波が観察しやすい第Ⅱ誘導を選択しているんだから」

「なんだか、いろんなことがつながってきた気がします。今晩は、徐脈の鑑別診断について考えてみることにします」

　明日の患者さんは、野原洋子さん、68歳の女性です。身長154cm、体重50kg。関節炎に対する左膝関節全置換術です。2年ほど前に、右膝全置換術を、硬膜外併用全身麻酔下で受けています。1年ほど前に脳梗塞を起こしたときに心房細動と診断されました。神経学的後遺症は残りませんでした。それ以来、ワルファリンを服用していましたが、4日前に中止され、現在は未分画ヘパリン1万単位／日の持続静注を受けています。昨日のPT-INRは1.2でした。心電図上は心房細動ですが（図67）、ジゴキシンとベラパミルを服用しており、心室心拍数は70～100bpmでした。今回も前回と同じ麻酔法を希望しています。

　加藤先生に相談したところ、明日は通常通り、全身麻酔と硬膜外麻酔の併用とするということでした。ヘパリンは午前2時には中止するようにという指示を出しておくように言われました。

研修8日目・夜【宿題】

徐脈の原因

Key messages

1. **徐脈が起きたときの緊急性を判断せよ。**
   Determine the urgency of the treatment of bradycardia.
2. **徐脈の際の調律をチェックせよ。**
   Assess the rhythm when bradycardia occurs.
3. **原因に応じた治療を行え。**
   Treat the primary cause of bradycardia.

Key words

徐脈、迷走神経、アセチルコリン、抗コリンエステラーゼ薬、プロポフォール、フェンタニル、レミフェンタニル

　安部先生は、徐脈の原因について、まずは自分で考えてみることにしました。心拍数は交感神経系と副交感神経系のバランスで決まるというヒントをもらいました（図68）。言い換えれば、徐脈は、交感神経系が抑制されるか、副交感神経系の緊張が高まるかのどちらかということになるということか。今日の眼球心臓反射は、迷走神経刺激が起きたということか。この前の硬膜外麻酔のときは、交感神経系の抑制ということになるわけか。圧受容体反射みたいに、血圧上昇などによっても、心拍数が減少することもあるし。β遮断薬も同じ。薬物も関係しているということになる。プロポフォール、フェンタニル、レミフェンタニルでも心拍数は減少することは経験済みです。

　迷走神経系の神経伝達物質はアセチルコリンだから、アセチルコリンを増加させる薬物でも、心拍数が減少することになる。となると、非脱分極性筋弛緩薬の拮抗に用いるネオスチグミンやエ

ドロホニウムでも徐脈になるということになるし（表57）。ここまですべての知識を動員して考えたので疲れてしまいました。

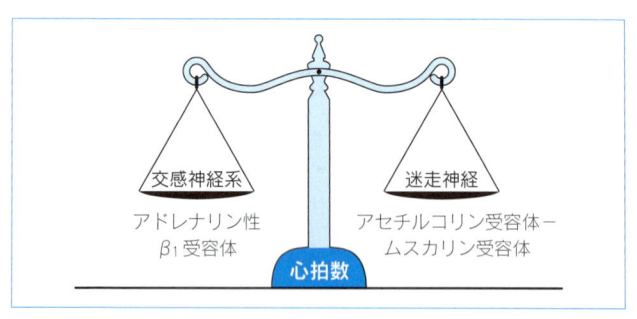

図68 心拍数の決定因子
心拍数は交感神経系と副交感神経系（迷走神経）の緊張度のバランスで決まる。

表57 徐脈の原因

交感神経系遮断	・脊髄くも膜下麻酔 ・硬膜外麻酔 ・β遮断薬 ・プロポフォール ・デキスメデトミジン
迷走神経刺激やアセチルコリン濃度の上昇	・眼球圧迫、外眼筋牽引などによる眼球心臓反射 ・頸動脈洞圧迫 ・内臓牽引 ・血圧上昇による圧受容体反射 ・抗コリンエステラーゼ投与（ネオスチグミンやエドロホニウム） ・フェンタニル、レミフェンタニル ・スキサメトニウム（小児や短時間のうちに2回投与した場合）
病的なもの	・低体温 ・心筋虚血（右冠動脈、左回旋枝） ・洞不全症候群 ・Ⅱ度、Ⅲ度房室ブロック ・局所麻酔薬中毒 ・高度の低酸素血症 ・頭蓋内圧上昇

Self Study Tips 31

■ 徐脈が起きた場合の対応

□ 徐脈が起きた場合、血圧への影響、調律、徐脈の程度、患者の置かれた状況などから緊急性を判断する必要がある。危険な徐脈の場合には、直ちに応援を要請する。
- 脈拍触知：最も短時間で評価できる。脈拍を触知しなければ緊急対応が必要。
- 心電図：心拍数、調律、伝導障害の確認。心筋虚血の確認
- パルスオキシメータの脈波の観察：脈波があれば、ある程度の血圧があると推測できる。脈波数も確認する。
- パルスオキシメータによる SpO_2 の確認：低酸素血症の除外
- カプノグラム：十分な心拍出量があること、換気量の確認。
- 血圧測定
- 投与薬物の確認：徐脈を起こす薬物の投与、過量投与はされていないか
- 術野の確認：内臓牽引、眼球圧迫、外眼筋牽引などしていないか
- 脊髄くも膜下麻酔や硬膜外麻酔の麻酔高確認：心臓交感神経の遮断
- 頭蓋内圧

研修9日目・朝

区域麻酔と抗凝固薬・抗血小板薬

Key messages

1. **出血傾向がある患者では、神経軸麻酔は禁忌である。**
   Neuroaxial anesthesia is contraindicated in patients with bleeding tendency.

2. **ワルファリンは術前4〜5日前に中止し、ヘパリン持続静注に切り替えよ。**
   Stop warfarin four to five days prior to surgery and start heparin infusion.

3. **ラリンジアルマスクには適切な量の空気を注入せよ。**
   Put the appropriate amout of air in the cuff of laryngeal mask airways.

Key words

ワルファリン、ヘパリン、抗血小板薬、APTT、PT-INR、ACT（活性化凝固時間 activated clotting time）、脊髄くも膜下麻酔・硬膜外麻酔の禁忌、ラリンジアルマスク

▶ワルファリンとヘパリンへの対応

安部先生は、硬膜外麻酔と全身麻酔の準備をしました。今日はラリンジアルマスクの準備をしました。

「加藤先生、出血傾向がある患者さんでは、硬膜外麻酔は禁忌ですよね。今日は、大丈夫なんですか？」

「硬膜外麻酔や脊髄くも膜下麻酔は出血傾向がある患者さんでは禁忌だよ。それは正解。野原さんの場合は、ワルファリンは5日前に中止しているし、2日前のPT-INRも1.2だったから、今日は正常値に戻っていると考えていいんだ。ヘパリンも1日1

表58 凝固系の評価と対応

薬　物	評価のための検査	術前の中止時期	拮抗薬や治療用製剤
ワルファリン	PT PT-INR	手術4〜5日前	ビタミンK 新鮮凍結血漿 プロトロンビンコンプレックス
ヘパリン	APTT ACT	術前4時間	プロタミン

表59 抗血小板薬と推奨される術前休薬期間

一般名	商品名	推奨される術前休薬期間(日)
チクロピジン	パナルジン®	7〜10
アスピリン	アスピリン®	5〜7
クロピドグレル	プラビックス®	5〜7
シロスタゾール	プレタール®	3〜5
ジピリダモール	ペルサンチン®	1〜2

　万単位くらいの投与だと、その半減期は1時間くらい。半減期の4倍の4時間以上経っているから、APTTも正常化していると考えていいんだよ」（**表58**）
　「今朝、PT-INRを確認しましたが、1.05でした。ヘパリンが午前2時に中止されたことも確認しました」
　「ワルファリンの半減期は35〜48時間と言われているけれど、個人差が大きいんだ。PT-INRの治療域は2〜3だからね」
　「PT-INRが1.05なら問題はありませんね。抗血小板薬も注意しないといけないんですよね」
　「抗血小板薬を投与されていると、血小板機能が不可逆的に抑制されたりするからね。血小板寿命が10日から2週間だから、休薬期間も十分にとっておく必要があるんだ。抗血小板薬の種類によって、目安となる休薬期間があるからまとめておくといいよ」（**表59**）

「硬膜外カテーテルを挿入するときも、注意が必要だけれど、術後に硬膜外カテーテルを抜くときも注意が必要だからね。野原さんの場合は、ワルファリンを再開しないといけないしね。こういった問題があるから、こういった患者さんでは硬膜外麻酔をしない麻酔科医も多いと思うよ。術後IV-PCAでも鎮痛はできるしね。患者さんにとっての利益とリスクをはかりにかけることは重要だし、その点について整形外科医とよくコミュニケーションをとっておくことも重要なことだからね。整形外科の太田先生は、よく理解してくれているよ。今、話しているのは未分画ヘパリンのことだからね。低分子ヘパリンの場合は、硬膜外麻酔は禁忌だからね」（表60）

加藤先生が、野原さんの硬膜外麻酔をしました。L2/3から穿刺をして、カテーテルは頭側へ5cm挿入しました（図69）。硬膜外麻酔の麻酔高はS領域からT10くらいまででした。全身麻酔はフェンタニル50μg静注したのち、プロポフォールを静注して、筋弛緩薬を投与せずに#3のラリンジアルマスクを挿入しました（表61、図70）。

表60　脊髄くも膜下麻酔や硬膜外麻酔の禁忌

- **循環血液量減少**：高度低血圧の可能性
- **頭蓋内圧亢進**：脳脊髄液が漏れ出すことによる。硬膜外麻酔でも偶発的硬膜穿刺が起こりうる。脳ヘルニアを起こす可能性
- **凝固障害や血小板減少症、血小板機能障害による出血傾向**：硬膜外血腫、脊髄障害
- **敗血症**：髄膜炎を起こす可能性
- **穿刺部の感染**：硬膜外膿瘍、髄膜炎
- **神経障害**：神経障害を悪化させるという証拠はないが、神経障害が悪化した場合に脊髄くも膜下麻酔や硬膜外麻酔の影響にされるというリスクがある。特に多発性硬化症など神経病変が変化する場合には注意が必要。術前の説明が重要。
- **患者の拒否**：絶対的禁忌

ラリンジアルマスク挿入後はセボフルラン1.5％と、酸素、空気とし、自発呼吸としました。血圧は95〜110／65〜80mmHg、心拍数は60〜80bpmくらいです。心房細動があるので、心拍数はずいぶんと変動をしているようにみえます。パルスオキシメータでとらえる脈波も不整だし、心電図からとった心拍数と、パルスオキシメータからとった脈拍数も5〜15くらい

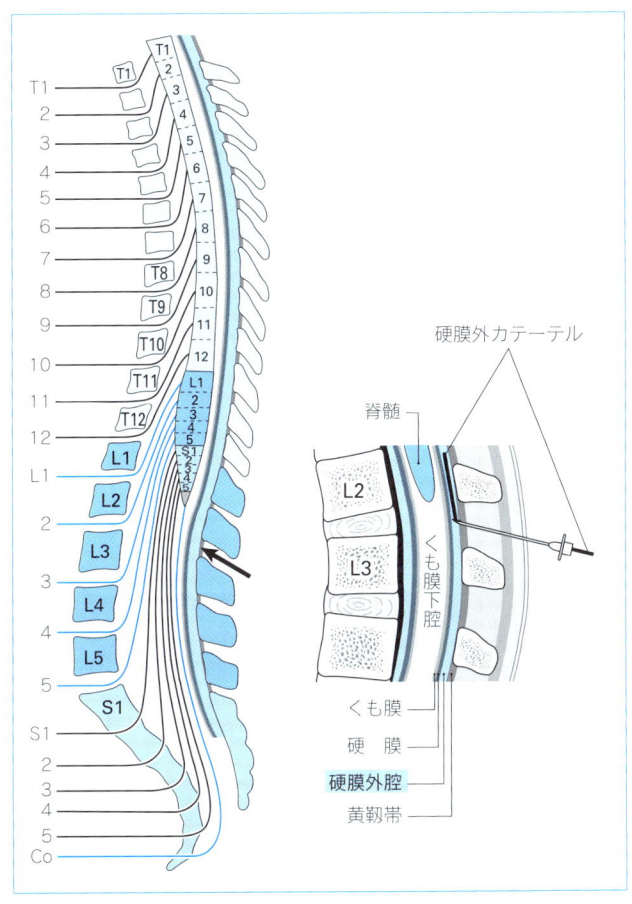

図69 硬膜外麻酔（穿刺部位L2／3）

は異なっています。

「これは、心房細動の患者さんではよくあることだからね。心電図はR波を見て、心拍数を測定しているけれど、パルスオキシメータは脈波の数を見ているんだ。心房細動では心室収縮のタイミングによって心房充満が変わってくるだろ。その結果、1回拍出量も変わるから、血圧も変わるというわけ」

「どちらが大切なんですか？」

「血液を体に送るという意味では、脈拍数ということになるね。硬膜外麻酔やフェンタニルで少し心室心拍数は減少したけれど、これなら十分に許容範囲だよ」

表61　ラリンジアルマスクのサイズと最大空気注入量

サイズ	体重（kg）	最大空気注入量（mL）
1	＜5	4
1½	5〜10	7
2	10〜20	10
2½	20〜30	14
3	30〜50	20
4	50〜70	30
5	70〜100	40

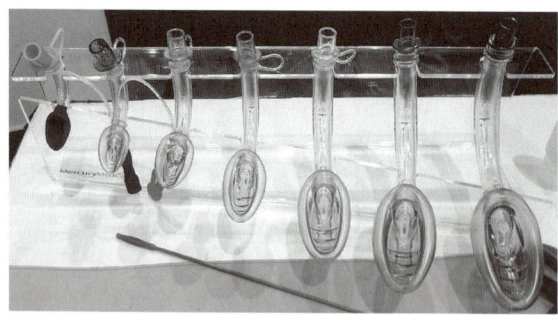

図70　ラリンジアルマスクの各種サイズ

「今日は、レミフェンタニルはなぜ使用しないんですか？」

「声門上器具を用いているときにレミフェンタニルを投与して、声門閉鎖などで換気不良になった症例が報告されているんだ。だから、声門上器具を用いるときは、レミフェンタニルは推奨されていないんだ」

「今の分時呼吸数は11回、エンドタイダル（end-tidal CO_2、呼気終末二酸化炭素分圧）は48mmHgくらいに上昇していますけれど、大丈夫なんですか？」

「フェンタニルやセボフルランの呼吸抑制によるものだと思うよ。この程度のエンドタイダルは許容範囲内だね」

「許容範囲はどれくらいなんですか？」

「ARDSの人工呼吸の肺保護戦略って聞いたことがあるかな？少ない1回換気量として、気道内圧もあまり高くなりすぎないようにするんだ。高二酸化炭素許容（permissive hypercapnea）ということもするんだ。麻酔中でも60mmHgくらいまでなら許容範囲かな。そういった場合は、揮発性麻酔薬濃度を下げたりするね。意識が出たりしない程度にだけど。大切なことは、酸素化はしっかりと保たなければいけないということだよ」

手術は順調に終了しました。術中の出血量も300mLくらいでした。麻酔からの覚醒も良好でした。筋弛緩薬を用いていないので、リバースの必要もありません。

研修10日目

甲状腺疾患患者の術前評価

🔑 Key messages

1 甲状腺疾患患者では甲状腺機能が正常化されているかを確認せよ。
The patient should be euthyroid with medical treatment before surgery.

2 大きな甲状腺腫瘍では気管偏位があり挿管が難しいことがあるので注意せよ。
Tracheal deviation by the large thyroid tumor may make intubation difficult.

3 術後合併症として、反回神経麻痺、低カルシウム血症、出血などに注意せよ。
Postoperative complications include recurrent nerve injury, hypocalcemic tetany, and bleeding.

🔑 Key words

甲状腺機能、Substernal goiter、気管軟化、反回神経麻痺、副甲状腺

今日の患者さんは、伊藤晴美さん、54歳の女性です。身長158cm、体重54kg。甲状腺癌に対して甲状腺切除術が予定されています。これまで健康で、今回が初めての手術です。

術前カンファでのプレゼンテーションはスムーズにいったと思いました。今日のカンファレンス担当は菅波准教授です。

「甲状腺機能は正常かな？」

「臨床症状も特にありません。TSH、T_3、T_4も正常です」

「甲状腺機能低下でも、亢進でも治療できてeuthyroidになっていないと、予定手術は行わないのが原則だからね。腫瘍はどれ

くらいの大きさなの?」

「1.5×2×1.0cmくらいです」

「気管の偏位はないね? 挿管は問題なさそうということでいいね。腫瘍が大きくて気管偏位があると、挿管が難しいことがあるからね。Substernal goiter（胸骨下甲状腺腫）があるような患者さんでは、気管軟化（tracheomalacia）が起きていて、麻酔導入をしたら、気道閉塞をするということもあるので覚えておくといいよ。安部先生、プレゼンではこうしたインタビューみたいではなく、今みたいではなく、プレゼンテーションの中に含めてね」

そこへ、石田教授が割り込んできました。

「安部先生、甲状腺手術後の合併症にはどんなものがあるかな?」

「出血とか、感染ですか?」

「それは、どんな手術でも起こりうることだね。甲状腺手術後の出血は、静脈系か、動脈系の出血かで症状の出現の速度も対応も違うからね。気管周囲に血腫が広がると、気管の循環が障害されて気管粘膜の浮腫が起きて、気道閉塞を起こす可能性があるからね。気管偏位で挿管も難しくなることも知っておいてほしいね。ほかの合併症には何があるかな?」

「甲状腺機能低下ですか?」

「それも起こりうるけどね。反回神経麻痺を忘れてはいけないよ。声が嗄れるだけでなく、誤嚥の可能性も出てくるからね。両側に起これば、気道閉塞の可能性もある。全摘の場合には、副甲状腺機能低下による低カルシウム血症もね。副甲状腺を切除するだけでなく、副甲状腺への血流障害で副甲状腺機能が低下すると言われているんだ」

安部先生は、また、石田教授の前で、やってしまったと落ち込んでいました。術前のことは勉強してきたのですが、術後のことは勉強が甘かったなと思いました。

研修10日目・朝【麻酔導入】

甲状腺手術の麻酔と気道管理

🗝 Key messages

1 頭頸部手術では気道管理に細心の注意を払え。
Meticulous management of the airway is mandatory in head-neck surgery.

2 頭位により気管チューブの位置は変わる。
Position of the endotracheal tube moves with the change of head position.

🗝 Key words

reinforced tube、気管チューブの位置

伊藤さんが入室しました。やはり、緊張をしている様子です。

今日は気管挿管による全身麻酔です。麻酔導入はレミフェンタニルとプロポフォール、筋弛緩薬はロクロニウムを用います。

安部先生が心電図電極を貼っているときに、加藤先生に背中を軽く叩かれました。

「心電図電極は、術野にかからないように貼らないとだめだよ」

気を付けていても、すぐに忘れてしまいます。術式がよくわかっていないせいもあります。すぐに、術野の邪魔にならないところに電極を貼り直しました。

麻酔導入は無事に終了しました。今日の気管挿管にはreinforced tube（スパイラルチューブ）を用いまし

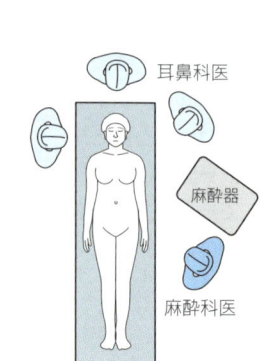

た。気管チューブを頭側に持ってきます。麻酔器と麻酔科医は患者さんの脇に位置します。なんだか、面倒な配置です。挿管を終えた後に、手術台と麻酔器の位置の調整を行いました。こういうことがあるから、加藤先生が点滴や血圧計、パルスオキシメータのケーブルなどの位置にも細かい注文をつけたのだと、ようやく理解しました。

　気管チューブと呼吸回路の間にはさらにエクステンションを入れました。

　「加藤先生、甲状腺の手術って、侵襲は小さそうなのに、準備や配置などけっこう面倒ですね」

　「簡単な手術はあっても、簡単な麻酔はないんだよ。昔からの小手術はあっても、小麻酔はないって言われているんだ」

　「導入も、挿管も、覚醒もみんな気を遣うことは同じですね」

　「甲状腺手術を含んで耳鼻咽喉科の手術では、気管チューブが隠れて見えなくなったりするので、気管チューブの配置や、しっかりとした固定も重要なんだ」

　「それで、気管チューブを固定したテープの上に、さらに補強のテープを貼っていたんですね」

　「食道異物除去術とか、喉頭手術などの耳鼻咽喉科の手術だと、麻酔科医と耳鼻科医が気道を共有することになるから、さらに面倒になるんだ。今日も、甲状腺操作のときには、気管も触るので、バッキングなどしないように気を付けてね」

　耳鼻咽喉科の大場先生が、人工脂肪の枕を持ってきて、

　「枕を変えますね」

と言いました。挿管用の枕から人工脂肪の枕への交換です。こういったときは、必ず気管チューブと呼吸回路の接続を外さないといけません。接続したまま体や頭を動かすと、気管チューブが抜けてしまう危険があるからです。枕を交換したところで、大場先生が、

　「では、首を伸展しますね。ヘッドアップにして下さい」

といって、ぐっと首を伸展しました。このときも気管チューブと呼吸回路の接続ははずしました。

「安部先生、こうすると気管チューブの位置はどうなるかな？」

「頸部を伸展したから、気管チューブは浅くなるんではないでしょうか？」

「頸部の伸展ではチューブは浅くなり、屈曲ではチューブが深くなるんだ。2～4cmくらいも気管チューブの深さが変わる可能性があるんだ。だから、頭位を変えたときには、必ずチューブの位置を確認する必要があるんだ」

「深くなって片肺挿管になれば、胸郭の上がりや、呼吸音の左右差が出ますが、浅くなったことの診断は難しそうですね」

「あまり浅くなると、カフが声門より頭側にきてカフ漏れしたりすることがあるんだ。パイロットバルーンを押すと、胸骨上切痕（suprasternal notch）のところでカフを触れるはずなんだ。それでも、ある程度の位置のずれはわかるよ」

1回換気量やカプノグラムも変わらないし、リークしている音も聞こえません。気管チューブの位置は、とりあえず大丈夫そうです。

「安部先生、ヘッドアップにしたら血圧にも気を付けてね。静脈プーリングで心臓への静脈還流量が減少して、血圧が低下しがちだからね」

血圧を測りなおすと、血圧は86/58mmHg、心拍数も40bpm台後半でした。安部先生はエフェドリン5mgを静注しました。気道への注意も必要だし、血圧への注意も必要だし、けっこう大変です。心拍数も50bpm台へと増加し、血圧も102/74mmHgまで上昇しました。

手術は特に大きな問題もなく進みました。出血量は100mL程度でした。

覚醒もとても良好でした。術後の痛みも、IV-PCAで十分にコントロールできていました。

研修 11 日目

冠動脈疾患、冠動脈ステント挿入患者の経尿道的膀胱腫瘍切除術

Key messages

1 心房細動では、抗凝固と心拍数のコントロールに注意せよ。
Control of anticoagulation and ventricular rate should be checked in patients with atrial fibrillation.

2 冠動脈ステント挿入患者では、ステントの種類、部位、挿入期間、抗血小板薬の管理に注意せよ。
The kinds and location of coronary stents and necessity of antiplatelet therapy should be carefully assessed.

3 閉鎖神経ブロックの手技を身につけよう。
Be familiar with obturator nerve block.

Key words

冠動脈ステント、アスピリン、ニコランジル、ベラパミル、ヘパリン、閉鎖神経ブロック、Revised Cardiac Risk Index

---

今日は、泌尿器科の経尿道的膀胱腫瘍切除術です。安部先生も、最近は麻酔準備にも慣れ、時間内に余裕をもって準備ができるようになりました。加藤先生に手伝ってもらうこともほとんどなくなりました。

今日のカンファは久しぶりに石田教授が司会です。

「みなさん、おはようございます。では、まず泌尿器科手術からいきましょうか。安部先生、お願いします」

「はい、よろしくお願いします。堀木正さん、68歳の男性、身

長170cm、体重72kg。膀胱腫瘍に対して経尿道的膀胱腫瘍切除術が予定されています。血尿で発見されました。膀胱右側壁と前壁に腫瘍があります。既往歴に高血圧、高脂血症、心房細動があり、喫煙歴もあります。5年前に心筋梗塞を起こし、左前下行枝と右冠動脈にベアメタルステントが挿入されています。ステント挿入後は胸部症状はありません。1か月前の検査で冠動脈末梢に25〜50％の狭窄が認められていますが、LAD（左前下行枝）とRCA（右冠動脈）近位部には特に狭窄は認められていません。心エコー図検査上、左室駆出率は58％と保たれていますが、下壁に軽度のhypokinesisが認められます。

高血圧と冠動脈疾患に対してはブロプレス®、アムロジン®、シグマート®（ニコランジル）、アスピリンを投与されています。心房細動に対してはレートコントロールにベラパミル、抗凝固にワルファリンが投与され、心室レートは70〜80くらいです。心エコー図検査上、左房内血栓など認められません。4日前にワルファリンは中止され、ヘパリン1日1万単位の持続静注に切り替えられています。昨日のPT-INRは1.05、APTTは65秒でした。ヘパリンは午前3時にオフしています。検査所見上、腎機能も正常です。麻酔は、全身麻酔、挿管を予定しています」

「安部先生、ずいぶんと成長したみたいだね。朝はどの薬を服用させてきたのかな」

「アムロジン®、シグマート®、ベラパミルは継続しました。アスピリンは1週間前に中止されています」

「アスピリンは中止しても大丈夫かな？ ステントには、どんな種類があるのかな？」

「ベアメタルステント（BMS）と薬剤溶出性ステント（DES）です。この患者さんではBMSが挿入されて5年経っており、アスピリンは中止しても大丈夫だと判断されたようです。DESの場合には、抗血小板薬が2剤併用されますが、アスピリンは継続したほうが安全だと考えられています」（Tips 33）

「af（心房細動）のコントロールはどう思うかね？」（Tips 34）

「心室レートは病棟でも100未満ですし、コントロールは良好

だと思います」

「閉鎖神経ブロックは必要かな？」(Tips 35)

「膀胱側壁の膀胱腫瘍なので泌尿器科から閉鎖神経ブロックの希望がありましたが、加藤先生と相談して、術後の抗凝固療法のことも考えて、気管内全身麻酔として筋弛緩薬を投与することにしました」

「腫瘍切除中に閉鎖神経を刺激すると、大腿内転筋群が収縮して術野が動いて膀胱穿孔を起こす可能性があるからね。比較的深いところにあるから、ブロック時には血管穿刺の危険もあるからね。ただ、最近は超音波ガイド下で、神経刺激を併用すれば、確実にブロックできるからね。筋弛緩薬を投与しても、閉鎖神経を直接刺激されると大腿内転筋群の収縮を完全に抑制することは難しいことも覚えておくといいね」

▶ Revised Cardiac Risk Index (RCRI)

今日は石田教授からの質問にもよく答えられたと思いました。心の中でガッツポーズをしていました。加藤先生が昨日、ポイントを教えてくれたのと、夜の自習が効きました。

カンファレンス終了後に、加藤先生が

「いいプレゼンだったね」

と褒めてくれました。

「先生のご指導のおかげです。堀木さんの場合は心筋梗塞の既往があり、リスクも高いと考えられると思うんです。ベアメタルステントなどPCIが行われた場合の心臓リスクってどうなっているんですか。低リスクと考えていいんでしょうか？」

「とっても重要な質問だね。通常、心筋梗塞を起こしてから手術までの期間が短いと再梗塞のリスクが高いと考えられるんだ。ただ、PCIをして、その後に狭窄が起きていない症例では、低リスクと考えていいんだ。ベアメタルステント挿入後3か月以内の場合には、ステント内血栓形成のリスクもあって、通常よりは高リスクとなると考えられているわけ。堀木さんは、5年前にPCIを受けているし、1か月前の冠動脈造影でも25～50％程度

の狭窄があるだけだし、一部hypokinesisは認められるけれど、駆出率も良好で心機能も良さそうだから、低リスクと考えていいね。手術も関係してくるんだけど、経尿道手術は低侵襲で心イベント発生のリスクは高くないからね。その点から考えても、低リスクと考えていい」

「患者要因、手術要因が関係しているということですね」

「Cardiac Risk Indexは知ってる?」

「昔、聞きました。でも、点数づけが大変そうで覚えきれませんでした」

「それはきっとGoldmanのCardiac Risk Indexだね。最近は、もっと簡単なRevised Cardiac Risk Index (RCRI) というのがよ

表62 Revised Caridac Risk Index (RCRI)

危険因子	・高リスク手術※ ・虚血性心疾患またはその既往 ・心不全またはその既往 ・脳血管障害の既往 ・インスリンで治療されている糖尿病 ・腎機能障害(血清クレアチニン >2.0mg/dL)

※高リスク手術は心イベント発生率が5%を超えるような術式であり、以下のようなものが含まれる。
- 大動脈やその他の大血管手術
- 末梢血管手術
- 体液シフトが大きかったり出血を伴う長時間手術
- 特に高齢者における緊急大手術

RCRIのスコアが上昇すると心イベント発生率も上昇する (表63)。

表63 RCRIスコアと周術期心イベント発生率

RCRIスコア	周術期心合併症発生率
0	0.5%
1	1.3%
2	4%
3以上	9%

く用いられているんだ(表62)。堀木さんの場合は、虚血性心疾患だけが当てはまるからスコアは1点、心イベント発生率は1％くらいと考えることができるんだ」(表63)

「少し安心しました。でもスコアが0でも心イベント発生リスクがないというわけではないんですね」

「その通り。だから油断は禁物ということ。リスクがたとえ0.1％でも、その合併症が起きた患者からみれば、100％ということだからね」

「心してかかります」

堀木さんの麻酔は、レミフェンタニル持続静注とプロポフォールでの導入、維持にはデスフルランと酸素、空気を用いて大きなイベントなく終了しました。導入後に一時的に血圧が低下しましたが、フェニレフリンを0.1mg静注しただけで、血圧は元に戻りました。

術後経過も良好でした。

Self Study Tips 33

■ 冠動脈ステント（DESとBMS）挿入患者における抗血小板療法

□ 冠動脈ステント留置後の一定期間は、アスピリンとチエノピリジン系の抗血小板薬の併用（dual antiplatelet therapy；DAPT）が推奨される。アスピリンは永続投与が推奨される。チエノピリジン系薬物にはチクロピジン（パナルジン®）とクロピドグレル（プラビックス®）があるが、副作用が少ないクロピドグレルが第一選択となる。

DAPT必要期間

□ **安定冠動脈疾患の場合**

『安定冠動脈疾患における待機的PCIのガイドライン』（日本循環器学会）
- ベアメタルステント（BMS） … 最低1か月
- 薬剤溶出性ステント（DES） … 最低12か月

□ **急性冠症候群（ACS）に対するPCI後の場合**

『ACCF/AHA/SCAIガイドライン』（2011年）
- BMS ………………… 最低12か月
- DES ………………… 最低12か月

□ **急性冠症候群（ACS）以外の場合**

『ACCF/AHA/SCAIガイドライン』（2011年）
- BMS ………………… 最低1か月（理想的には12か月）
- DES ………………… 最低12か月

Self Study Tips 34

■ 心房細動への対応

- 心房細動患者では、基礎心疾患、年齢、誘引、持続期間などにより、心房細動を洞調律として維持するか(リズム治療)、心房細動のまま心拍数を調節するか(レート治療)など対応も異なってくる。脳梗塞など塞栓症予防のための抗血栓療法も必須である。
- **リズム治療**には、ピルジカイニド、シベンゾリン、プロパフェノン、ジソピラミド、フレカイニド、ソタロール、ベプリジル、アミオダロンなどが用いられる。
- **レート治療**は、房室結節の伝導抑制をする薬物により行う。治療目標は、安静時には80bpm以下、労作時は110bpm以下とする。ベラパミルやジルチアゼムなどのカルシウム拮抗薬、チモロールやプロプラノロールなどのβ遮断薬、ジギタリスなどが用いられる。
- 抗凝固療法は、脳塞栓症や一過性脳虚血発作(TIA)の既往がある場合や、高齢(≧75歳)、うっ血性心不全、高血圧、糖尿病のうち2つ以上を合併する場合に用いられる。ワルファリンはPT-INR 2.0〜3.0(70歳以上では1.6〜2.6)を目標に投与する。ダビガトランが用いられる。
- 術前評価では、調律や心拍数、QRS幅、QT時間などに注目して心電図を評価するほか、日常の心拍数などをチェックする。PT-INRをチェックする。ワルファリンからヘパリン持続静注への変更時はAPTTに注意する。ヘパリンは手術4〜6時間前に中止する。

Self Study Tips 35

■ 閉鎖神経ブロック (obturator nerve block)

□ **適 応**：経尿道的膀胱腫瘍切除術、膝手術
□ **方 法**：

- 閉鎖神経はL2、L3、L4からの枝で構成され、閉鎖管を通過し、前枝と後枝に分岐する。主として運動神経であり、膝のごく一部の知覚を支配する。
- 神経刺激装置を用いる方法では、仰臥位とし股関節はやや外転させる。恥骨結節を触れ、その外側1.5cm、尾側1.5cmのところから、9～10cmの神経刺激針（18～22ゲージ）を皮膚に垂直、やや内側に向けて刺入する。2～4cm刺入し、恥骨下枝（inferior pubic ramus）に触れたところで、針を引き抜き、やや外側、尾側に向けて、閉鎖孔に刺入するように針を2～3cm進める。閉鎖神経に近づくと、0.5mA程度の電気刺激で閉鎖筋の収縮が観察される。1～1.5％メピバカインやリドカイン10mLを注入する。血管内注入になっていないことを確認するために、注入中には適宜吸引試験を行う。前枝、後枝を分けてブロックする方法もある。

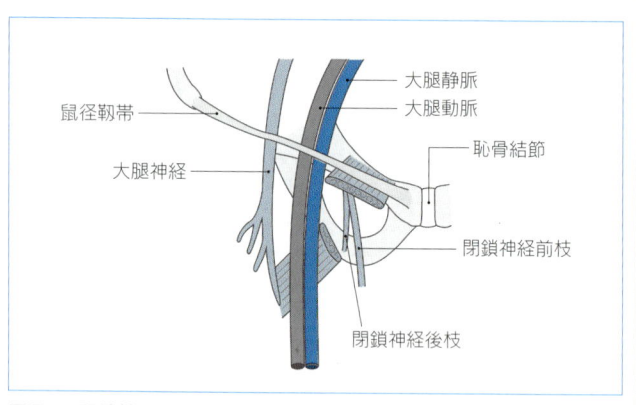

図71 閉鎖神経の解剖

研修 12 日目

口腔外科症例、経鼻挿管

🗝 Key messages

1 経鼻挿管の適応や禁忌、合併症を理解しよう。
Understand the indications, contraindications, and complications of nasotracheal intubation.

2 経鼻挿管に必要な器具や薬物を覚えよう。
Know the equipment and medications for nasotracheal intubation.

🗝 Key words

経鼻挿管、Magill 鉗子、経鼻用 RAE チューブ、血管収縮薬、アドレナリン、ナファゾリン、粘膜下挿入

▶経鼻挿管

今日は金曜日。明日は土曜日で休みです。加藤先生にチューターをしてもらうのも今日が最後です。今日は口腔外科の症例です。富木雄太さん、21 歳の男性。埋伏歯の抜去です。経鼻挿管をしなければなりません。この前、星野先生が経鼻挿管をやっていたので、昨日のうちに準備すべきものやコツを聞いておきました (表64、65)。

特別な準備として、鼻腔の血管収縮薬であるナファゾリン (プリビナ®) と Magill 鉗子を準備しました。

「加藤先生、おはようございます。初めての経鼻挿管、ご指導をよろしくお願いします」

「やけに改まった挨拶だね。もちろん、勉強はしてきたよね？」と言いながら加藤先生は、準備した物品の点検などをすぐに始めています。

「もちろんしてきました。星野先生にも話を聞きました」

「よし、まずは、どちらの鼻腔から挿入する予定？」

「左側を考えています。昨日、片側ずつ鼻を押さえながら息をしてもらったら、左側のほうが息がしやすいというか、通りが良かったということでした」

「ほかにも一般的に左側を選択する理由があるんだよ。一つは気管チューブの構造。右側のほうが少し長くなっているだろう。鼻甲介に沿って入れるには、左側のほうが滑らせやすいんだ。それに、Magill鉗子は右手で扱うだろう。左側から気管チューブを挿入したほうが、右側の空間に余裕が出るんだ」

「プリビナ®って、どういう薬かな？」

「点鼻用の血管収縮薬です」

「血管収縮をする目的は何かな？」

「血管収縮をさせて出血しにくいようにするということです」

「血管収縮をすると粘膜が縮んで、鼻腔も広くなるんだ。アメリカでは、コカインを使うんだ。コカインは局所麻酔薬だけど、血管収縮を起こすのが特徴だからね。ほかの局所麻酔薬は臨床濃度では血管拡張を起こすんだ。プリビナ®ではなくて、アドレナリンの希釈液を使用する施設もあるんだ。アドレナリンのα受容体刺激により血管収縮が起こるからね」

「コカインを使ったりするんですか。さすがアメリカですね」

「でもコカインの常習者に使ったら、こんな薄い液じゃ効かないと文句を言われたよ。コカインは、映画なんかだと粉末になったのを鼻から吸い込んでいるだろう。鼻粘膜からもよく吸収されるんだ。コカインの副作用に鼻中隔穿孔があるんだけど、これはコカインの血管収縮作用による粘膜の虚血によるものなんだ」

「先生、納得！という感じです」

「次に重要なのは、十分な潤滑ゼリーを使うこと。よく滑るようにしておかないとね。もう一つは、gentleにチューブを進め

表 64　経鼻挿管 (nasotracheal intubation)

適　応	・口腔外科手術 ・長期呼吸管理（最近は使用が減少。比較的早期の気管切開が推奨される）
禁　忌	・出血傾向（出血がコントロールできない可能性） ・頭蓋底骨折（気管チューブの頭蓋内迷入の可能性） ・髄液漏（髄膜炎の可能性）
長　所	・口腔内操作がしやすい（ただし、すべての口腔内手術で経鼻挿管が必要なわけではない） 　例：扁桃摘出術 ・ICU管理では口腔内に異物がないため患者の不快感が少ない
短　所	・挿管がやや煩雑 ・使用できる気管チューブの内径が細い 　・気道抵抗の上昇 　・気管吸引に細いカテーテルしか使えない

ること。抵抗を感じたら、決して力で押し込もうとしてはいけないよ」

「それは、なんでも一緒ですね」

「研修医のころ、経鼻挿管で粘膜下挿入をしたことがあるんだ。そりゃあ、ひどい目にあったよ。僕も患者さんも」

「なんか、大変そうですね」

「気管チューブを鼻腔から入れていくと、急に抵抗がなくなった感じがするんだ。それは、気管チューブの先端が鼻腔を抜け、咽頭に入ったというサインなんだ。次が大切。僕の場合は、そこから進めるときの抵抗があったと後で思ったんだけど、経験が浅いから、それが異常かどうかわからないんだよね」

「それで、どうなったんですか？」

「喉頭鏡をかけてのぞいてみると、気管チューブが白い膜に包まれたような感じで見えたわけ。粘膜下挿入だ！と思ってチューブを引き抜いたら大出血。マスク換気をしている口や鼻から血は出てくるし、挿管に成功して気管吸引をしたら、血液もけっこう引けてきたしね。かなり、怖い体験だったね。だから、安部先生

も気を付けてね。気管チューブのサイズはどうした？」

「男性なので内径（ID）7.5 と 7.0mm を用意しました。経鼻用 RAE チューブにしました」

「今日は 7.0mm にしておこうか。挿入する深さはどれくらい？」

「いつも通りにカフが隠れてから数 cm くらい。経口挿管の深さ＋3cm と言われていますから、25cm くらいだと思います」

富木さんが入室してきました。基本モニタリングをつけ、レミフェンタニル持続静注と、プロポフォール静注で導入しました。換気も容易にできたので、ロクロニウムを投与しました。これからが、新しいところです。加藤先生は富木さんの鼻の穴をみて、左でよさそうだねと言ってくれました。

まず、プレビナ®を点鼻しました。それから換気、今度は潤滑ゼリーを鼻腔から針を外したシリンジで入れました。ここでまた換気をしました。

「意識下経鼻挿管のときは、これを意識がある状態や、鎮静下で行うんだ。プレビナ®の代わりに、アドレナリン添加リドカインの希釈液に浸したガーゼを入れてもいいんだよ。さぁ、気管チューブを入れようか」

「はい」

気管チューブを左の鼻腔に入れました。はじめは少し抵抗はありましたが、少し進めると急に抵抗がなくなりました。

「抵抗がなくなりました」

「じゃあ、喉頭鏡をかけてみようか。いつも通りでいいからね」

安部先生は喉頭鏡ブレードをそっと口腔内に挿入しました。

「気管チューブの先端が見えました！　けっこうまだ上のほうにあります」

「少し、チューブを進めるからそのまま見ててね」

加藤先生はゆっくりと気管チューブを 2cm くらい進めました。気管チューブの先端と声帯との距離は 2～3cm くらいでしょうか。

「気管チューブも声帯も見えています」

表65　経鼻挿管の手順

① 前酸素化
② 麻酔導入と筋弛緩薬投与
③ 鼻腔内への血管収縮薬投与
　アドレナリン添加生理食塩液に浸したガーゼやプレビナ®など投与。麻酔導入前に行うこともある。
④ 潤滑ゼリーの鼻腔内注入
　省略する場合もあるが、気管チューブには十分量の潤滑ゼリーをつけておく必要がある。
⑤ 鼻腔からの気管チューブ挿入
　経口挿管の場合よりも0.5〜1.0mm細目のものを使用。経鼻挿管専用のRAEチューブ、reinforced tubeなどを使用。通常の気管チューブでもよい。気管チューブを進めるときの抵抗が急になくなるまで進める。
⑥ 喉頭展開
　喉頭鏡を挿入し、気管チューブ先端の確認、喉頭展開をする。
⑦ Magill鉗子で気管チューブをつかみ、方向を定め、誘導する。
　Magill鉗子で気管カフを損傷しないように注意する。
⑧ 気管挿管
　助手が気管チューブを気管内に進める。
⑨ 気管チューブの位置確認
　聴診、胸郭の動きの確認、カプノグラム観察などによ確認。
⑩ 気管チューブの固定

　加藤先生が、右手にMagill鉗子を渡してくれました。
「気管チューブの先端をつかんで、声帯の方向に向けてごらん。カフをつかむと、カフが破れることがあるからね」
「つかみました」
「気管チューブを押し込むからね。先生は、右手をバックハンドみたいにしてチューブを進めてごらん」
「チューブの先端が声帯のところにきました」
「よし、そのまま方向を定めておいてね。もうMagill鉗子は放してもいいよ。チューブを進めるからね」
　気管チューブは気管の中にすっと入っていきました。カフも声帯を超えました。

換気もカプノグラムも大丈夫です。位置も聴診で確認できました。
「うまくいったみたいです。ありがとうございました」
麻酔器の位置の調整もして、術者の邪魔にならないようにしました。手術は順調に45分ほどで終了しました。
「術後鎮痛はどうしますか？」
「アセリオ®静注だけでいいと思うよ。口腔外科の先生は、普通の歯科治療のように局所麻酔薬を浸潤してくれているからね」
富木さんは覚醒も順調でした。痛みもないようでした。
「安部先生、来週からは別々かと思うとさみしい気がするな。麻酔科志望でない割には、よく勉強したと思うよ。プレゼンもうまくなったし」
「ご指導に感謝します。けっこう疲れましたけど、楽しかったです。来週からチューターの山元先生はどんな先生ですか？」
「僕よりも4年先輩。けっこう厳しいよ。Dangerous beautyって呼ばれているんだ。畏敬の念を込めてね。でも、まじめに取り組めば、評価はしてくれるはずだから、今の調子でいけば心配ないと思うよ。心配なのは……」
「気をもたせないで下さい。何が心配なんですか？」
「僕が教えたことが間違っていないかっていうこと。誰がこんなこと教えたの！って、叱られるのが怖い」
「へぇ、そんなもんなんですか」
「だって、研修医のころ、鍛えられたからね。よく叱られたし。でも、今は丸くなったと思うよ」
安部先生は、さて来週からも頑張るぞ！という気持ちになりました。俺って、けっこうpositive。なんか学生のころとは違うね。やっぱり、患者さんの命や体が関わっているから。
来週の1例目は予定帝王切開です。患者さんは棚田明子さん、34歳の経産婦。身長160cm、体重61kg（妊娠前体重53kg）。2年ほど前に胎児ジストレスに対して緊急帝王切開を受けたため、今回は予定帝王切開ということでした。

研修 13 日目【週末】
妊婦の生理学の学習

🔑 Key messages

1 妊婦では胎児を養うために酸素消費量、心拍出量、換気量が増加する。
Oxygen consumption, cardiac output, and alveolar ventilation increase during pregnancy due to the metabolic demands of a growing fetus.

2 循環血液量が増加し、凝固因子活性が上昇する。
Cardiovascular volume and coagulation activity increase during pregnancy.

3 仰臥位低血圧症候群に気を付けろ。
Aware of supine hypotensive syndrome.

🔑 Key words

酸素消費量、肺胞換気量、心拍出量、循環血液量、赤血球量、autotransfusion、フィブリノゲン、仰臥位低血圧症候群、aorto-caval compression syndrome、coloading

さて、ようやくの週末。まずは、寝坊。そして、溜まった洗濯物の片づけなど。昼には部屋の中もすっきりしました。

今日の学習テーマは妊婦の生理と帝王切開の麻酔についての勉強です。加藤先生には、同時に母親と胎児の二人のケアが必要だし、赤ちゃんの人生にも関わることだから、よーく勉強しておいてねと発破をかけられました。「2週間チューターだった僕のためにもね」と最後に一言付け加えていました。となると、麻酔も自分と加藤先生の二人のためということになります。

妊娠経過につれ、さまざまな生理的変化があることを改めて認識しました（表66）。胎児の成長発達が必要とする酸素を供給す

るために、母体の酸素消費量は増加します。酸素消費量に見合っただけの肺胞換気量増加や心拍出量増加が起こります。心拍出量増加には、エストロゲンやプロゲステロン、プロスタサイクリン増加による体血管抵抗減少や、ヘマトクリット値減少による血液粘性低下が関係していると考えられます。循環血液量は増加しますが、血漿量増加の割合が赤血球量増加の割合よりも大きいために、ヘモグロビン値は低下します。

　分娩時には500～1,000mLの出血がありますが、この循環血液量増加や、子宮内に含まれていた血液が子宮収縮に伴い血管内に戻る（autotransfusion）ために、輸血の必要はほとんどありません。凝固因子活性は増加し、フィブリノゲン値は450～600mg/dLにもなります。これらも、分娩時の出血に備えた反応ととらえることもできます。安部先生は、妊娠に伴う生理的変化の合目的性や、その程度の大きさに驚きました。妊婦さんは大変なんだなって思いました。

　一方で、子宮が大きくなることにより起きてくる変化は、麻酔管理をしたりする上では不利なこともわかりました。仰臥位になると妊娠子宮により大動脈圧迫や下大静脈圧迫が起こり、血圧が低下します（仰臥位低血圧症候群）。下大静脈圧迫により静脈還流量が減少し、1回拍出量、心拍出量が減少します。子宮動脈は内腸骨動脈から出ているため、大動脈圧迫により、子宮血流量は低下します。英語で仰臥位低血圧症候群（supine hypotensive syndrome）はaorto-caval compression syndromeと呼ばれている理由がわかります。

　横隔膜が押し上げられるために、下部食道括約筋（lower esophageal sphincter；LES）の働きが悪くなり、胃内容の逆流が起こりやすくなります。増大した子宮やプロゲステロンの影響により胃内容の胃内停滞時間も延長します。特に陣痛発生後には胃内容の停滞を考えて対処する必要があります。機能的残気量が減少するために、肺内の酸素リザーブ量も少なくなります。

表66 妊婦における生理学的変化

	項　目	増減	割合（％）	備　考
中枢神経系	最小肺胞濃度	低下	30％	
心血管系	1回拍出量	増加	30％	
	心拍数	増加	10～20％	
	心拍出量	増加	30～50％	陣痛時には12L/min にも増加、分娩後も増加
	体血管抵抗	減少	20～30％	
	血圧	低下		体血管抵抗減少のため、仰臥位低血圧症候群
呼吸器系	酸素消費量	増加	20％	
	1回換気量	増加	30～40％	
	呼吸回数	増加	15％	
	分時換気量	増加	30～40％	
	肺胞換気量	増加	70％	
	$PaCO_2$	低下	－10mmHg	正常は32mmHg
	PaO_2	上昇		正常は106mmHg
	機能的残気量	減少	20％	
	気道抵抗	減少		プロゲステロンの影響
血　液	血漿量	増加	40～50％	
	赤血球量	増加		
	循環血液量	増加	25～40％	
	Hb値	減少		
	凝固因子	増加		フィブリノゲン値は100％増加
消化器	胃内容停滞時間	延長		
	胃内容量	増加		
	胃液酸度	増加		
	LES※緊張	低下		腹腔容積増加による、誤嚥の可能性
腎　臓	糸球体濾過率	増加	50％	
	血清クレアチニン	低下		
代　謝	血糖値	増加	妊娠性糖尿病 2～6％	

LES：下部食道括約筋（lower esophageal sphincter）

研修 14 日目【週末】
脊髄くも膜下麻酔の学習

🔑 Key messages

1 脊麻は単純だが、奥が深い。
Spinal anesthesia is technically simple but is complex in management.

2 麻酔高のコントロールが重要。
Control of spinal level is important.

3 低血圧、徐脈に注意。
Hypotension and bradycardia should be promptly treated.

🔑 Key words

デルマトーム、ピンプリックテスト、コールドテスト、高比重液、等比重液、血圧低下、徐脈、脊髄くも膜下麻酔後頭痛

今日は脊髄くも膜下麻酔の勉強です。以前は脊椎麻酔や腰椎麻酔と呼ばれていたようです。脊髄くも膜下麻酔は長すぎるので、脊麻とか、spinal anesthesiaからとってスパイナルと呼ぶことのほうが多いようです。欧米ではsubarachnoid anesthesiaとも呼ばれます。加藤先生から、「脊麻は単純で簡単なように見えるけれど、奥が深いんだよ。それに、脊麻に関わる事故も多いから、十分に気を付けてね」と言われました。安部先生も、昨日は加藤先生に指導してもらいながら、脊椎穿刺シミュレーターを用いて、脊麻の練習をしました。確かに、手技的には針を進めて、脳脊髄液が流れ出てきたら、局所麻酔薬や局所麻酔薬とオピオイドの混合液を入れるだけですから、手技は簡単です。

脊麻の歴史は1898年に遡ります。そのとき、August Bierは、コカインを用いて脊麻をしたということでした。その後、研究者

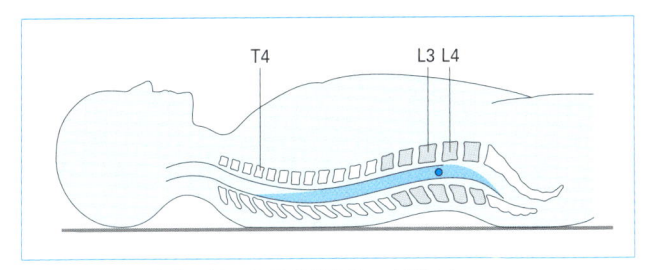

図72　脊柱の弯曲に沿った局所麻酔薬の広がり方

は脊麻後頭痛に苦しんだということでした。太い針を用いたせいでもあると思います。何とも、長い歴史があるものです。

　脊髄くも膜下麻酔はL3/4よりも尾側で行うのが原則です。脊髄はほとんどの人でL1で終止していますが、一部の人ではL2/3椎間で終止している可能性があるからです。また、想定した椎間よりも、実際に穿刺した椎間のほうが高い場合も往々にしてあるようです。L3/4で穿刺すれば、局所麻酔薬は頭側に広がります。また、T3が一番低い位置にあたるので、T4以上に麻酔高は上がりにくいことになります（図72、Tips 36）。

　日本麻酔科学会が行っている麻酔関連偶発症例調査でも、高位脊麻は心停止の原因にもなっているし、心停止以外でも高度低血圧、高度不整脈、高度低酸素血症の重大な原因になっています（Tips 37）。

　さて、明日の帝王切開のためには、妊婦に関する知識と、この脊麻の知識を結びつけなければなりません（Tips 38）。穿刺部はL3/4とすることが多いようです。穿刺時の体位は右下の側臥位とし、高比重0.5％ブピバカインを注入します。90～120分（長ければ240分程度）の持続時間が期待できます。高比重なのでまず右側に麻酔が効き始めます。仰臥位としたときには、子宮による大動脈、下大静脈圧迫を避けるために、右側を上げた姿勢にする必要があるので、まず右側に麻酔を効かせておく必要があるわ

けです。脊麻後の低血圧を避けるために、用手的な子宮の左方移動をするほか、人工膠質液を含めた細胞外液系輸液剤の急速輸液を行います。

　以前は、脊麻施行前に急速輸液を500〜1,000mL程度行っていた（preloading）ようですが、低血圧予防にはあまり効果がなく、術後に妊婦の循環負荷が高まるということから、あまり行われなくなったようです。脊髄くも膜下麻酔と同時にloadingを開始すること（coloading）でも、よい効果が得られるということでした。以前は、500〜1,000mLなど決まった量を投与していたようですが、米国麻酔科学会は、患者に合わせた投与量を選択することを推奨しています。胎児の高血糖、出生後の反応性の低血糖（高血糖に対するインスリン分泌増加による）を防ぐために、ブドウ糖を含んだ輸液剤は使用しないということでした。

　脊麻には高比重0.5％ブピバカイン1.6〜2.2mLとフェンタニル10〜25μgやモルヒネ0.1〜0.2mgが使用されることが多くなってきたそうです。安部先生の施設では、高比重0.5％ブピバカイン2mL（10mg）にフェンタニル25μg、モルヒネ0.1mgを混合した溶液を用いて脊麻を行っているということでした。モルヒネ投与により12〜18時間の鎮痛効果が得られるということでした。

　ここまで勉強しておけば、山元先生に自分も加藤先生も叱られないだろうなぁと思いました。

Self Study Tips 36

■ 脊髄くも膜下麻酔 spinal (subarachnoid) anesthesia

1. 適応と必要な麻酔高

□ 主として下腹部、会陰部、下肢の手術が適応となる（表67）。使用する局所麻酔薬によっては2～3時間の持続が得られるが、作用持続時間が限られているため、手術時間としては1時間半程度までのものに限るのが安全である。

表67 脊髄くも膜下麻酔の適応と麻酔高

	手術例	麻酔高	備　考
下腹部手術	虫垂切除術	T4～T6	腹膜、腸管牽引のため高位まで必要
	前立腺手術	T10	
	子宮手術	T6	
	鼠径ヘルニア	T6～T8	
	帝王切開	T4～T6	
会陰部手術	精巣手術	T10	精巣の神経支配は卵巣と同じくT10
	経尿道的膀胱手術	T10	
	股関節、膝手術	T10	膝、下腿の手術でもターニケットをときに使用するため
	痔瘻手術	S1	

2. 麻酔高の確認法、デルマトーム

① ピンプリックテスト

針先などで痛みがないことを確認する。
強くつかないように注意する。

② コールドサインテスト

アルコール綿はアイスノン®などを使用して冷たくないかを確認する。

麻酔高はピンプリックより高く判定されるので注意する。
③ 修正Bromageスケール（表68）
運動能力をみる。運動神経遮断は感覚神経遮断後に起こる。

表68　修正Bromageスケール※

スコア	定　義
0	運動ブロックなし
1	伸展した下肢を挙上することはできない。膝や足首を動かすことはできる
2	伸展した下肢を挙上したり、膝関節を動かすことはできない。足首を動かすことはできる。
3	完全な運動ブロック

※運動神経麻痺の評価に用いる。

3．麻酔高の調整
① 高比重液の場合
局所麻酔薬溶液は脳脊髄液よりも重い。
頭低位にすると麻酔高は上昇。
痔瘻手術などで坐位で穿刺して高比重液を用いて脊麻を行うと、S領域のみ麻酔される（サドルブロック）。
② 等比重液の場合
投与薬液量により広がりが変わる。
体位により麻酔高の影響は受けない。
③ 低比重液の場合
頭高位にすると麻酔高が上がる。

Self Study Tips 37

■ 脊髄くも膜下麻酔の合併症

□ 血圧低下
- 交感神経系遮断による。

□ 徐　脈
- 交感神経系遮断による。心臓交感神経が出るT2〜T4以上のブロックによる。

□ 脊麻後頭痛
- 硬膜を穿刺した穴から脳脊髄液が漏れ出ることによる低髄圧性頭痛。術後1〜2日で発症する。
- 脊麻後頭痛の特徴は仰臥位では起きないが、坐位や立位になると頭痛が起こる。
- 起こりやすいのは、若年者＞高齢者、女性＞男性、太い針＞細い針、斜端針＞ペンシルポイント針。ただし、早期離床により頻度は上昇しない。

□ 馬尾症候群
- 膀胱直腸障害、性機能障害、会陰部から下肢にかけての知覚運動障害が起こる。

□ 呼吸抑制
- 脊麻高が高くなると肋間神経麻痺のため咳をする能力が低下する。横隔神経麻痺が起こることはまれ。この場合は全脊麻となる可能性が高い。

□ 悪心・嘔吐
- 低血圧による。
- 交感神経系ブロックによる消化管活動亢進。

Self Study Tips 38

■ 帝王切開に対する神経軸麻酔法の差

表 69 帝王切開に対する神経軸麻酔法の差

	脊髄くも膜下麻酔	硬膜外麻酔
作用発現時間	早い	遅い
作用持続時間	2 時間程度、オピオイド併用で鎮痛持続時間は延長	持続法を用いれば作用持続時間に制限はない
局所麻酔薬投与量	少ない	多い。局所麻酔薬中毒の危険がある。
麻酔高の調節	初期の 15 分程度で決まる。	カテーテルからの注入により調節が容易
ブロックの質	筋弛緩などを含めて強い。	局所麻酔薬濃度にも依存するが、脊髄くも膜下麻酔よりも運動神経ブロックは弱い。
脊髄くも膜下麻酔後頭痛	細いペンシルポイント針を用いても数％で起こりうる。	起こらない。ただし、偶発的硬膜穿刺をした場合には、発生頻度は高い。

研修 15 日目

予定帝王切開術、脊髄くも膜下麻酔

🗝 Key messages

1 脊麻には高比重ブピバカインとフェンタニル、モルヒネの混合液を用いる。
Spinal anesthesia using hyperbaric bupivacaine solution with fentanyl and morphine is popular.

2 仰臥位低血圧症候群を避けるために子宮の左方移動を行う。
Uterine should be left-shited to avoid supine hypotensive syndrome.

3 昇圧薬にはフェニレフリン、エフェドリンを投与する。
Hypotension should be treated promptly using either phenylephrine and/or ephedrine according to heart rate.

🗝 Key words

フェンタニル、モルヒネ、ペンシルポイント針、フェニレフリン、エフェドリン、オキシトシン、メチルエルゴメトリン

▶脊髄くも膜下麻酔

今日からチューターも変わりました。今度は、山元雅美先生です。今年で麻酔科 10 年目、厳しいと評判の女の先生です。いつもは難しい症例ばかり担当をしているようですが、チューターの期間は、私たち研修医の指導に当たってくれます。

「安部先生、おはよう。いい週末を過ごせた？」

「はい、おかげさまで。これから 2 週間、よろしくお願いします」

「元気な声でいいね。加藤ちゃんも安部ちゃんは頑張ってい

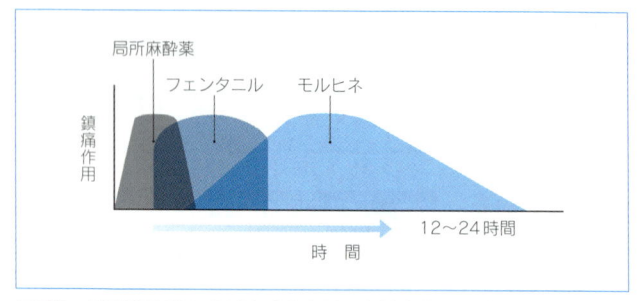

図73 局所麻酔薬とオピオイドを用いた鎮痛作用の時間経過

るってほめてたわよ。期待してるからね。準備は大丈夫？」

加藤ちゃんに安部ちゃんですか。山元先生に準備をチェックしてもらいました。

「麻酔器、吸引の準備は大丈夫ね。薬は何を準備した？」

「とりあえず、アトロピンと昇圧薬としてエフェドリン、フェニレフリンを準備しました。高比重ブピバカインもここにあります」

「高比重と等比重、"コウ"と"トウ"と音が似てるから気を付けてね。"タカシ君"に"ヒトシ君"なんて呼び分けている施設もあるのよ。うちは"高い比重"って言ってるけど。これがフェンタニルとモルヒネ。フェンタニルは25μg、モルヒネは0.1mgを準備してね。まずは、局所麻酔薬が鎮痛、運動神経遮断に関与して、その後は、フェンタニル、モルヒネが鎮痛に作用するっているイメージね」（図73）

「フェンタニルは100μgが2mLのアンプルですから、0.5mLということですね。モルヒネは1アンプル、1mL、10mgですよね。どうやって0.1mgを準備すればいいんですか？」

「まず、モルヒネ1mL、10mgと生理食塩液9mLを10mLのシリンジに準備。そこから0.1mLを1mLのシリンジに吸うのよ。清潔に準備しなければだめよ。髄膜炎なんて起こしたら大変だから」

「ほんのわずかですね。神経使いますね」

「おおいに神経を使ってちょうだい。フェンタニルは25μgなら、術後のかゆみとか悪心・嘔吐の頻度を増さないと言われているのよ。モルヒネは鎮痛期間も長いけれど、遅発性の呼吸抑制を起こしうるからね。量が多かったりすると危険よ」

準備が終わり、再点検も終わったころ、棚田さんが入室してきました。パルスオキシメータ、血圧計、心電図といった基本的モニタリングをつけました。静脈路も20ゲージではありますが、流れは良好です。もし、大出血が起きたらと思ってほかの静脈もさりげなくチェックしましたが、問題はなさそうです。

「棚田さん、これから昨日お話をした脊麻をしますね。何か質問はありますか？ 説明しながらやっていきますから、心配はありませんよ」

「特にありません」

「では、手術台の端まで移動して下さい。後ろには私がいますから下がっても大丈夫ですよ。右下の横向きになっていただけますか」

安部先生は清潔なグラブをつけ、背中の消毒を始めました。山元先生も清潔なグラブをして、薬の準備などを手伝ってくれています。高比重0.5％ブピバカイン2mL、フェンタニル0.5mL（25μg）、モルヒネ0.1mL（0.1mg）を混合しました。棚田さんの背中には大きなビニールの穴あきドレープをかけました。

「棚田さん、これから始めますね。まず、今、触っているところを突き出すように背中を丸めて下さい。両膝を抱え込むように。頭はおへそを見る感じで」

「そう、いい感じです。こうすると、背骨の間があいてやりやすくなるんですよ。まず、背中を触りますね」

山元先生がヤコビー線を示してくれました。背中を触ってL2/3のところを教えてくれました。棘突起と棘突起の間がわかりました。

「最初に局所麻酔をします。ちょっとチクッとしますよ。動かないようにして下さい」

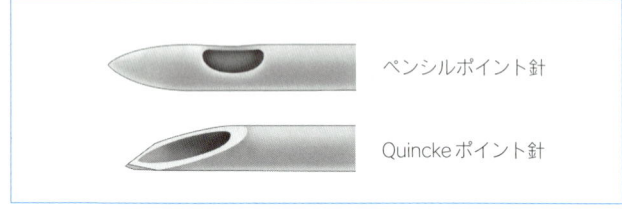

図74 ペンシルポイント針とQuinckeポイント針

　25ゲージのペンシルポイント針を用いて穿刺をします（図74）。ペンシルポイント針は先が鈍なので、ガイド針を入れる必要があります。でも、ペンシルポイント針では硬膜の線維を切断しにくいので脊麻後頭痛が起きにくいと言われています。

「これから少し太い針を入れます。もし、痛かったりしたら言って下さい」
　山元先生がガイド針を刺入してくれました。皮膚に対してほぼ垂直です。
「これから本番の針を進めていきますね。どこかにひびいたりしたら教えて下さい」
「はい」
　棚田さんが少しか細い声で返事をしました。安部先生は脊麻針をガイドから入れました。ガイド針の先端を超えたところで少し抵抗がありました。山元先生が針を押して確かめ、OKと頷いてくれました。安部先生は恐る恐る針を進めていきました。頭の中で、棘間靱帯、黄靱帯、硬膜外腔かなと解剖図のイメージを思い浮かべていました（☞p.219、図54）。もう、届いたかなと思って内筒針を抜きましたが、脳脊髄液は出てきませんでした。もう一度、内筒針を戻しました。
「皮膚にしっかりと手を固定して。そのまま、ゆっくりと素直に進めて」
と山元先生が指示をくれました。もう少し進めると、なんだか気のせいかもしれないけれど、プツッと膜を貫いた感じがしまし

た。内筒針を抜くと、透明な脳脊髄液がゆっくりと流れ出てきました。山元先生が、ブピバカイン、フェンタニル、モルヒネの混合液の入ったシリンジを渡してくれました。

「ここからが大切よ。左手でしっかり脊麻針のハブを固定して。そう。シリンジをしっかりつけたら吸引して」

抵抗なく透明な液が引けてきました。

「棚田さん、これからお薬を注入しますね。びりっとしたりしたら教えて下さい。まず、右足から温かくなってくると思います」

安部先生はゆっくりとシリンジを押していきました。

「0.5mLくらいになったら、もう一度吸引して。それから全量を注入。バーボタージュ (barbotage) っていうのよ」

抵抗なく脳脊髄液が引けてきました。溶液をすべて注入し、ガイド針ごと脊麻針を抜きました。

「棚田さん、どうですか」

「もう右足が温かくなってきました」

「では、仰向きに戻りましょう。力を貸しますからね。そのうちに左足もしびれてきますよ。麻酔は1時間半から長いと6時間くらいは効きますからね。医療用麻薬も入れておくので、痛みに関しては12〜24時間はとれると思います」

みんなで協力して棚田さんを仰臥位に戻しました。山元先生は点滴を全開にして、子宮の左方移動をしています。安部先生は手術台を右上になるようにローテーションしました。

「麻酔はうまくいきましたよ。これから、少し頻繁に血圧を測ります。もし、気持ち悪くなったりしたら教えて下さい」

安部先生は自動血圧計の間隔を2分にしました。血圧は106／76mmHg、心拍数は88bpmでした。そのうちに心拍数が70bpmとなりました。棚田さんの顔色も蒼白に見えます。気持ち悪そうです。

「安部先生、心拍数が下がったから、もう一度血圧測定」

血圧は90／62mmHgでした。すぐにフェニレフリン0.1mgを投与しました。また、血圧測定をしたところ、血圧は98／

70mmHgでした。しばらくするうちに、心拍数が60bpm台となりました。血圧もまた80mmHg台です。

「今度はエフェドリン5mg投与しましょうか。それが終わったらレベルチェックね」

レベルチェックはアルコール綿を用いて行いました。右側がT6、左側がT7くらいまで麻酔高が上がっていました。その後は、血圧も落ち着いていました。助産師さんが胎児心音をチェックしましたが、問題はないようでした。

「安部先生、脊麻上手だったわよ」

「いえ、ガイドニードルの入り方が完璧だったおかげです。フェニレフリンとエフェドリンの使い分けってどうなっているんですか？」

「脊麻の一番の欠点は血圧が下がること。サリンヘス®やボルベン®など人工膠質液の急速輸液をして、子宮の左方移動をしたりしての予防がまず大切なのよ。脊麻をしたら、その1分後から2分間隔で15分まで頻繁に血圧測定をすることがルールになっているのは知っているわよね。そのころまでには、脊麻高も定まって、あまり血圧変動も起きなくなるからね。ここで重要なことは子宮胎盤循環を保つこと、babyの状態をよくすることなの。昇圧薬を投与して血圧が上昇したからと言って、子宮胎盤循環が改善したという保証はないのよ。以前は、子宮胎盤循環を保つためにはエフェドリンが一番いいって言われていたんだけど、最近はフェニレフリンのほうがいいって報告されているのよ」

「最初にフェニレフリン、次はエフェドリンを使用した理由はなんですか？」

「最初は心拍数も十分だったから、α受容体刺激作用があるフェニレフリンを選んだの。次のときは心拍数もけっこう減少していたでしょう。だから、$β_1$受容体刺激作用もあるエフェドリンを使用したわけ。そのあと、血圧も心拍数も上がったでしょう」

▶子宮収縮薬の投与

セファゾリンの投与も終了しています。タイムアウトをして、手術が始まりました。女の子です。出生時刻は午前9時5分。すぐに産声が聞こえました。

「棚田さん、おめでとうございます。女の子ですよ。髪もいっぱい」

棚田さんは涙ぐんでいます。

「もう少ししたら、赤ちゃんをきれいにして連れてきますからね」

「アトニン®をお願いします」

安部先生は、オキシトシン（アトニン®）5単位を入れた生理食塩液の持続静注を始めました。

「アトニン®は臍帯クランプをしたら投与することが多いけれど、なかには胎盤が娩出されてからの投与を好む産科医もいるから気を付けてね。アトニン®を投与する場合には、産科医の指示を待つか、入れてよいかを質問して確認してから投与するようにしてね」

胎盤も娩出されました。子宮もしっかりと収縮しているようで

表70 Apgarスコア

項　目	0点	1点	2点
皮膚の色	蒼　白	チアノーゼ	全身ピンク
心拍数 (bpm)	な　い	100以下	100以上
刺激への反射	な　し	顔をしかめる	元気に泣く
筋肉の緊張	だらんとする	少し四肢を曲げる	活　発
呼　吸	な　い	浅く不規則	深く規則的

Apgarスコアは、1953年にコロンビア大学麻酔科教授であったDr. Virginia Apgarが提唱したスコアである。Apgarスコアにより客観的基準に基づいての新生児の評価が可能になり、心肺蘇生開始などの治療の開始基準や、帝王切開や無痛分娩などに対するさまざまな麻酔法や鎮痛法などの効果や安全性が評価できるようになった。

す。オキシトシンの効果発現時間は1分以内ということです。助産師さんが赤ちゃんを連れてきてくれました。

「とっても元気な赤ちゃんです。可愛い女の子です」

棚田さんは赤ちゃんに触れ、涙を流しています。助産師さんがApgarスコアは1分が8点、5分が10点と教えてくれました（表70）。

「子宮収縮薬は、いろいろな副作用を持っているから注意してね。オキシトシンは血圧低下や心拍数増加、不整脈を起こすことがあるからね。ブドウ糖液のような低張液に入れて大量投与したりすると水中毒を起こす可能性があるのよ。メチルエルゴメトリンは、オキシトシンと逆で血管収縮と血圧上昇を起こすからね（表71、72）。冠動脈疾患があると、冠動脈攣縮を起こす可能性があるから要注意よ。オキシトシンもメチルエルゴメトリンも点滴静注したほうが安全だと思うわ。プロスタグランジン$F_{2\alpha}$でも血圧上昇が起こるほか、気管支攣縮を起こすことがあるからね。子宮収縮薬を甘く見てはだめよ」

出血量も羊水込みで900mLくらいでした。血圧低下していません。赤ちゃんの体重は2,920gという報告が病棟から来ました。

帝王切開は無事に終了しました。手術後の子宮からの出血もほとんどありません。

表71 オキシトシン　*Oxytocin*

分　類	脳下垂体後葉ホルモン製剤
商品名	アトニン®-O
適　応	次の場合の子宮収縮誘発・促進並びに子宮出血の治療 分娩誘発、微弱陣痛、弛緩出血、胎盤娩出前後、子宮復古不全、帝王切開術（胎児の娩出後）、流産、人工妊娠中絶
投与法	5～10単位を5％ブドウ糖500mL等に混和し点滴静注
禁　忌	過敏症歴、分娩誘発・微弱陣痛で投与時（児頭骨盤不均衡、全前置胎盤）
併用禁忌	（分娩誘発、微弱陣痛で投与時）プロスタグランジン製剤
効果発現時間	静注では1分以内
効果持続時間	静注では30分以内
副作用	低血圧、不整脈、抗利尿効果（水中毒の可能性、低ナトリウム血症）、悪心・嘔吐

アトニン®-O注5単位

表72 メチルエルゴメトリンマレイン酸塩　*Methylergometrine maleate*

分　類	子宮収縮止血剤
商品名	メチルエルゴメトリン メテルギン®
適　応	胎盤娩出前後、子宮復古不全、流産、人工妊娠中絶、弛緩出血、帝王切開術（いずれも子宮収縮の促進並びに子宮出血の予防・治療の目的で使用）
禁　忌	妊婦、妊娠可能性、児頭娩出前、麦角アルカロイド過敏症、重篤な虚血性心疾患または既往歴、敗血症
注射液	（0.02％）　0.2mg/mL
投与法	1回0.1～0.2mgを静注、または1回0.2mgを皮下注、筋注
副作用	アナフィラキシー様反応、心筋梗塞、狭心症、冠動脈攣縮、房室ブロック

研修 16 日目

小児麻酔、仙骨硬膜外麻酔

⚬— Key messages

1 緩徐導入は、患者の反応を見ながら慎重に行え。
Slow induction should be carefully performed while observing the patient's response.

2 仙骨硬膜外麻酔実施時は気道確保、バイタルサインの変化に注意せよ。
Secure the airway and observe the vital signs during caudal anesthesia.

3 仙骨裂孔を確実に探すことがキー。
To find the sacral hiatus is the key for successful caudal anesthesia.

4 局所麻酔薬注入時は吸引試験を頻回に行え。
Aspiration test should be repeated during injection of the local anesthetic agent.

⚬— Key words

絶飲食ガイドライン、ミダゾラム、緩徐導入、i-gel®、仙骨硬膜外麻酔

今日は初めての小児麻酔です。患者さんは太田優斗君、4歳の男の子です。身長108cm、体重16kg。右鼠径ヘルニアに対してヘルニア根治術が予定されています。麻酔は、仙骨硬膜外麻酔 (caudal anesthesia) 併用全身麻酔の予定です。挿管するかどうかを山元先生に相談したら、「i-gel®でいいんじゃない」と言われました。日本麻酔科学会の「術前絶飲食ガイドライン」に従い、入室2時間前まで飲水を許可しました (表73、74)。ミダゾラムの経口投与を前投薬として投与しました。通常の投与量は0.2

表73 術前絶飲時間

摂取物	絶飲時間（時間）
清澄水	2
母乳	4
人工乳・牛乳	6

（日本麻酔科学会の「術前絶飲食ガイドライン」より）

表74 ASAの絶飲食ガイドライン

摂取物	絶飲食時間（時間）
清澄水	2
母乳	4
人工乳	6
牛乳など	6
軽食	6

清澄水の例：水、果肉を含まないフルーツジュース、炭酸飲料、ブラックコーヒー、お茶、ミルクを入れない紅茶
軽食：トーストと清澄水
肉、脂肪を多く含む食物：8時間以上の絶食が必要

～0.4mg（最大15mg）ということなので、6mgを甘い飲料水とともに術前1時間前に飲んでもらいました。経口投与した場合、最大効果は45分くらいで得られます。

▶緩徐導入

優斗君は、お母さんとお父さんと一緒に小児用ベッドで手術室までやってきました。起きてはいますが、ぼうっとした感じです。申し送りの後、お父さん、お母さんとバイバイと別れて手術室に入りました。

手術室にはアンパンマンの主題歌が流れています。優斗君は特に泣く様子もありません。頭は小児用の枕にうまく載りました。

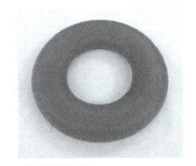

小児用枕

小児用の可愛い絵のついたパルスオキシメータのプローブをつけ、心電図電極を貼りました。血圧計はつけましたが、ギュッと締めると嫌がるので、血圧は測っていません。

いよいよ導入です。点滴がないので、マスクを用いた緩徐導入

表75　小児のバイタルサイン

年　齢	心拍数 （回/min）	血　圧 （mmHg）	呼吸数 （回/min）
未熟児	120〜170	55〜75/35〜45	40〜70
0〜3月	100〜150	65〜85/45〜55	35〜55
3〜6月	90〜120	70〜90/50〜65	30〜45
6〜12月	80〜120	80〜100/55〜65	25〜40
1〜3歳	70〜110	90〜105/55〜70	20〜30
3〜6歳	65〜110	95〜110/60〜75	20〜25
6〜12歳	60〜95	100〜120/60〜75	14〜22
12歳≧	55〜85	110〜135/65〜85	12〜18

です。亜酸化窒素6L/min、酸素3L/minと高流量にして顔の遠くから流し始めました。

「ゆうとくん、風が出てくるよ」

実際、優斗君の柔らかい髪がふわふわと揺れています。特に嫌がる様子もありません。術前に少しだけバニラエッセンスをマスクにつけておいたので、甘い匂いがしていると思います。

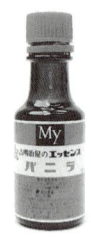

バニラ
エッセンス

「ゆうとくん、大きな息をしてみようか」

優斗君は大きくけなげに深呼吸を繰り返しています。その間にマスクをだんだんと優斗君の顔に近づけました。

「今度は、甘い匂いがしてくるからね」

山元先生がセボフルランのダイアルを0.5％に合わせ、優斗君の呼吸に合わせて0.5％ずつ上げています。マスクはもう優斗君の顔に接するくらいです。ついにマスクも密着、セボフルラン濃度も5％に上がっています。モニター上も呼気終末セボフルラン濃度は3.2％まで上昇しています。血圧測定をしましたが、血圧は90/70mmHgでした。心拍数も90bpm前後です（表75）。そっと頭部後屈にして気道を確保しました。胸も上下し、tracheal tagなどもありません。カプノグラムも観察されていま

す。

「安部先生、マスクは代わるから、点滴をスタートして」

安部先生は24ゲージの穿刺カテーテルを準備してもらいました。

「ターニケットはそんなにきつく巻いちゃだめよ。パルスオキシメータの信号が拾えるくらいのきつさでね」

手の甲の薬指と中指の間に静脈が浮き出てきました。安部先生は消毒をして、穿刺針を刺しました。

「血液が逆流してきました」

「喜ぶのはまだ早いからね。針を少し寝かせて皮膚との角度を小さくして、もう少し進めてごらん。左手は緩めちゃだめよ」

針を進めても、まだ血液が逆流してきています。ゆっくりとカテーテルを進めました。駆血帯を外して内筒針を抜きました。カテーテルから血液が逆流してきます。看護師の関口さんが、点滴回路をつなげて、クレンメを開けました。

「滴下良好です。あとのドレッシングはしますから」

▶仙骨硬膜外麻酔

麻酔は十分に深くなっています。

「さぁ、i-gel®を入れようか。サイズは2でいいね」（表76）

頭部後屈にすると口が軽く開きました。背面に潤滑ゼリーを塗ったi-gel®を硬口蓋に沿わせるようにして抵抗があるまで進めていきました。山元先生が呼吸回路を接続してくれました。

「しっかり、i-gel®を固定しておいてね」

胸郭の上下につれてバッグも動き、カプノグラムも観察されました。i-gel®をテープで固定しました。いよいよ仙骨麻酔です。手の空いている星野先生もやってきてくれました。

「これから側臥位にするからね。星野先生は気道と麻酔、バイタルをよろしく。caudalが安全にできるかは星野先生にかかっているから、よろしくね」

と山元先生は星野先生にプレッシャーをかけています。

優斗君を左側臥位にしました。カプノグラムもきれいな形で出

ています。仙骨部をクロルヘキシジンで消毒しました。関口さんが23ゲージのブロック針を出してくれました。0.2％アナペイン®12mLをシリンジに吸いました。

山元先生が仙骨裂孔の位置を示してくれています (図75)。

「L4/5を見つけて、ゆっくりと指を尾側に沿って触れていくと、ちょっと凹んだところがあるからね。そこが仙骨裂孔よ。両側に骨の突起も触れるはずよ」

安部先生が教えられた通りに触れていくと、少し凹んだところがありました。

「そこの膜みたいなところに、60度くらいの角度で針を当てて、進めていってごらん。プツッとした感じがして抵抗がなくなったら、そこが仙骨硬膜外腔よ。プツッといったところが仙尾靱帯だからね」(図75)

安部先生が針を進めていくと、少し強い抵抗があって、そのあとすっと針が進む感じになりました。

「先生、入ったみたいです」

「では、少し角度を小さくして。あと3〜5mmくらい進めてごらん。どう、すっと針は進む？　あんまり進めるとdural sac (硬膜嚢)を貫くからね」

「はい、抵抗なく進みます」

「しっかりブロック針を固定しておいてね。薬は接続してあげるから」

「まずは吸引して血液も脳脊髄液も引けないことを確認して。それから、ゆっくりと注入してごらん」

思ったほどの抵抗もなく、薬液を注入できます。

「私にも注入させて」

山元先生も注入をしました。

「これなら大丈夫。骨膜内に入っていたりすると、もっと抵抗があるからね。浅いと、皮膚のところに局所麻酔薬の盛り上がりが見えるのよ」

安部先生は、途中吸引を繰り返しながら、12mLを注入し終えました。

表76 i-gel®のサイズ

サイズ	体重の目安（kg）
1	2〜5
1.5	5〜12
2	10〜25
2.5	25〜35
3	30〜60
4	50〜90
5	≧90

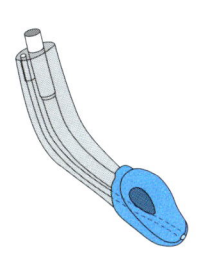

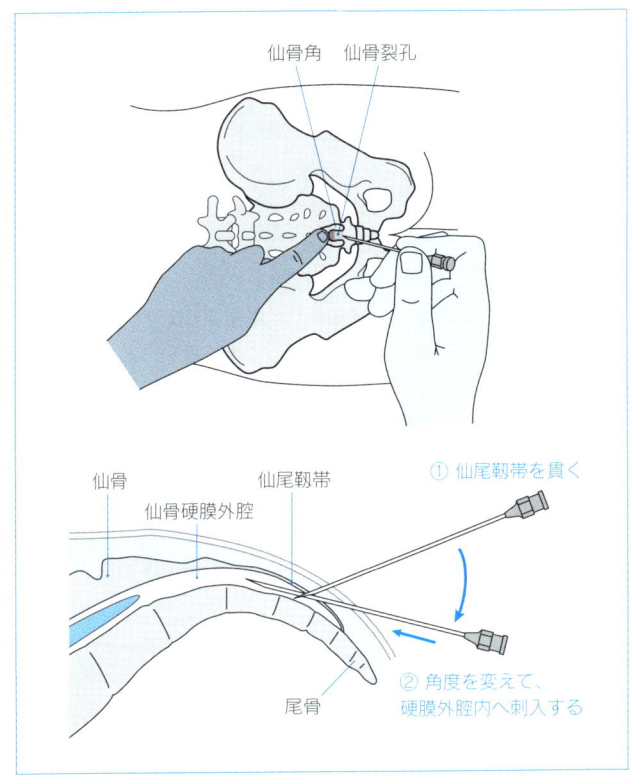

図75 仙骨硬膜外麻酔

「さぁ、体位を戻しましょう。i-gel®がずれないように気を付けてね」

安部先生は気付いたら背中に大汗をかいていました。血圧も落ち着いています。セボフルランの濃度も2％に下げました。

「caudalのときって、ずいぶんとたくさんの局所麻酔薬を注入するんですね。でも、血圧も下がらないし」

「そう、成人の硬膜外麻酔のときだって、なかなか一度に12mLは注入しないわね。仙骨硬膜外腔はけっこう広いのよ。レベルも高くならないから、血圧も落ちないというわけ。Takasaki計算式というのがあってね、それによるとデルマトーム1つ当たり0.5mLを投与することになるの。T10までのレベルが必要なら、S領域5＋L領域5＋T領域の12デルマトームだから6mLということになるわけ」

「成人の硬膜外麻酔のときにはテストドーズを入れますが、小児ではいいんですか？」

「いいところ、ついてきたわね。小児のcaudalでもアドレナリン添加局所麻酔薬をテストドーズとして投与することが推奨されているのよ。イソプロテレノール添加を勧める人もいるのよ。血管内投与やくも膜下投与を避けることが重要なのよ。今日も何度も吸引をしたけど、それでは不確実って言われているの。私はシリンジを付け替えるときに、ブロック針が動くほうが心配だから、テストドーズは省略したわけ」

タイムアウトを終え、手術も始まりました。バイタルサインも安定しています。仙骨麻酔も効いているようです。

手術は45分で終了しました。優斗君も、少し暴れはしたけれど、スムーズに覚醒しました。痛みもないようです。

「こどもはね、痛いのも嫌がるけど、足がしびれているのも嫌がるのよ」

研修 17 日目

肥満と睡眠時無呼吸症候群

🗝 Key messages

1 肥満に伴う生理学的な変化を理解せよ。
Understand the physiological changes caused by obesity.

2 睡眠時無呼吸症候群では鎮静薬、オピオイド投与に注意せよ。
Meticulous attention is necessary to administer sedatives and opioids in patients with sleep apnea syndrome.

3 肥満患者は仰臥位、全身麻酔では酸素化が悪化しやすい。
Oxygenation is deteriorated in obese patients in supine position, particularly under general anesthesia.

4 全身麻酔でFRCが減少する。
Functional residual capacity decreases in a minute after induction of general anesthesia.

🗝 Key words

鼓室形成術、肥満、睡眠時無呼吸症候群、逆流性食道炎、デスフルラン、機能的残気量、closing capacity、口エアウェイ

▶肥満に伴う生理学的変化

　今日は慢性中耳炎に対する右鼓室形成術です。患者さんは佐々木信子さん、28歳女性。身長155cm、体重76kg、BMI 37.2です。BMIが35以上なので麻酔が困難な患者での診療報酬の加算がとれます。閉塞性睡眠時無呼吸症候群があり、夜はnasal CPAPをしています。高血圧と耐糖能異常もありますが、いずれも未治療です。逆流性食道炎があり、プロトンインヒビターを服用しています。

表77 肥満に伴う生理学的変化

呼吸器系	・酸素化の悪化 ・閉塞性睡眠時無呼吸症候群（肥満患者の2〜4%で起こる。いびき、日中の居眠り、低酸素血症、高二酸化炭素症、赤血球増多、高血圧、肺高血圧、右心不全） ・挿管困難のリスク上昇 ・誤嚥のリスク
循環器系	・高血圧 ・肺高血圧 ・心不全（右室、左室）
消化器系	・脂肪肝 ・胃内容物停滞、胃酸酸度上昇 ・滑脱ヘルニア
血管系	・深部静脈血栓
薬　物	・体重当たりの薬物投与量が決めにくい

　山元先生から、肥満に伴う問題点について説明を受けました（表77）。

　麻酔時の低酸素血症には特に注意が必要だと言われました。また、術後も麻酔薬の残存や、オピオイド投与により無呼吸や低酸素血症のリスクが高いから気を付けるようにと言われました。肥満患者では酸素消費量が多いことに加え、機能的残気量が減少しているために、わずかな無呼吸時間でも低酸素血症になりやすいということでした。

　手術室に到着し、モニターをつけました。血圧160/90 mmHg、心拍数92 bpm。SpO_2は94%です。BISモニターもつけました。

　十分な前酸素化（preoxygenation、脱窒素化 denitrogenation）を行うために、しっかりとマスクをフィットさせ、何回か深呼吸をしてもらいました。それでもSpO_2はなかなか上昇してきません。4分ほど経って、ようやくSpO_2が100%になりました。その後、さらに1分間の酸素投与を行いました。

　レミフェンタニル持続投与を開始しました。0.3μg/kg/min

からのスタートです。実際の体重で計算すると、過量投与になってしまうそうです。佐々木さんの理想体重は50kgくらいですから、0.5μg/kg/minで投与する場合は、レミフェンタニルの投与速度は15mL/hrとなります。76kgとして計算すると、0.1μg/kg/minは4.6mL/hrに相当します。0.3μg/kg/minだと13.7mL/kgの投与量となります。投与量累計が0.8mLくらいになったところで、佐々木さんは体が温まってきた感じだと言いました。プロポフォールは山元先生が100mgを投与しました。数分するうちにBIS値も50％台になりました。

換気は、口エアウェイ（oral airway）を挿入して、なんとかできました。

「エスラックス®を入れるけど、いい？」

山元先生が確認し、ロクロニウム70mgを投与しました。換気もなんとかできます。挿管にはMcGRATH™（マックグラス）を用いることにしました（図76）。

安部先生がMcGRATH™で喉頭展開を試みました。

「喉頭蓋が見えたわね。しっかり持ち上げれば声帯が見えるわよ」

しかし、しっかりと前酸素化をしておいたのに、パルスオキシメータの音が低音になってきました。SpO_2はあっという間に95％にまで低下してしまいました。安部先生がもたもたしていたからです。

「さぁ、もう一度マスク換気をしましょう」

今度はうまく用手換気ができません。喉のあたりで唾液か分泌物かがゴロゴロといっているのが聞こえます。口エアウェイを入れ直し、山元先生も下顎挙上に手を貸してくれました。換気をしても98％くらいまでしかSpO_2は上がってきません。手はしびれてきました。これで、もう一度喉頭展開をしたら、絶対にSpO_2はもっと下がってしまいます。山元先生が、

「なんとか換気はできているし、酸素化もこれくらいあれば大丈夫。今度は私が喉頭展開するからね」

と励ましてくれました。安部先生と山元先生は場所を交代しまし

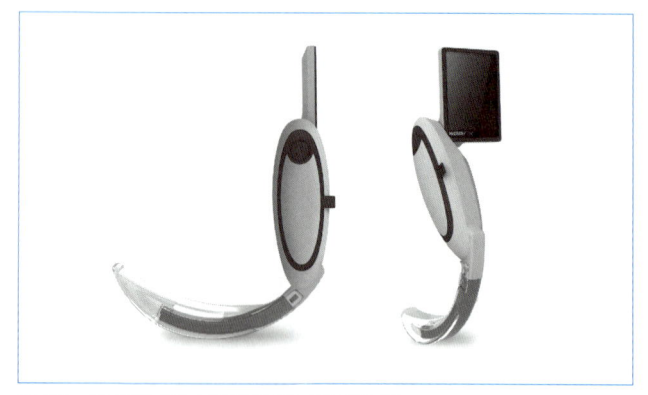

図76　携帯型ビデオ喉頭鏡（McGRATH™）
(写真提供：コヴィディエン ジャパン株式会社)

た。
　「吸引もするから、用意しておいてね」
　山元先生がMcGRATH™で喉頭展開をしました（図76）。安部先生も吸引カテーテルを口腔内に入れて吸引をしました。今度は、あっという間に声帯がしっかり見えました。素早く挿管をしました。これで、一安心です。しかし、100％酸素で換気をしているのに、SpO_2は98％くらいまでしか上がってきません。
　「気管吸引をしようか」
　気管吸引をすると、分泌物がけっこう吸引できました。でも、SpO_2はまだ98％くらいです。
　「人工呼吸器にのせよう」
　最高気道内圧を22cmH_2Oとし、PEEPを6cmH_2Oかけ、換気回数を12回/minとしました。酸素2L/min、空気2L/minとしました。1回換気量は400mLくらいです。SpO_2は97〜98％、呼気終末二酸化炭素分圧は44mmHgです。デスフルラン濃度は3％にしました。
　「期待できるのはこれくらいかな。麻酔から覚醒したらよくなると思うよ」
　山元先生がぽつりと言いました。全身麻酔をすると健常成人

では機能的残気量は20％減少するくらいですが、肥満患者では50％も減少してしまうそうです。機能的残気量がclosing capacityよりも小さくなるために、シャント効果が出てしまうということでした。

タイムアウト。術野にアドレナリン添加リドカインの浸潤麻酔をしました。麻酔のためというよりも、アドレナリンによる血管収縮で出血を少なくして手術をやりやすくするのが目的のようです。

「局所麻酔をしたから、表面の手術のときはそんなに深い麻酔深度はいらないからね。アドレナリンが入っているから、血管内注入したりすると頻脈になったり、血圧が上昇したりするから気を付けてね」

「そのときはどうしたらいいんですか？」

「針を動かして注入しているから、血管内注入の可能性は低いけれど、アドレナリン添加局所麻酔薬はいろいろな手術で使用されるから知っておいたほうがいいわね。作用時間は短いから放置することもできるけれど、エスモロールとかランジオロールみたいな$β_1$受容体遮断薬を静注することも考えてもいいと思うけど。血圧を下げるためにセボフルランとかデスフルランの濃度を上げてもいいけど、アドレナリンとの相互作用で心室性不整脈が出る可能性もあるからね。デスフルランは、濃度を急激に6％以上に上げたりすると、よけい頻脈になることがあるから、濃度を急に上げるのはお勧めではないわね」

特に血行動態変化もありません。手術が始まりました。

術中、酸素濃度50％程度でSpO_2は97〜98％くらいで推移しました。デスフルランは3〜4％、レミフェンタニルは0.2μg/kg/minで維持しました。

「術後鎮痛はどうしますか？」

「局所麻酔も効いているし、それほどの術後鎮痛は必要ないから、アセリオ®1,000mgの投与だけでいいと思うよ。フェンタニルを投与することもあるけれど、SAS（睡眠時無呼吸症候群）があるから、呼吸抑制薬を投与するのは危険だからね」

「もっと大きな手術で、麻薬の投与とか必要というときは、けっこう悩みますね」

「そうなの。投与量は最小限にするようにするけれど、佐々木さんみたいにBMIが大きいと、体重当たりの投与量もあてにならないしね」

手術は2時間15分で順調に終了しました。レミフェンタニルも中止しました。デスフルランは手術終了後に中止しました。デスフルランの場合は、覚醒がいいので手術終了まで濃度を下げずに入れておいてもよいということでした。セボフルランの場合は、少しずつ濃度を下げてきたほうが、覚醒はよいということでした。デスフルランと空気の投与を中止し、酸素流量を6L/minにしました。

「肥満患者では脂肪に麻酔薬が溶け込むので、覚醒が遅いと聞きましたが……」

「そういう可能性はあるわね。セボフルランやデスフルランにしても脂肪には溶け込みやすい麻酔薬だからね。揮発性麻酔薬は、血流量が多い組織 (blood vessel rich group) にまず運ばれるわけ。脳はもちろんそこに含まれるわ。そのあと、筋組織など血流量が少し少ない組織、最後に脂肪組織みたいに血流量が少ないblood vessel poor groupに溶け込んでいくのよ。だから、麻酔時間が長くなると、脂肪組織にも麻酔薬がたくさん溶け込むことになる。麻酔薬投与を中止しても、脂肪組織に溶け込んだ麻酔薬が血液中に出てきて、それが脳などに再分布することで、脳内の麻酔薬分圧が下がらないと、覚醒遅延ということになるのよ。昔使っていたハロタンの長時間麻酔だと、そういうことも起きていたと聞いているわ。でも、今日は手術時間も比較的短いし、レミフェンタニルの併用でデスフルラン濃度も低いから、覚醒遅延の心配はまずないと思うよ」

そんな話を聞いているうちに、呼気中のデスフルラン濃度も0.5％くらいに低下してきました。SpO_2も99〜100％になっています。

「佐々木さん、手術は順調に終わりましたよ。目を開けられま

すか?」
と声をかけると佐々木さんは目を開けました。気管吸引をしましたが、それほど気道分泌物はありませんでした。自発呼吸で1回換気量は400mLくらい、呼吸回数も12～14回/minです。呼気終末二酸化炭素分圧も37mmHgです。

　抜管し、ストレッチャーに移動しました。単純フェイスマスクで酸素6L/minで投与しました。SpO_2は99%です。

「少し、上体を上げましょう」

　20度くらいのヘッドアップにしました。

「痛みはどうですか? 息苦しかったりしませんか?」

「痛みは特にありません。息も苦しくありません」

　麻酔後回復室(PACU)で20分ほど観察をしましたが、呼吸苦もなく、SpO_2は100%で推移をしました。夜はnasal CPAPをするように指示をしました。閉塞性睡眠時無呼吸症候群患者では、周術期にnasal CPAPを用いると、低酸素血症や循環器系合併症の発生頻度が低下することが報告されているからです。

▶機能的残気量とclosing volume

「山元先生、やっぱり坐位だと呼吸は楽になるんですか?」

「少し時間があるから、機能的残気量とclosing capacityの説明をしておこうか。機能的残気量、FRCというのは知っているよね?」(図77)

「普通に呼吸をしているとき、呼気終了時の肺容量のことです。加藤先生にこのあたり、少しだけ教わりました」

「正解。FRCは残気量(residual volume)と呼気予備量(expiratory reserve volume)との合計にあたるものになる。同じ量でもそれ以上分けられないものは英語ではvolume、FRCのように分割できるものはcapacityと呼ばれるの。たとえば、1回換気量はtidal volume、肺活量はvital capacityということになるわけ。これは余談だけど。Closing capacityは知ってる?」

「聞いたことはあります。Closing capacityですから、2つ以上のvolumeが集まったものですよね」

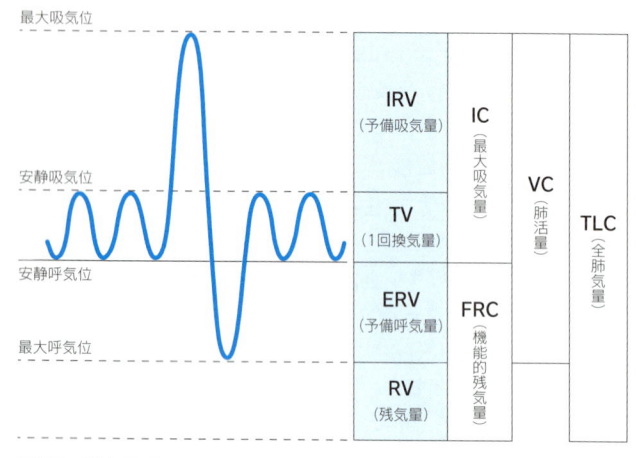

図77 肺気量分画

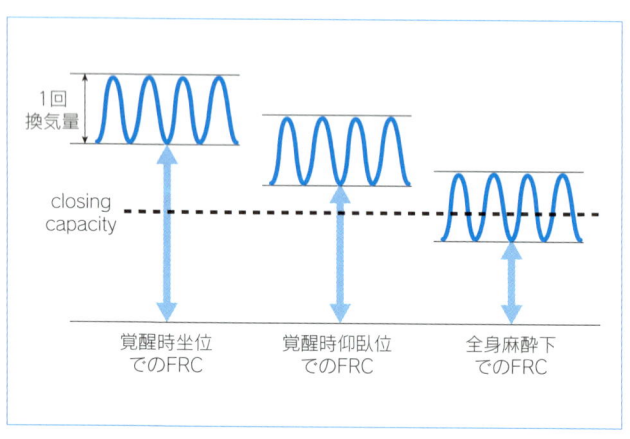

図78 麻酔時の機能的残気量（FRC）と closing capacity（CC）の関係

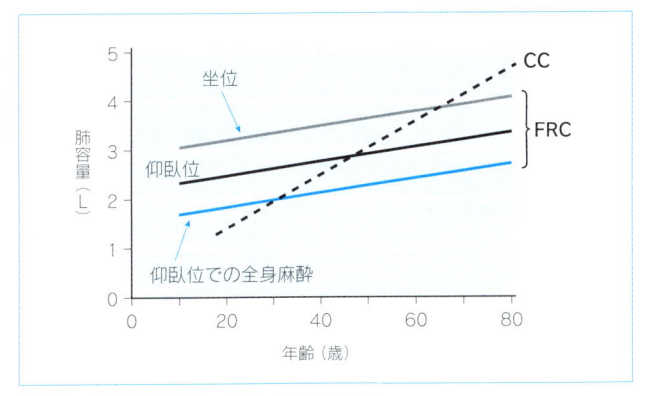

図79 機能的残気量、年齢、麻酔の影響
年齢とともに機能的残気量 (FRC) は増加する。坐位から仰臥位になると機能的残気量は減少する。全身麻酔をすると、FRCはさらに20％程度減少する。Closing capacity (CC) も年齢とともに増加する。CCがFRCよりも大きいことは、通常の1回換気量のときにも、閉塞する気道があることを意味している。

 「そう。Closing volumeと残気量が合わさったもので、closing capacityはCCと略されるの。息を吐き出していった、気道が閉塞（close）する肺容量がclosing capacityということになるの。息を吐き出していったとき、下方にある肺胞や肺胞管が上部にある肺の重みでつぶされると理解すればいいかな。正常ではFRCのほうが、CCよりも大きい、つまり普通に呼吸をしているときには、気道は閉塞していないということになる。ところが、FRCとCCの関係が逆転すると、つまりCCのほうがFRCよりも大きくなると、普通に呼吸をしているときに、肺胞が閉じてしまうことになるわよね。そこではガス交換が不十分になるから、酸素化が障害されるというわけなの」（図78）

 「FRCは仰臥位になったり、肺線維症などの肺疾患、肥満とかで減少するのよ。FRCは加齢で増加するけれど、CCも加齢で増加していくの。立位では66歳、仰臥位では44歳でFRCとCCが同じになると報告されているのよ。だから、年をとると動脈血酸素分圧が低下するということになるの」（図79）

「麻酔も影響があるっておっしゃっていましたよね」

「全身麻酔をすると1分以内にFRCは減少し始め、数分のうちには20％も減少すると言われているの。肥満者では50％も減少すると言われている。高齢者でもFRCは減少しやすいの。筋弛緩薬投与の有無は関係ないとされているのよ。佐々木さんのような肥満者が仰臥位になり、全身麻酔を受ければ、FRCは大きく減少してCCよりも小さくなるというわけ」

「それでは、どうしようもないということですか？」

「呼気終末陽圧（PEEP）をかければFRCは増加するから、PEEPをかければいいんだけれど、気道内圧が高くなりすぎると、胸腔内圧も上がって静脈還流が減少して低血圧となる可能性もあるの。酸素化と循環のバランスも大切なのよ。麻酔から覚醒して数時間すれば、FRCは元に戻ると言われているから、手術中は我慢ということになることも多いわね」

「肥満は万病の素、という感じですね」

「安部ちゃんも気を付けたほうがいいわよ。その素質があるから」

「一言多いところは、先生のお弟子さんの加藤先生と同じですね」

「一緒にしないでほしいわね。レベルが違うんだから」

研修 18 日目

脊椎手術、初めての腹臥位、動脈カテーテル挿入

🗝 Key messages

1 腹臥位をとる際には細部まで注意を払え。
Positioning, particularly from supine to prone position, requires meticulous attention.

2 動脈カテーテルは一発で入れろ。
Second stick may become very difficult once you failed the first stick.

3 出血に対しては速やかに対応せよ。
Quick and proper responses to acute bleeding are neccesary to save lives.

🗝 Key words

腹臥位、カテーテルの太さ、動脈カテーテル、輸血、stroke volume variation

今日は初めての脊椎手術、腹臥位での手術です。患者さんは米田隆子さん、50歳の女性。身長156cm、体重61kg。背部から臀部にかけて脂肪肉腫があり、広汎切除術が予定されています。悪性度も高いと考えられ、術前に化学療法を受けています。術前のヘモグロビン値は10.5g/dLでした。輸血4単位が準備されています。心血管系や呼吸器系の合併症はありません。

米田さんはストレッチャーに載って手術室に到着しました。山元先生からは、手術台に患者さんをスムーズに移せるようにモニター類をつけるように注意されました。ストレッチャーは手術台の右側にきます。

血圧計は右上肢に、パルスオキシメータプローブは左手につけました。静脈路も左前腕に確保しました。心電図電極は、背中側につけました。

麻酔はフェンタニル200μgとプロポフォールで行いました。ロクロニウムを投与して筋弛緩を得てから、reinforced tube（スパイラルチューブ）で気管挿管をしました。セボフルランを1.5％投与しました。血行動態は安定しています。換気は純酸素のままです。これは、腹臥位にするときに気管チューブの接続を外し、しばらく換気をしない状況になるためです。

▶体位変換（仰臥位から腹臥位へ）

さて、いよいよ腹臥位への体位変換です（図80）。まず、仰臥位から腹臥位にするときに、点滴やパルスオキシメータのケーブル、心電図ケーブルがからまないように整理をしました。血圧測定をし、血行動態は安定していたので、血圧測定のチューブははずしました。

「安部先生、しっかり頭を持ってね。腹臥位にするときは、頭部と脊椎の軸のアライメントがずれないようにしなければだめよ。頚椎損傷を起こす可能性があるからね。麻酔薬や筋弛緩薬が入っていると筋肉の緊張度が落ちているから、患者さんは自分の頭を支えられないんだからね」

「はい、しっかり持ちました」

「ラインも整理できているし、こちらは大丈夫。整形外科の先生方、看護師さんも準備はいいですか。尿道カテーテルもフリーになっていますね」

山元先生が指示を出しています。

「呼吸回路を外したら、まずは、左90度まで回転します。いいですか。一、二の三」

ストレッチャーの上で左側臥位のようになりました。ラインもひっかかっていません。

「では、腹臥位まで。一、二の三」

手術台の逆側に立っている人たちの腕の上に乗せるようにしま

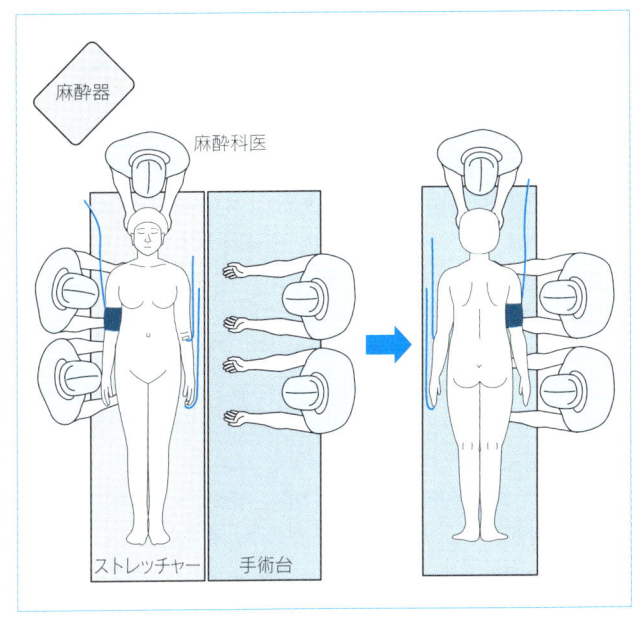

図80 仰臥位から腹臥位への体位変換
血圧計、パルスオキシメータ、点滴ラインをつけた状態で体位変換する。

した。米田さんは、しっかりと腕の上に乗りました。空中遊泳みたいな感じです。米田さんを手渡した人たちは、ラインがひっかかっていないかを確認しながら、ストレッチャーを動かしています。米田さんは両側からしっかりと支えられています。

「もう少し、頭側にずらして」

全員で、米田さんを5cmくらい頭側にずらしました。腹臥位になった後、頭の位置、上肢の位置も決まりました。

呼吸回路を再接続し、換気を再開しました。

「安部先生、もう一度、胸部を聴診。気管チューブの位置を確認してね」

山元先生は指示をしながら、自分は血圧計を再接続して、自動血圧計をONにしています。体位変換をしたり、頭部の位置が変

わると、気管チューブの先端の位置も変わるので、胸郭の動きを観察したり、聴診して片肺挿管になっていないことを確認する必要があります。血圧は90／60mmHgと少し低下していました。麻酔による交感神経系遮断により、体位変換では血圧変動が起こりやすくなります。

「安部先生、頭の位置を確認したら、次は眼球が圧迫されていないかを確認してね」

顔の下にとりつけた鏡で眼球が圧迫されていないかを確認することができます。

「見るだけでなくて、指で触って確認もしてね」

安部先生は、米田さんの眼球が圧迫されていないかを指で確認しました。

「眼球圧迫はありません。大丈夫です」

「術中も1時間とか、定期的に眼球圧迫がないかを確認してね。脊椎の手術では、術後に失明した事例が報告されているのよ。眼球の圧迫や、低血圧による視神経への血流障害が考えられているの」

腹臥位では、腹部の圧迫や、上下肢の位置、神経圧迫や過度の伸展がないかなどの確認も重要です。血行動態も落ち着いています。レミフェンタニル持続静注も開始しました。腹臥位の手術でも導入時からレミフェンタニル持続静注を使うことも多いようですが、体位変換時にチューブがからんだり、付けはずしが面倒だったりするので、山元先生は特にリスクがない患者さんでは、フェンタニルを導入時に使用するということでした。

今日は出血量が多くなることも予測されるので、もう1本、太い静脈路を確保する必要があります。

「いつもは16ゲージなんだけど、やったことないでしょ。今日は、とりあえず18ゲージでもいいわ」

それでも、安部先生にはプレッシャーです。駆血帯を巻き、しっかりと静脈を怒張させました。これなら、16ゲージでもいけそうです。でも、やっぱり失敗すると元も子もないので、18ゲージにしました。幸い、左前腕に18ゲージを確保できました。

表78 静脈カテーテルのゲージ数と流量

ゲージ数	外径 (mm)	長さ (inch)	流量 (mL/min)
22	0.9	1	38
20	1.1	1	65
18	1.3	1¼	110
16	1.8	1¼	220
14	2.2	1¼	360

ゲージ数のわずかな差でも流量には大きな差が出る。太いカテーテル挿入は重要である。(Smiths Medica 社のHPより引用)

「静脈カテーテルの太さって、流量を確保するためにはとても重要なことなのよ。ポアズイユの法則とか覚えてる？」(表78)

「記憶のはるかかなたにあるような……」

「最も重要なポイントは、流量は半径の4乗に比例するっていうことなのよ。もちろん、剛体管であるとか、層流とかいう条件はあるけどね。同じ長さのカテーテルなら、16ゲージなら18ゲージの2倍、20ゲージの3倍くらいの流量が得られるのよ」

▶動脈カテーテル挿入

次はいよいよ動脈カテーテル挿入です。山元先生が、穿刺しやすいように左手首の下にタオルを入れて、手をテープで固定してくれました。

「橈骨動脈を触れてごらん。心電図やパルスオキシメータの音を聞きながら触れると、動脈の拍動がよくわかるわよ」

橈骨動脈の拍動がよく触れました。

「拍動はわかった？　それじゃあ、橈骨動脈のところにマジックで線を描くからね。患者さんの体にマジックで描くのは好きじゃないけど、教育と安全上、許して下さいっていうところ」

山元先生は線を引き、×印も2つ描きました。

「これが橈骨動脈の走行。この走行をしっかりと頭の中にイメージするのが大切なの。遠位の×印は皮膚の刺入点、近位の×

印はカテーテルの動脈への刺入点」

それから、穿刺針の持ち方などを教えてくれました。皮膚をしっかりと消毒しました。

「針は皮膚に30度くらいの角度で刺すのよ」

安部先生は左人差し指と中指の指先でそっと橈骨動脈を触れながら、右手で22ゲージ穿刺針を持って手首近くの×印からもう一つの×印に向けて穿刺をしました。皮膚を通過するときに少し抵抗がありました。

「いい、そのまままっすぐに針を進めていけばいいのよ」

すると、穿刺針のハブのところに鮮紅色の血液が逆流してきました。

「その調子。そこで針の角度を少し小さく、寝かしてごらん。それから、2mmくらい針を進めて」

安部先生は言われた通りに皮膚との角度を小さくして針を進めました。まだ、血液が逆流してきていて、ハブのところが血液でいっぱいになりました。

「そこまでいったら大丈夫。内筒針をしっかり固定して。内筒針に沿わせるようにカテーテルを進めてごらん」

カテーテルは抵抗なく根元まで進みました。

「カテーテルをしっかり押さえておいてね。カテーテルの下にアルコール綿を入れるからね。次は、内筒針を引き抜くのよ。カテーテルの先端あたりを圧迫しておいてね。そうしないと、血液が噴き出てくるから。アルコール綿はその血がこぼれないための用心よ」

安部先生は内筒針を引き抜きました。血液が少しこぼれました。

「初めてのA-line。許容範囲内」

山元先生が、カテーテルに圧ラインをしっかりと接続してくれました。

「次は空気抜き。気泡が入っていると、動脈塞栓を起こすだけでなくて、測定値も狂ってくるからね」

ディスプレー上にきれいな動脈圧波形が描出されました。安部

先生は、内心、大満足。

「先生、ご指導、ありがとうございました」

「なんの、なんの。問題は、この動脈カテーテルをどう使うかだからね。今日は、FloTrac™ Sensorを使用しているから、けっこういろんな情報も得られるわよ」

「動脈ラインには22ゲージを使いましたが、これは問題ないんでしょうか？」

「成人の橈骨動脈では20か22ゲージを用いるの。圧測定上は特に問題はないはずよ。乳児では24ゲージ、10kgを超えたら22ゲージのカテーテルを用いたりするから、成人で22ゲージなら細目という感じね」

「このFloTrac™って何ですか？」

「FloTrac™を用いると動脈圧波形の解析から1回拍出量を推定することができるのよ。呼吸性変動をパラメータに入れたstroke volume variation（SVV）は循環血液量が十分かどうかの指標になるの。SVVが11〜13％を超えたら、循環血液量が不足していると考えたほうがいいわよ。ただ、どこをカットオフとするかのスタンダードはないんだけどね」

タイムアウトを行いました。今日は、赤血球濃厚液4単位が準備されています。手術も開始されました。安部先生は思ったよりも切開線は大きいので、大変なことになるかもと思いました。

幸い出血量は400mLで、輸血せずにすみました。

研修 19 日目

申し送り、緊急手術、イレウス、術中の尿量減少、酸素化の悪化

🗝 Key messages

1 Handoverは安全のために大切である。
Proper way of handover is essential to make anesthesia safe.

2 予想出血量、術前血算、体重、全身状態などに応じて輸血準備をせよ。
Blood products should be ordered according to the expected blood loss, CBC, body weight, general condition, and so on.

3 フルストマックで全身麻酔が必要なら気道確保の容易さを考慮して、迅速導入あるいは意識下挿管するかを決めよ。
Weigh the risks and benefits of airway management in patients with full-stomach.

4 PaO_2 は F_IO_2 を考慮して判断せよ。
Evaluating PaO_2 without knowing F_IO_2 is meaningless.

5 ドパミンなどの投与量が計算できるようにせよ。
Make habits to calculate the doses of vasoactive agents in advance.

6 抜管の基準を理解せよ。
Understand the criteria for extubation.

🗝 Key words

Handover、アミノ酸溶液、体温、タイプアンドスクリーン（T&S）、交差適合試験（クロスマッチ）、急速導入、迅速導入、輪状軟骨圧迫、動脈カテーテル、P/F ratio、肺胞動脈血酸素分圧較差（$A-aDO_2$）、ドパミン

▶昼食交代（申し送り）

　今日は、小児のヘルニア根治術があたっていたのですが、熱発と上気道感染のため、手術は延期となりました。安部先生はフリーになり、ちょっと気が楽になりました。山元先生からは、
　「手が空いているんだったら、いろいろなところの見学をしたり、手伝ってくるといいよ。普段は、すぐ頭の中が真っ白でわからなくなるけど、岡目八目で、客観的にみると、何をやるべきかとか、全体の動きとかがわかるから」と言われました。
　安部先生は、言われた通り、ほかの部屋の朝の導入の手伝いに行きました。点滴も一本取らせてもらいました。「腰を曲げないで！」とか、「目が近すぎる！」とか、安部先生は挿管の姿勢をよく注意されますが、上手な人は確かに腰も曲がっていないし、姿勢よく、挿管をしていました。全体の作業の流れや、人の動きもわかってきました。自分のことに精一杯で、何も周りが見えていなかったことに気づきました。お昼の食事交代もしました。
　「平田先生、お昼交代をするように言われました。どうぞ、食事をしてきて下さい」
　「ありがとう。患者のことは朝のカンファで聞いたと思うけど、簡単に説明しておくね」
　安部先生は、自分のプレゼンテーションに一所懸命で、人のプレゼン内容はほとんど覚えていないことに気づきました。それに、30分くらいの交代なので、ただ、そこにいればいいくらいの気持ちでいました。
　「よろしくお願いします」
　山元先生も来てくれています。
　「患者さんは梶本さん、58歳の男性。健診で発見された早期胃癌に対しての胃切除術。執刀は岩崎先生。高血圧がある以外は、特に大きな既往はなし。β遮断薬と利尿薬でコントロールは良好だよ。麻酔は全硬麻。硬麻はT8／9から。今は、0.25％ポプスカイン® 180mLにフェンタニル1,000μgを混合した溶液を5mL／hrで注入しているからね」

平田先生が、バルーンインフューザと、設定ダイアルを示してくれました。

「レミフェンタニルとプロポフォールで導入、挿管は容易。ロクロニウムは20mg/hrで持続注入中。シリンジポンプはこれ。残量はまだ十分だから昼交代中は交換の必要はないな。維持は、デスフルランと酸素、空気、レミフェンタニルは0.1γ。デスフルランは3.5％。心拍数が50bpm、血圧は90〜100くらいで安定しているからね。もし、血圧が下がるようだったら、エフェドリンを投与してくれればいいよ。エフェドリンはこれ、5mg/mLになっているからね。血圧が上がったら、とりあえずはレミフェンタニルを0.15γに上げておいてくれる」

安部先生は、一所懸命に状況を把握しています。いつもは加藤先生や山元先生とずっと一緒なので、こうした申し送りも必要ありませんでした。

「出血量は100mLくらい。輸液量はボルベン® 500mLと、アミノパレン® 200mLのほかに、酢酸リンゲル液が1,300mL。今の酢酸リンゲル液がなくなったら、同じものをつなげればいいからね。尿量は時間50mLくらい出ているから十分かな。術前のヘモグロビンが13、出血量も少ないし、体格もいいから輸血の必要は今のところなし。一応、輸血部には濃厚赤血球2単位、T&Sで用意してあるから。輸血がもしも必要な事態になったら、いつでも僕をコールしてね。何か質問ある？」

安部先生はなんとか30分くらいなら引き継げる気がしました。

「特にありません。何かあれば、先生のPHSに連絡します」

「引き継ぎは英語ではhandoverっていうんだよ。とっても重要なことなんだ。先生はこの30分間でこの患者さんのケアをする責任があるんだからね。食事交代で入っただけなのでわかりません、なんていうことはないんだからね。それから、ベッドコントローラはここ。質問は、もうないかな？」

「はい、山元先生もいらっしゃるし、大丈夫です」

「岩崎先生、先生方には申し訳ないけれど食事をしてきます。安部が入りますから、よろしくお願いします」

「岩崎先生、安部です。よろしくお願いします」
「山元もよろしく」
「山元先生がいると、緊張しちゃうね」
「まぁまぁ、そう言わず。先生方の安心のために入っているんですから」
「安部先生、交代するって重要なことなのよ。麻酔をしている人がリラックスして、疲れを取って、集中力を回復させるだけじゃないのよ。申し送りを聞いてもわかると思うけど、自分の頭の中を整理すのにも有効なのよ。逆に言えば、申し送りがちゃんとできない人は、麻酔管理も抜けだらけってこと。交代した人は、フレッシュな目で、ちゃんと麻酔管理を見直すのよ。ほかの人の目で見るというダブルチェックね。本人は気づいていないことに気づくことも多いのよ。安部先生なんかにとっては、ほかの人の麻酔を見るいい経験にもなるしね。食事交代だけでなくて、当直者に引き継ぐときも同じような情報伝達が必要なの」

安部先生は、血圧をすぐに測定し直したり、トレーの上の薬物などをチェックしました。

「アミノパレン®はなんで投与したんですか？ 岩崎先生は理由を言ってくれませんでしたが」
「術中に低体温になる機序とか、悪影響とかの話はしたわよね。アミノパレン®みたいなアミノ酸溶液投与で体温が上昇すると報告されているの。機序はよくわかっていないけれど、代謝による熱産生ではないかと考えられているの」
「そういえば、体温も36.9℃ありますね。開腹の割には体温低下が少ないみたいですが。ベアーハガー™も下半身と上半身で使っている影響もあるんでしょうか？」
「その通りだと思うわよ」
「輸血のT＆Sって、何なんですか？ 交差適合試験とは違うんですか？」
「T&Sは"type and screening"の略。typeは血液型判定、screeningは臨床的に意義がある不規則抗体のスクリーニングのことよ。臨床的に意義があるというのは、溶血を起こす可能性が

あるかどうかね。T＆Sは輸血の必要性が低い症例で行われるの。もし輸血が必要になった場合には、輸血用血液のオモテ検査によりABO血液であることを確認したり、生理食塩液法による主試験が適合した血液を輸血したり、コンピュータクロスマッチしたりして血液型の確認をして輸血をすればいいのよ。交差適合試験を全て終えるにはうちの病院だと30分くらいかかるけど、T＆Sで準備しておけば10〜15分で輸血用血液は準備できるのよ」

「最初から交差適合試験（クロスマッチ）をしておいたらいいような気もしますけど」

「交差適合試験は輸血部の手間にもなるのよ。交差適合試験をして準備した輸血用血液はその患者さんのためにだけ使える製剤ということになるの。T&Sなら、ほかの患者さんにも輸血できるのよ。専有物ではなくて、ほかの患者さんとの共有物になるわけ。全体での輸血準備量は少なくなるのよ。赤血球濃厚液の有効期限は知ってる？」

「3週間ですよね」

「その通り。もし、日赤から購入した輸血用血液をその期間内に使用しないと、その製剤は破棄しないといけないのよ。そうなると、輸血準備を多くしすぎると、破棄するリスクも高くなるというわけ。うちの病院なら、30分もあれば血液センターから血液が届くから心配ないのよ」

「どうもありがとう。おかげでゆっくりと食事がとれたよ。何か、変わったことはなかった」

平田先生がにこにこ帰ってきました。

「特に大きなイベントはありませんでした。血行動態も先生から引き継いだときと同様です。出血量は＋20gです。尿量もよく出ています」

「山元先生、僕の麻酔大丈夫でした？」

「ごりっぱでございましたよ。いつも通り」

「それが、怖いんだよね。岩崎先生、平田、戻りました」

安部先生もほっとしていました。30分でも、違う場面にいる

というのは、こんなに緊張するものかと思いました。たかが食事交代と思っていたのが誤算でした。

安部先生は、その後すぐに「フリー」であることの怖さを思い知ることになりました。

▶フルストマック患者の緊急手術

「安部ちゃん、いい症例がきたわよ。今日来た甲斐があったわね」

山元先生が手術申し込み書をひらひらと振りながらやってきました。嫌な予感。

「70歳男性の絞扼性イレウス。腸切になるかもしれないわ。けっこう状態は悪そうよ。30分後に入室ね。麻酔の準備はしておくから、インフォームドコンセントをとってきてくれる？ 誤嚥の可能性もちゃんと説明しておいてね。私はMEさんにA-lineをFloTrac™付き(フロートラック)で準備しておいてもらうわ」

安部先生は病棟に術前回診に行き戻ってきました。手術室に戻って山元先生に病状を報告しました。

「患者さんを診てきました。阪本さん、73歳の男性。身長165cm、体重60kgくらい。5年前に胃癌に対して幽門側胃切除を受けたそうです。軽度の高血圧はあるが、特に治療は受けていないということでした。喫煙歴はありますが、具合が悪くなったこの3日くらいは喫煙していないそうです。2日間、食事は摂っていないとのことでした。腹部は膨満して、苦しそうです。開口は良好、特にぐらぐらとした歯もなく、マランパチ分類もクラスⅡです。血圧は100〜110/80〜85mmHg、心拍数は90〜100bpm程度です。鼻カニューレで酸素2L/minで投与されていました。SpO_2は95〜96％でした。ダブルルーメンの中心静脈（CV）カテーテルが確保されています。尿量は時間20mLと少な目です。術前のヘモグロビン値は12g/dL、血小板数は15万、白血球数は12,000でした。

全身麻酔と動脈カテーテル挿入についてのインフォームドコンセントをとりました。誤嚥と誤嚥性肺炎のリスクについて説明を

しました。意識下挿管の説明もしておきました。

「硬膜外麻酔はなしで、全身麻酔ね。挿管は難しそうではないし、導入は迅速導入にしましょう。挿管が難しそうなら、意識下挿管ね。静脈路は一本入っているけれど、導入前にもう一本、太い静脈路をとろうね。動脈カテーテルは、導入後でもいいかな」

「迅速導入は、いつもの導入とどこが違うんですか？」

「いつものは急速導入 (rapid induction)。迅速導入は rapid sequence inductionと言うのよ。クラッシュインダクションとか、クラッシュとか言う人もいるわ。でも、crushって、乱暴な感じの言葉だから私は使わないわ」

「具体的にはどうやるんですか？」

山元先生が順序を追って説明してくれました。

迅速導入 (rapid sequence induction) の手順

1. 前酸素化 (脱窒素)
少なくとも3分間、場合によっては5分間
マスクはしっかりと密着させること。

2. 静脈麻酔薬投与
プロポフォールあるいはチオペンタール
静脈麻酔薬投与後、陽圧換気はしない。

3. 輪状軟骨圧迫 (cricoid pressure)
静脈麻酔薬投与前に輪状軟骨の位置を確認しておくこと。
静脈麻酔薬投与直後に強く押すと咳を誘発したりするので注意する。
輪状軟骨と椎体で食道を圧迫、胃内容の逆流を防ぐ。
嘔吐の気配があれば圧迫をとること。食道破裂の危険がある。

4. 筋弛緩薬投与
スキサメトニウム1mg/kgあるいはロクロニウム1〜1.2mg/kg 静注

5. 喉頭展開

6. 気管挿管
約1分後に挿管

「前酸素化は十分に行うこと。阪本さんみたいに腹部膨満があったり苦しいと、呼吸も浅いし、前酸素化も難しいのよ」

「静脈麻酔薬に続けて、換気をしないで筋弛緩薬を投与するの。だから、挿管がやさしいかどうかの術前の気道評価がとっても重要なわけ」

「今日はプロポフォールを使いましょうね。筋弛緩薬はロクロニウム。普通の上限は0.9mg/kgだけど、今日は1.2mg/kg、70mg入れましょう。そうすると1分くらいで挿管のコンディションが整うのよ。0.9mg/kgだと挿管コンディションがよくなるまで1分30秒くらいかかるからね。誤嚥を防ぐためには、この30秒の差は大きいのよ。筋弛緩薬が不十分でバッキングなどされると、誤嚥のリスクも高まるから十分な筋弛緩が必要よ。スキサメトニウムは短時間で良好な筋弛緩が得られる素晴らしい薬だけど、胃内圧も上昇させるし、血行動態変化も起こるから、最近は、私はあまり使わないわ」

「今日はマスク換気はしないんですね」

「マスク換気をすると胃の中にガスが入って胃内圧が高まって、逆流のリスクが増す可能性があるからね。1分間、じっと我慢するのだぞ」

「輪状軟骨圧迫は聞いたことはありますけれど」

「自分の喉を触れてごらん。安部ちゃんは男の子だから、甲状軟骨、喉仏は触れやすいでしょう。そこから下に指を滑らせていくと、少し凹んだ所があって、その次にまぁるい輪状軟骨を触れるはずよ。かまぼこ型の指輪みたいな感じ。Cricoid pressureとかSellickの手技とか呼ぶこともあるのよ」

安部先生が指を滑らせると輪状軟骨が触れました。少し押したら、咳が出ました。

「それを今から注意するところだったのよ。強く押すと、咳を誘発するの。だから、筋弛緩が効いてからしっかり押すのよ。ちなみに、輪状軟骨の上の凹みの下にあるのが、輪状甲状膜。マスク換気も挿管もできないときは、そこを穿刺したり、ミニトラックみたいなものを挿入して換気するのよ。ここまではいいわね。

「次が安部ちゃんの出番」

「挿管ですね」

「失敗は許されないからね。挿管の成功率はどう？」

「素振り100回の特訓が効いて、この1週間は失敗なしです」

「頼もしい！と言いたいところだけれど、油断は禁物だからね。今日は、最初からMcGRATH™を使おう（☞p.310、図76）。それでも無理そうだと思ったら、すぐに私に交代してね」

「先生でもだめだったら？」

「そう、それが問題。輪状軟骨圧迫を続けながら、気道内圧を上げないように換気するのよ。患者さんを起こすという方法もあるのよ。それから意識下挿管」

「患者さんを起こすって言ったって、プロポフォールも入っているし、ロクロニウムもいつもより多い量を投与しているんですよね」

「ロクロニウムはスガマデクスを16mg/kg投与すれば拮抗できるはず。それでも、しばらくは無呼吸が続くわね。だから、前酸素化が大事なわけ。スガマデクスの500mgのバイアルが2本あることも確認しておいてね」

阪本さんがストレッチャーで入室しました。痛みでつらそうなので、みんなで手術台に移しました。

「阪本さん、これから準備をしていきます。お顔の上にマスクをあてますね。酸素が出ていますから。お話をしたように血圧計や心電図電極、パルスオキシメータをつけていきます。何か質問があれば、遠慮なくして下さい」

「息苦しくて」

「もう少しの辛抱ですよ。点滴ももう一本入れますね。最初に局所麻酔をしますね」

安部先生は左前腕のよく見えている静脈のところに局所麻酔をしました。18ゲージの点滴を入れました。流量は良好です。

「準備ができたので、麻酔をしていきますね。眠るときに、喉のところを指で押さえますね」

前酸素化も点滴などをとっていたので5分近くなりました。

SpO₂も100％です。18ゲージの点滴は全開にしました。血圧は100/70mmHg、心拍数は102bpm、洞性頻脈です。中心静脈圧（CVP）は3〜4mmHgです。
「では、開始しますね」
　山元先生は、三方活栓にプロポフォールとロクロニウムを接続しました。
「関口さんは、輪状軟骨圧迫をお願いね。いいって言うまで、離さないでね」
　安部先生はMcGRATH™がちゃんと点灯することや、ディスプレーを確認しました。吸引用のカテーテルもすぐに使えるようになっています。
　山元先生が、フェンタニル100μgに続いて、プロポフォール80mg、ロクロニウム70mgを連続して入れました。
「関口さん、輪状軟骨圧迫をよろしく」
　安部先生は左手でマスクをしっかりと密着させています。右手はレザーバーバッグを軽く触れています。阪本さんは就眠しました。バッグの動きも小さくなりました。カプノグラムも小さくなり、平坦になりました。
「よし、1分、挿管するよ。気合を入れて。でもあわてずにね」
　安部先生はMcGRATH™を挿入しました。喉頭蓋が見え、声帯もよく見えました。横で山元先生も確認をしています。気管チューブを渡されました。
　気管チューブが声帯を超えて入っていくのがディスプレーで確認できました。山元先生が、カフに8mLの空気を入れ、麻酔回路を気管チューブに接続しました。
「はい、換気して」
　胸が上がります。カプノグラムも出てきました。
「関口さん、輪状軟骨圧迫は緩めていいよ。どうもありがとう。安部先生は聴診。よければテープ固定ね」
　血圧は90/72mmHg、心拍数は86bpmでした。
「フェンタニルは入れようか迷ったけど、入れちゃった。血行動態は許容範囲ね。人工呼吸を開始して。デスフルランを3％で

入れておいてね」

次は動脈カテーテルです。この前と違って脈がよく触れません。

「私には無理そうです。失敗すると大変だから、先生、お願いしてもいいですか」

「安部ちゃん、弱気ねぇ。でも、今日は、私が入れるわね。よく見ておいて」

山元先生は手慣れた感じで動脈カテーテルを挿入しました。腰が伸び、姿勢がよくて、格好いいなぁと思いました。

「自慢じゃないけど、血圧が50とか60mmHgでも動脈カテーテルを入れたことは何度もあるのよ」

「それって、ふつう自慢っていうんです」

「いえ、トレーニングを積めば、誰でもできるようになることなのよ。要は、正しい方法を身につけること。次は弱気を出さずにやってみてね」

手術が開始されました。腸管の色が悪くて、安部先生でもこれはまずいなと思いました。

導入後にレミフェンタニル持続静注を0.2μg/kg/minで開始しました。収縮期血圧は80〜90mmHgです。輸液は全開です。ボルベン®も既に700mLくらい入っています。

▶動脈血液ガス分析

「安部先生、血液ガスをとろうか。やったことある？」

「前回、動脈カテーテルを入れたときにやりました」

血液ガスが戻ってきました。FiO_2は0.55で、pHは7.32、$PaCO_2$は36mmHg、PaO_2 140mmHg、BE −6.8。ヘモグロビン値は8.8g/dLでした。

「安部先生、血液ガスはどう？　酸素化は？」

安部先生はしばらくデータとにらめっこしました。PaO_2は140mmHgと十分に高いようです。

「酸素化はいいと思います」

「今の吸入酸素濃度は考えた？　空気の吸入と、純酸素吸入で

は、当然 P_aO_2 だって変わってくるでしょ。加藤先生もペアで考えろって言っていなかった？　F_IO_2 と P_aO_2 はペアなのよ。ARDSの診断基準にも、P/F ratio、つまり $P_aO_2/F_IO_2 < 200$ っていう条件があったでしょう。ちょっと話がずれちゃったけど」

「吸入酸素分画は0.55、酸素濃度は55％ということですから、140mmHgは低いように思います」

「問題は、どれだけ低いかよね。肺胞酸素分圧を求める肺胞気式はこうでしょ」

山元先生は、肺胞気式を書いてくれました。

$$P_AO_2 = F_IO_2 \times (P_B - P_{H_2O}) - P_aCO_2/R$$

「大文字のAはalveolar（肺胞）のこと、小文字のaはarterial（動脈）のこと。P_B は気圧、ここは平地だし1気圧は760mmHgと考えていいわね。P_{H_2O} は肺胞気内の水蒸気圧、37℃では47mmHg。Rは呼吸商。通常の場合は0.8。あとは、この式に数字を入れて計算すればいいだけよ」

安部先生は、計算をしてみました。

$$P_AO_2 = 0.55 \times (760 - 47) - 36/0.8 = 347.15$$

「P_AO_2 は約347でした。ということは、P_aO_2 は期待されるよりもずいぶんと低いということですね」

「そういうこと。347 - 140 = 207。これが、肺胞動脈血酸素分圧較差（A-aDO_2）というわけ。酸素化はけっこう悪いということになるわね」

「術前は鼻カニューレで酸素2L/minで投与されていましたから、吸入酸素濃度は28％くらいですね。同じ式に入れると、P_aCO_2 はわからないけれど、P_AO_2 は240mmHgくらいになりそうだけど、A-aDO_2 が大きいから SpO_2 は95～96％どまりだったんですね」

「その調子。で、酸塩基平衡はどう？」

「pHが7.32なのでアシドーシス、BEが－6.8なので代謝性アシドーシスです。$PaCO_2$は正常よりも少し低いけれど、これは人工呼吸をしているからですね。出血していないのにヘモグロビン値はずいぶんと下がりましたね」

「循環血漿量が少なくて血液濃縮状態だったから、術前のヘモグロビン値は正常に見えたんだと思うよ。イレウスではよくあること。尿量も不十分だし、CVP（中心静脈圧）もずっと5mmHgくらいだし、まだ循環血液量は少なめだと思うよ。動脈圧波形を見てごらん。呼吸性変動が大きいでしょ。FloTrac™でみても、SVVが16と大きいし、1回拍出量（SV）も50mLもないものね」

「すみません。ちょっとついていけなくなってきました」

「静脈還流量は、胸腔内圧に影響されることは知っているわよね。胸腔内が陽圧になれば、静脈還流量は減少することになるわよね。静脈還流量が減少すれば、当然駆出する量、1回拍出量も減少することになるでしょ。循環血液量が少ないと、この胸腔内圧の影響がより強く出るわけ。そう思って、動脈圧波形を眺めてごらん」

「確かに、収縮期血圧のピークをみても、呼吸に連動して上がったり、下がったりしています」

「今日はFloTrac™というのを用いているの。動脈圧波形を解析して、1回拍出量を推定できるの。その変化を追ったのが、stroke volume variation（SVV）なの。SVVが大きい、つまり変動が大きいということは、循環血液量不足を示唆しているというわけ。カットオフ値は13にすることが多いわ。今は16だから、まだ循環血液量不足が示唆されるというわけ」

安部先生は、さらに輸液をしましたが、なかなか血圧は上がってきません。

▶ドパミン投与

「ドパミンを使ってみようか。ダブルルーメンのCVラインも入っているし。ドパミンはα受容体刺激作用があるので、末梢静

脈から投与したらいけないのよ。血管外漏出すると皮膚壊死を起こすからね」

そう言って、山元先生がドパミンとシリンジポンプの準備をし始めました。

「はい、これ0.1％イノバン®シリンジね。最初は、3γくらいで始めようか」

安部先生は、

「すみません。私には宇宙語に聞こえるんですけど」

「そうか、安部ちゃん、まだ新人だったね。初体験？」

「はい」

「ドパミンのことは知ってるよね。どの受容体に作用するんだっけ？」（☞p.344、表79）

「α受容体とβ受容体、それにドパミン受容体です。低用量ではドパミン受容体に作用して、投与量が多くなるとβ、さらにα受容体に作用します。低用量では腎血流量も増加するし、尿量も増加するので、低用量はrenal doseと呼ばれています」

「秀才！ 学生の教科書的には満点。でも、実際には作用の個人差は大きくて、10倍くらいは反応性が異なるのよ。Renal doseといって確かに尿量とか増えるけれど、腎保護作用はないことも覚えておいてね。とりあえず低用量から開始して、状況を見ながら増量するのがほとんどだからね。Titrationよ。それで、わからないのは？」

「0.1％溶液、そのものの意味と、γ計算です」

「0.1％ということは、100mLに0.1g、つまり100mg含まれているということ。1mLに1mg、1,000μg含まれているということになるわ。γを使うことは推奨されないけど、日常ではよく使われているのよ。γはμg/kg/minの意味で用いられるわ。アルチバ®がそうでしょ」

「阪本さんの体重は約60kgだから、1μg/kg/minは、60μg/minですね。1時間なら、60をかけて3,600μg/hr。ということは、0.1％溶液なら3.6mL/hrということですね」

「上出来。3γなら3.6×3＝10.8mL/hrというわけ。ドパ

ミンには0.3％溶液もあるから、その場合は投与量は1/3ということになるわね」

「何回かやるうちに、わかってくるような気がしました」

「100mLに何mg入っているかで簡単に計算する方法もあるのよ。100mLに"a" mg入っていると、6mL/hrで投与すると、a×10μg/minとなるのよ。たとえば、0.1％ドパミン溶液には100mLに1mg含まれているから、6mL/hrで投与すると100μg/minになるわけ。体重が60kgなら1.6μg/kg/minに相当する。今度、時間があるときに計算してごらんなさい。算数の問題だから、すぐできるわよ」

安部先生は、後でと思いながらも気になって計算してしまいました。

$$6 \,(mL/hr) \times a \,(mg) \times 1{,}000 \,(mgをμgに換算) = 6{,}000a \,μg$$

それをminに直すと

$$6{,}000a \,(μg) / 60 \,(min) = 100a \,μg/min$$

0.1％溶液ならaは1です。なるほど。これなら、％がわかれば、おおよその計算がすぐにできます。

ドパミンを投与し始めると、血圧も少し上昇し、心拍数も上がってきました。尿量も若干増えてきたようです。安部先生は、少し安心しました。

手術は2時間半、400mL程度の出血で終了しました。RCC（赤血球濃厚液）4単位の輸血をしました。最終のヘモグロビン値は9.2g/dLでした。術後鎮痛のためにIV-PCAも開始してあります。最終の血液ガスは、FiO_2は0.55、PEEP 5cmH_2Oで、pHは7.39、$PaCO_2$は35mmHg、PaO_2 260mmHg、BE －4.2でした。

「抜管できるでしょうか？」

「血行動態はドパミン投与は必要だけれど安定しているし、体

温も36.5℃あるし、この血液ガスだったら抜管できる可能性が高いと思うよ」

揮発性麻酔薬を中止しました。スガマデクスを140mg投与後には、四連反応比（TOF比）も0.90以上となりました（☞ p.382、図84）。気管内の吸引をしました。少し粘稠な痰が引けました。両側の呼吸音は清になりました。

「呼吸状態はどう？」

「SpO_2は100％、エンドタイダル（end-tidal CO_2、呼気終末二酸化炭素分圧）は48mmHgです。呼吸数は12回、1回換気量は300mL前後です」

「なんとか抜管できそうかな。阪本さん、深呼吸して下さい」

阪本さんが深呼吸をすると、換気量は950mL程度でした。

「意識もしっかりしているし、換気量もなんとか基準をクリアしてるし。もう一度、自発呼吸で血液ガスを確認してみようか」

安部先生は、さっそく動脈血採血をして、血液ガス測定をしました。結果は、pHは7.34、$PaCO_2$は50mmHg、PaO_2 480mmHg、BE −3.6でした。

▶抜　管

「この血液ガスなら大丈夫だね。念のために、もう一度気管内吸引して、それから口腔内吸引をして抜管しよう」

安部先生はその指示に従って吸引をしました。

「阪本さん、これから喉に入っている管を抜きますからね。大きく息を吸って下さい」

安部先生は、最大吸気になったところで、抜管しました。こうすると、次が呼気になるので、口腔内の分泌物などが気管内に入りにくいということでした。気道に陽圧をかけながら抜管することもあるようです（Tips 39）。

「阪本さん、手術は終わりましたよ。息苦しくはないですか？」

阪本さんは大丈夫というように頷きました。マスクで酸素を投与して、SpO_2は100％、呼吸パターンも数も正常です。

「痛みはありますか？」

「少しだけ。でも、我慢できるくらいです。手術前のほうがつらかった」

「このボタンを押すと、痛み止めが点滴から入るようになっています。痛くなったら、ボタンを押して下さいね。いくら押しても大丈夫ですよ」

安部先生は阪本さんの手にPCAポンプのボタンを入れて説明をしました。

「安部先生、今日は頑張ったわね。ほめてつかわす」

「かたじけのうござる。ずっと必死でした。すごく勉強になりました。ありがとうございます」

気がつくと、喉がからからでした。安部先生は、とてもよい週末が迎えられると感じていました。

Self Study Tips 39

■ 抜管の基準例

- 意識が良好であること
- 気道反射が保たれていること
- 血行動態が安定していること
- 低体温でないこと
- 酸素マスクでも酸素化が十分に保てること
- 換気量が十分であること
  - 1回換気量 >4mL/kg
  - 呼吸数10〜30回/min：麻薬による強い呼吸抑制がない。換気回数が多く、呼吸筋が使用する酸素量が多くない。呼吸筋の疲労が起きない。
  - 肺活量が十分あること（>15mL/kg＝十分な咳により気道分泌物が出せる）
  - 動脈血二酸化炭素分圧が55mmHg未満

研修 20 日目【週末】

カテコラミンの学習

🗝 Key messages

1 カテコラミンはそれぞれ異なるアドレナリン作用性受容体に作用する。
The physiologic effects of catecholamines are determined by the sum of its actions on adrenergic α, β, and dopaminergic receptors.

2 カテコラミンは用量依存性に血行動態を変化させる。
Catecholamines have dose-dependent effects on hemodynamics.

3 カテコラミンに対する反応は個人差が大きい。
Wide individual response variability exists.

🗝 Key words

アドレナリン、ノルアドレナリン、ドパミン、ドブタミン、イソプレナリン、用量依存性

今週も充実した 1 週間でした。特に金曜日の症例は、とても勉強になりました。

月曜日は、呼吸器外科の症例です。

この週末は今週の復習と、来週のために片肺換気の勉強をすることにしました。

昨日はドパミンを初めて使用しました。今日は、ドパミンを含めてカテコラミンについて勉強することにしました (表 79、80)。

カテコラミンにより作用する受容体が異なることや、投与量により主として作用する受容体が異なることが理解できました。ドパミンは低用量 (0.5〜3μg/kg/min) では、腎臓や内臓血管などに存在するドパミン₁ (DA_1) 受容体に作用するということで

す。低用量、いわゆるrenal doseも本により異なり、〜5μg/kg/minとなっていたりします。ドパミン投与量と血中濃度の関係は個人差が大きいことからこのようになるのでしょう。低用量のドパミン投与では腎血流量増加（＋20〜40％）や尿細管への作用により尿量が増加するようですが、腎保護作用は否定されているということでした。ドパミンの高用量投与ではα受容体刺激作用が前面に出てきて血管収縮が起こるということでした。

　カテコラミンは種類が多く、安部先生は、まだそれらの使用の仕方はよくわかりません。それぞれの血行動態に応じて、カテコラミンを組み合わせて投与することもあるということでした。ドブタミンを投与して心拍出量が多くなっても、血管抵抗が低くて血圧が低ければ、ノルアドレナリンを追加するといった具合です。低心拍出量の場合は、カテコラミンと血管拡張薬を併用したり、オルプリノンやミルリノンといったホスオジエステラーゼ（PDE）Ⅲ阻害薬を併用することもあるということでした。PDEⅢ阻害薬は、強心作用と血管拡張作用を持っている薬物だそうです。カテコラミンとの併用で少なくとも相加作用、相乗作用が得られるということでした。

　カテコラミンを含め、心血管作動薬を投与する場合には、血行動態が正しくとらえられている必要があること、患者により心血管系作動薬への反応が異なるのでtitrationが必要なこと、効果には用量依存性があることや、薬物相互作用を起こす可能性があることなどが注意点のようです。

　安部先生は、さらに宿題が増えたと感じていました。やはり、たくさんの臨床経験を積まなければいけないと思いました。

表79 カテコラミン　*Catecholamines*

作用する受容体	投与量および効果	効果発現時間および持続時間
アドレナリン		
α（++++） $β_1$（+++） $β_2$（++）	25〜120ng/kg/min：$β_1+β_2$受容体 ＞120ng/kg/min：α受容体 心収縮性増加、心拍数増加、伝導促進、低用量で骨格筋血管拡張、気管支拡張（β受容体刺激作用）、高用量で血管収縮（α受容体刺激作用）	効果発現時間： ＜1分 効果持続時間： 2〜5分
ノルアドレナリン		
$α_1$（++++） $β_1$（+++） $β_2$（0）	血管収縮（α作用が強いため、$β_2$受容体刺激作用による血管拡張は打ち消される）、心収縮性増加、心拍数減少（血圧上昇による圧受容体反射による）、心拍数増加（高用量）	効果発現時間： 1〜2分 効果持続時間： 2〜5分
ドパミン（イノバン®、カタボン®）		
DA（++） α（+〜++++） $β_1$（+++） $β_2$（++）	0.5〜(2)3μg/kg/min：DA受容体刺激により腎血流量増加、利尿 (2)3〜5μg/kg/min：$β_1$受容体刺激で心拍数増加、心収縮性増加、心拍出量増加 5〜10μg/kg/min：β受容体刺激による心拍数増加、心拍出量増加 ＞10μg/kg/min：β受容体およびα受容体刺激；血管収縮、肺血管収縮	効果発現時間： 5分 効果持続時間： 10分以内 投与量と血中濃度は必ずしも相関しない。
ドブタミン（ドブトレックス®）		
$β_1$が主（+++） $β_2$（++） α（0〜+）	心拍数増加 心収縮性増加 心拍出量増加	効果発現時間： 1〜2分 最大効果発現時間：10分 効果持続時間： 10分以内
イソプレナリン（プロタノール®L）		
$β_1$（++++） $β_2$（++++） α（0）	心拍数増加、心収縮性増加、伝導促進、血管拡張、気管支拡張。 血管拡張作用が強いため昇圧作用は弱い。	効果発現時間： ＜1分 効果持続時間： 2〜5分

注）アドレナリン受容体への作用は用量依存性がある。

表80 カテコラミンの血行動態への影響

	心拍数	体血管抵抗	心拍出量
アドレナリン (0.01〜0.4μg/kg/min)	↑	↑(↓、β$_2$受容体作用による骨格筋血管拡張)	↑↑
ノルアドレナリン (0.01〜0.3μg/kg/min)	→(↑、↓)	↑↑	↑(→、↓)
ドパミン (0.5〜3μg/kg/min)	↑	↓	↑
ドパミン (3〜8μg/kg/min)	↑	↓	↑↑
ドパミン (>10μg/kg/min)	↑↑	↑↑	↑↑
ドブタミン (2〜12μg/kg/min)	↑〜↑↑	↓	↑↑↑
イソプレナリン (0.5〜10μg/kg/min)	↑↑	↓↓	↑↑

研修 21 日目【週末】

片肺麻酔の学習

Key messages

1 術後せん妄は高齢者で起こりやすい。
The old age is a risk factor for postoperative delirium.

2 片肺麻酔の適応を理解しよう。
Understand the indications of one-lung anesthesia.

3 低酸素性肺血管収縮の意義を理解しよう。
HPV is an important mechanism to improve oxygenation during one-lung anesthesia.

Key words

術後せん妄、術後認知機能障害（POCD）、一側肺換気、二腔気管支チューブ（DLT）、気管支ブロッカー、低酸素性肺血管収縮（HPV）

▶術後せん妄

阪本さんのことが気になって、病院に行きました。阪本さんは、術後のバイタルサインは安定しており、痛みもよくコントロールされていたようでした。しかし、術後2日目から、術後せん妄が出たようです。安部先生が行ったときには、ベッドに抑制されていました。

侵襲の大きな手術の術後や、高齢者、術前からうつ病がある患者さんなどでは術後せん妄の頻度が高いようです（表81）。定時手術を受けた50歳以上の患者さんの10%で、術後5日以内にせん妄を起こすと報告されています。せん妄は一時的なものですが、一部は長期にわたり精神神経学的な異常が持続し、高次脳機能低下（術後認知機能障害 postoperative cognitive dysfunction；

表81　術後せん妄の危険因子

- 高齢（≧70歳）
- 術前からの認知障害
- 術前からの全身状態不良：寝たきりなど
- 慢性アルコール中毒
- せん妄の既往
- 術中因子：輸血を伴う出血、ヘマトクリット値＜30％など

POCD）となる患者さんもいるようです。

▶片肺麻酔

今日は片肺麻酔と一側肺換気の勉強です。片肺麻酔の適応について勉強しました（Tips 40）。

開胸を必要とする手術では、片肺麻酔が必要なようです。肺が出てくると手術がやりにくいことはわかります。疾患としては、気管支拡張症患者が側臥位の手術を受けるときに、上になった肺から喀痰が下方の肺に流れ込まないようにするために二腔気管支チューブ（double-lumen tube；DLT）が入れられることもあるようです。

一側肺換気の方法には、DLTを挿入する方法と、気管支ブロッカーを挿入する方法があるということでした。DLTには、左用と右用があることもわかりました。右肺は、気管分岐部からほんの2〜2.5cmのところから右上葉気管支が出ているため、そこを特別に換気するためのスロットがあいた右用DLTを使用する必要があるということでした。明日は左用DLTですから、ちょっと安心です。

肺胞が低酸素になると低酸素性肺血管収縮（hypoxic pulmonary vasoconstriction；HPV）が起こることも知りました。低酸素になった肺胞にはあまり血流が行かないようにして、より酸素分圧が高い肺胞に血液が流れるようにする防御的な機構だということでした。

Self Study Tips 40

■ 片肺麻酔（一側肺換気）の適応

絶対的適応

1. 対側肺への感染、出血が及ぶことの防止
   - 例：気管支拡張症患者の側臥位手術、肺動脈カテーテルによる肺動脈気管支内破裂
2. 換気分布のコントロール
   - 気管支皮膚瘻（瘻孔のない健側を換気）
   - 気管胸膜瘻
   - 一側肺の巨大ブラ、シスト
   - 一側肺の病変による生命を脅かすような低酸素血症
3. 一側肺洗浄
   - 肺胞蛋白症

相対的適応

1. 外科手術：必要度が高いもの
   - 胸部大動脈瘤手術
   - 肺全摘
   - 胸腔鏡手術
   - 上葉切除
   - 縦隔手術
2. 外科手術：必要度が中等度
   - 中、下肺葉切除術
   - 食道切除術
   - 開胸を要する胸椎手術
3. 一側肺の高度の病変や、それによる低酸素血症

研修 22 日目

気胸手術、片肺麻酔、低酸素血症

🔑 Key messages

1 胸部硬膜外麻酔は正中法と傍正中法がある。
Thoracic epidural anesthesia can be done by either median or paramedian approach.

2 一側肺換気の合併症とその対処法を覚えよう。
Understand the complications of one-lung anesthesia and treatment.

3 低酸素性肺血管収縮を抑制する要因を把握しよう。
Understand the factors that inhibit hypoxic pulmonary vasoconstriction (HPV).

🔑 Key words

二腔気管支チューブ (DLT)、硬膜外麻酔、抵抗消失法、一側肺換気、低酸素性肺血管収縮 (HPV)

▶傍正中法による胸部硬膜外麻酔

今日は、大喜田勉さん、24歳の男性です。身長175cm、体重62kg。自然気胸の再発で、右肺の胸腔鏡補助下ブラ切除術が予定されています。20歳のときに右自然気胸を起こしたようですが、そのときは保存的に治療されました。しかし、4日前に右側に自然気胸が再発し、胸腔ドレーンが挿入されました。今回は胸腔鏡補助下ブラ切除術が予定されています。自然気胸以外には、特に既往歴はありません。

今日は左側用の二腔気管支チューブを入れることになりました。年齢と体格から考えて36Frを準備しました。

胸部硬膜外麻酔と全身麻酔を併用することにしました。術後鎮痛のためには、術者に術野から肋間神経ブロックをしてもらってもいいそうです。全身麻酔はTIVA（全静脈麻酔total intravenous anesthesia）で行うことにしました。

まずは、硬膜外麻酔です。胸腔ドレーンも入っているので、左側臥位としました。硬膜外麻酔はT4/5から山元先生がしくれました。今日は、正中アプローチではなく、傍正中アプローチでした。

「体位は胸部硬膜外麻酔だと坐位でやる麻酔科医もいるのよ。私は、胸部硬膜外麻酔は傍正中アプローチが基本だけれど、正中アプローチの麻酔科医もいるのよ。安部先生も清潔なグラブをしてちょうだい」

安部先生は不潔にならないように注意しながら、グラブをつけました。

「上と下の脊椎突起の間に指で押すと凹むところがあるでしょう。そこが椎間。C7から数えていくと、場所が確認できるから」

山元先生が、C7の突起を示してくれました。

「今日は傍正中法だから、目指す椎間の一つ尾側の脊椎突起から2cmくらい下の部分から穿刺するからね」

山元先生が、斜め上方に向かってTuohy針を刺入し、内筒針を抜いた後、生理食塩液を入れたシリンジをつけました。

「プランジャーを押してごらん。強くはだめよ。これから、抵抗消失法で硬膜外腔を見つけるからね」

「抵抗があって注入できないでしょう。針先は今は棘間靱帯にあるのよ。これから針を進めていくからね」

山元先生は、右手でプランジャーを押しながら、左手でTuohy針を進めていきました。

「この感触は黄靱帯かな」

さらに数ミリくらい進めたところで、プランジャーがすっと動いて0.5mLくらい生理食塩液が注入されました。

「もう一度、プランジャーを押してごらん。抵抗なく生理食塩液が注入できるでしょ」

安部先生がプランジャーを押すと、すっと生理食塩液が入りました。
　「いっぱい入れちゃだめよ。次にカテーテルを入れるからね」
　「大喜田さん、順調に進んでいますからね。これからプラスチックの細いチューブを入れますね。もし、どこかしびれた感じがしたり、違和感があったら教えて下さい」
　カテーテルはすっとTuohy針から入っていきました。大喜田さんもなんともないようです。
　「これから針を抜きます。細いチューブだけを残しておきますね」
　山元先生は、カテーテルが抜けないように慎重にTuohy針を引き抜きました。
　「これで、硬膜外腔に4cm頭側にカテーテルが入っているからね」
　「大喜田さん、これから試しのお薬を入れますね。急に足がしびれたり、頭がぼうっとした感じとか、変な感じがしたら教えて下さいね」
　山元先生は2％リドカイン3mLを注入しました。
　「特に変わりはありません」
と大喜田さんが答えました。
　「あとは、せっかく入れたチューブが抜けないようにテープで固定しておしまいですから。少し足や背中を伸ばしても大丈夫ですよ」
　山元先生は、術野側にはみ出さないようにテープを貼って硬膜外カテーテルを固定しました。
　硬膜外カテーテルを安部先生に渡してくれました。
　「カテーテルを吸引して、血液も脳脊髄液も引けてこなかったら0.75％ロピバカインを3mL注入してくれる？」
　安部先生は、硬膜外カテーテルを吸引して何も引けてこなかったので、指示通りに0.75％ロピバカイン3mLを注入しました。
　「針からの注入と違って、けっこう抵抗がありますね」
　「硬膜外カテーテルは内径が細くて、しかも長いからけっこう

注入するときに抵抗があるのよ。硬膜外針は太いしね」

みんなで手伝って、大喜田さんを仰臥位に戻しました。

「ご協力をありがとうございます。おかげで、管も無事に入りました。これから、もう少し局所麻酔薬を足しますね。手術後も、ゆっくりと局所麻酔薬などを注入して痛みがとれるようにしますからね」

山元先生は、0.75％ロピバカインをさらに3mL注入しました。

「これから全身麻酔の準備をしていきます。お顔の上にマスクを当てますが、酸素が出ているだけですから。口でも鼻からでも普通に息をして下さい。深呼吸をしてもいいですよ」

「安部先生は、これまでの経過を麻酔チャートに記入しておいてね」

そうこうするうちに数分が経ちました。

「大喜田さん、背中からの硬膜外麻酔がどれくらい効いているかを確かめますね」

山元先生は、アルコール綿で冷たいかどうかのチェックをしています。T3からT7くらいまでは、麻酔が効いているようでした。

「大喜田さん、硬膜外麻酔も効き始めているようですから、これから全身麻酔を始めていきます。何か質問はありますか？」

「特にありません」

安部先生は、アルチバ®を0.4μg/kg/minで開始しました。総量が0.8mLくらい入ったところで、プロポフォールをTCIで3.5μg/mLで投与を開始しました。BIS値も60台にまで下がりました。

「マスク換気もできます」

▶二腔気管支チューブの挿管

「じゃあ、エスラックス®50mgを投与するわね。今日は、初めてのダブルルーメンよね。落ち着いてやれば大丈夫だから」

筋弛緩も十分に効いてきたようでした。アルチバ®も0.1μg/kg/minまで投与量を減少させています。喉頭展開をしました。

「声門は見えた？」

「ばっちりです」

「ダブルルーメン、渡すわよ。まずは普通通りに挿管して」

「声門を超えた？　スタイレットを抜くわよ。そうしたら、先端が左に向くように捻りながらダブルルーメンチューブを少し抵抗があるまで進めて」

　安部先生は、二腔気管支チューブを進めていきました。山元先生は白い気管カフに空気を注入しました。

「じゃあ、コネクターをつなぐからね」

「はい、換気して。両胸はちゃんと上がっているわね。カプノグラムもOKっと。聴診してごらん」

「はい、両側とも呼吸音は均等に聞こえます。少し、右が弱いかもしれませんが」

「今度は、右の気管支側をクランプするからね。気管支側のブルーカフにも2mL空気を注入するからね。聴診してごらん。胸の上がりからいって左側にちゃんと入っていそうだけど」

「左側は呼吸音が聞こえますが、右側は聞こえません」

「今度は気管支ファイバーで確認ね。右側をクランプするわよ。施設によっては、最初から気管支ファイバーで誘導しながらダブルルーメンを入れるのよ」

　安部先生は、気管支ファイバースコープを気管ルーメン側から挿入しました。最初はチューブの内腔しか見えません。そのまま、気管支ファイバースコープを進めていきました。ディスプレーに気管分岐部が見えました。でも、気管支側のブルーカフはよく見えません。

「少しチューブが深すぎるみたいね。今、カフの空気を抜くから。ゆっくりとチューブを引き抜いてきて」

　ほんの1cmくらい引き抜くと、ブルーカフが見えました。

「また、空気をブルーカフに入れるからね」

　ディスプレーには膨らんでくるブルーカフが映し出されています。

「これで、チューブの位置はよさそうね。では、26cmでチューブを固定してね。カフは両方入れたままにしておくわよ。こうし

たほうが、体位変換しても、チューブの位置はずれにくいからね。体位をとったら、また、気管支ファイバーでチューブの位置の確認ね」（図81）

　胸部外科医や看護師さんも協力して、左側臥位としました。血圧は低めですが、特に治療の必要もなさそうです。
「さぁ、もう一度ファイバーでチューブの位置を確認しようね」
　チューブの位置も大丈夫でした。圧規定換気とし、気道内圧は14cmH$_2$Oとし、呼吸回数は10回/minとしました。1回換気量は500mL程度で、呼気終末二酸化炭素分圧は37mmHgです。
「よし、一側肺換気にしようか。気管側のチューブをクランプするよ。1回換気量とか見ててね。それから、一応、純酸素にしておこうか」
「1回換気量は280mLくらいです。どうしますか？」
「とりあえず、気道内圧の設定を18cmH$_2$Oに上げておこうか。換気回数は12回/minね。それから、術後用の硬膜外鎮痛の準備をあとでしておいてね」
　1回換気量も370mLくらいに増加しました。SpO$_2$は100％のままです。
「硬膜外鎮痛は何を用意しますか？」
「硬膜外のレベルはよさそうだし、0.25％ロピバカイン単味でいいんじゃないかな。設定は5mL/hrでいこう」
　タイムアウトです。呼吸器外科の鈴本先生が、
「術者の鈴本です。助手は松下です。大喜田勉さん、右の気胸に対してブラ切除術を行います。手術時間は1時間半、出血量は30mL」
「麻酔は、安部と山元が担当します。抗菌薬の投与を終えています。麻酔は硬膜外麻酔併用全身麻酔です。導入は円滑に終了し、ダブルルーメンチューブの位置も確認し、一側肺換気を開始しています。輸血準備ありません」
　安部先生もタイムアウトに慣れてきました。鈴本先生は一応、胸部の打診をして鼓音であるのを確認して手術を開始しました。

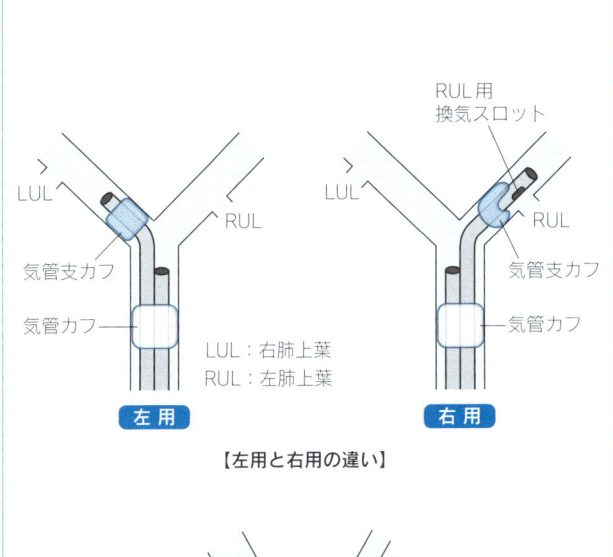

研修 22 日目 ◀ 355

LUL
RUL
気管支カフ
気管カフ
LUL：右肺上葉
RUL：左肺上葉
左用

RUL用換気スロット
LUL
RUL
気管支カフ
気管カフ
右用

【左用と右用の違い】

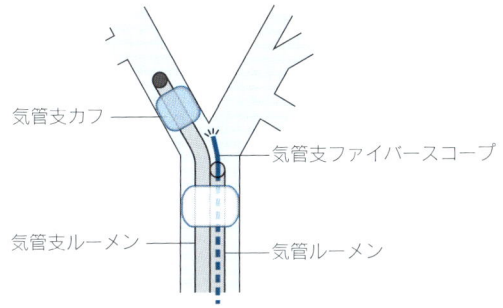

気管支カフ
気管支ファイバースコープ
気管支ルーメン
気管ルーメン

- 気管ルーメンから気管支ファイバースコープを挿入し、気管分岐部を確認、気管支ルーメンが左側に入っていることを確認する。
- 気管支ルーメンにゆっくりと空気を入れ、気管支ファイバースコープで位置を確認する。気管支用ブルーカフは、気管分岐部より少し遠位にあるようにする。

図81　気管支ファイバースコープによる左用気管支チューブの位置確認

右肺はよく虚脱しています。そのうちにSpO₂が98％に低下しました。

▶低酸素性肺血管収縮（HPV）

「山元先生、どうしましょう。PEEPとか、かけますか？」

「とりあえず、酸素化はこれだけあれば十分だから。PEEPをかけていいかは疑問よ」

「純酸素で換気していても、SpO₂は下がるんですね」

「あら、週末に一側肺換気の勉強をしてきたんじゃなかったの。右肺の酸素も10分くらいすると、血液に移行してしまうから、一側肺換気をして10分くらいするとSpO₂が下がってくることも多いのよ。じゃあ、ここで計算問題ね。両側肺の血流量は同じと仮定するわね。右肺は換気していないから、肺胞と血液間のガス交換はなし。静脈血酸素分圧が40mmHgとしたら、そのまま肺静脈に40mmHgで流れ込むとするわ。左肺は100％酸素で換気しているから、肺静脈に流れ込むPO₂は600mmHgと仮定するわね。さて、左右の肺から流れ込んだ血液のPO₂はいくつでしょうか？　よーく考えてね」

「答えは、600＋40割る2で、320mmHg。でも、正解はそうではないということですね」

「その通り。そうだったら、問題を出す意味がないわ。酸素が血液中でどのように運搬されるかを考えてね」

「動脈血酸素含量は、ヘモグロビンに結合して運ばれる酸素と、物理的に溶解する酸素の和ですよね。そして、ヘモグロビンに結合している酸素のほうが圧倒的に多いんでしたよね」

「そこまでは合格。動脈血酸素含量を求める式はこうよ。これがヒント」

山元先生が紙に書いてくれました。

$$\text{動脈血酸素含量 } CaO_2 \text{ (mL/dL)} = Hb \text{ (g/dL)} \times 1.34 \text{ (mL/g)} \times \frac{SaO_2}{100} + 0.003 \times PaO_2 \text{ (mmHg)}$$

「PO_2 が40mmHgだと、溶解している酸素量は0.12mL/dL。無視してもよさそうですね」

「PO_2 が600mmHgだと1.8mL/dLだから、そう無視もできないけど、ここでは無視して話を進めていいわよ」

「ということは、動脈血酸素含量に関係してくるのはPaO_2 ではなくて、SaO_2 ということですね。PaO_2 が600mmHgのときの SaO_2 は100％はわかりますが、PaO_2 が40mmHgのときは、えーと……」

「これは静脈血と同じ酸素分圧でしょう。だから75％」

「ということは、(100＋75)/2だから、87.5％ということですね。SaO_2 が90％のとき60mmHgだから、87.5％だと60mmHgよりも低いということですね。それで、今のSaO_2 が98％ということは、上出来ですね。いや、出来すぎかな」

「低酸素性肺血管収縮（hypoxic pulmonary vasoconstriction；HPV）のことは勉強してきたんでしょ。それが、答。血流は50：50と言ったけど、片肺換気で換気していない右肺は、無気肺になっているわよね。そこでは肺胞内が低酸素状態だから肺血管収縮が起こるわけ。だから、右肺の血流は減少して、左肺に多く血流が流れるというわけよ」（Tips 41）

「HPVは低酸素から身を守る代償反応だって書いてありました。それから、PEEPの問題って何なんですか？」

「PEEPは換気している肺、つまり今日なら左肺にかけることになるわよね。肺胞内圧が上がると、血流が流れにくくなるわけ。その肺胞の酸素化は改善されるかもしれないけれど、左肺に流れにくくなった分だけ、無気肺になった右肺に流れる血流が多くなるわけ。その血液は酸素化されないから、全体としてみると、酸素化は悪くなる可能性があるわけよ」

「低酸素血症になったら、どうしたらいいんですか？」

「いくつか方法はあるのよ。一番簡単なのは、手術の邪魔にならなければ、両側肺換気をさせてもらうこと。換気しない肺に酸素を少し陽圧をかけて、つまりCPAPにしておいてもいいわね。もっと大事なことはチューブトラブルよ。DLTがずれていない

か、内腔が痰などで閉塞して、換気肺が無気肺になっていないかを気管支ファイバーで確認することは重要よ。今日は左用DLTだからいいけれど、右用DLTのときは、右上葉気管支を閉塞していないかを確認する必要があるのよ」

「だから、右用DLTは難しいって言うんですね。DLTの右用、左用の選択はどうやってするんですか？」

「絶対、左用ではないといけないという手術があるのよ。たとえば、右肺全摘。それから右肺全摘になる可能性があるとき。そうしないと、気管支に入ったチューブ先端が邪魔で手術できないでしょ。下側の気管支が閉塞しないように、下側になる換気側に挿管するという主義の人もいるのよ。たいていの人は、左用DLTを使うんじゃないかしら」

手術は予定通り、終了しました。大喜田さんは覚醒も良好で、痛みもないようでした。

Self Study Tips 41

■ 低酸素性肺血管収縮（HPV）

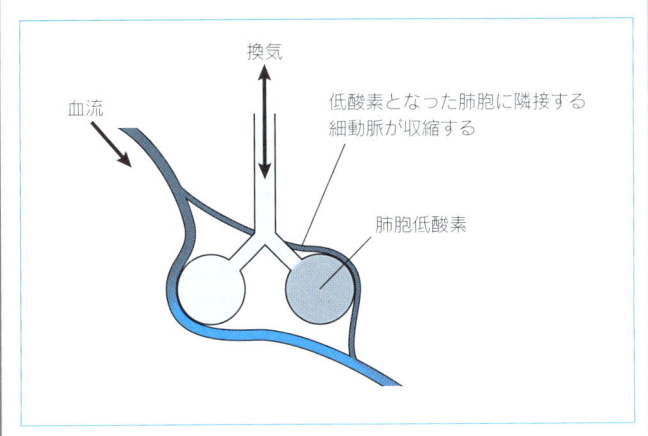

図82　低酸素性肺血管収縮

- トリガー：肺胞内低酸素、肺動脈内低酸素（混合静脈血）。前者の影響が大きい。
- 反応する肺血管：径30〜200μm
- 反応に要する時間：数秒。最大肺血管収縮は5〜10分で起こる。
- HPVを抑制しない麻酔薬：静脈麻酔薬
- HPVを抑制する薬物：揮発性麻酔薬、ニトログリセリン、ニトロプルシド、ニカルジピン、アルプロスタジルなどの血管拡張薬
- HPVを増強する因子：プロプラノロール、肺胞内二酸化炭素分圧上昇、アシドーシス
- HPVの時間経過：HPVは肺胞低酸素が起きてから10分以内に起こり、その後、肺胞低酸素が続けば増強する。その後、肺胞低酸素が改善しても、HPVはしばらく持続する。

研修 23 日目

小児緊急手術

Key messages

1 小児では**気管チューブの太さ**をあらかじめ計算しておけ。
Select the appropriate endotracheal tube size according to the formulae based on age and height.

2 小児では術前に**体重あたり**で計算しておけ。
Calculate the doses of medications baed on patient's body weight preoperatively

3 成人と体重では薬物の投与量が異なるので注意せよ。
Drug requirement of children may be different from that of adults.

Key words

気管チューブ、アセトアミノフェン、維持輸液量、乳歯、心室中隔欠損症

今日は安部先生は自分の担当症例がありません。昨日、呼吸器外科の麻酔を担当したので、今日は、同じ呼吸器外科の麻酔の手伝いをすることになっていました。

朝は麻酔の準備を手伝いにいつも通りの時刻に手術室に入りました。麻酔器の始業点検をしているところへ、山元先生がにこにこしながらやってきました。もちろん、マスクをしているので、目が笑っているのがわかるだけですが。

「安部ちゃん、おはよう。今日も元気？」

「はい、もちろんです」

「そうよね。いいお知らせ。少し前に小児外科から精巣捻転の整復術をしたいって緊急手術の申し込みがあったのよ。先生、

やってもらえる？」

「あのー、断るっている選択肢はあるんですか？」

「残念ながら、ないみたい。8歳の男の子。昨日の夜から痛みがあったみたいなの。これから術前診察に行ってくれる？ 朝のカンファは出なくてもいいわ。看護師さんのリーダーとも相談するけど、オペ出しは9時半くらいかな」

「了解しました。指導はもちろん山元先生ですよね？」

「それも選択の余地はないみたい。いいのよ、そんなに喜ばなくても」

　安部先生は、早速病棟に術前診察に行きました。藤堂祐樹君、8歳男児。昨夜11時頃から痛みがあり、午前4時頃に救急外来受診、そこで精巣捻転と診断されたようです。身長130cm、体重25kg。病歴では心室中隔欠損症（VSD）があるという診断を生下時に受けていましたが、様子観察中ということでした。自然閉鎖せず、欠損は残っているようです。運動などの制限はありません。以前の心臓精査では、肺体血流比（$\dot{Q}p/\dot{Q}s$）1.2、肺高血圧もないようでした。胸部X線写真も正常でした。ヘモグロビン値は13.8g/dLでした。上前歯（1番）の乳歯がぐらぐらしているということでした。身体所見では、VSDに相当する収縮期雑音が聴診されました。食事は昨日の夕食以降はしていないということでした。午前2時頃に水を飲んだということでした。安部先生は山元先生に診察内容を電話連絡をして、指示を仰ぎました。

　全身麻酔、気管挿管の説明をしました。特別な麻酔リスクとしてVSDがあるため（Tips 42）、心内膜炎予防をすること、ぐらついた乳歯があるため、その歯が抜ける可能性があることなどを説明しました。本人も、ご両親も納得され、特に質問はありませんでした。今まで、VSDのため、何度か入院や検査をしているので、本人も落ち着いた様子でした。前投薬は投与しないことにしました。また、左前腕に22ゲージで静脈路が確保されており、既に抗菌薬の持続静注が開始されていました。

▶気管チューブのサイズ

　急いで手術室に戻り、山元先生に再度、報告をしました。特に問題なしということで、小児用の麻酔の準備を始めました。麻酔器の始業点検は山元先生がすませておいてくれました。

　気道確保の準備から始めました。マスクは小児用のマスクとし、喉頭鏡ブレードはマッキントッシュ型の＃2としました。気管チューブの内径は以下の式から求めました（表82）。

> 気管チューブ内径（mm）＝4＋年齢／4

から求めた内径は6mmということになります。

> 身長（cm）／20

という求め方もあるようです。こちらで求めた気管チューブの内径は6.5mmということになります。8歳なのでカフ付きの気管チューブを用意しました。念のため、内径6.5mmの気管チューブを用意しました。

▶小児麻酔の薬物投与量

　点滴が入っているので、静脈麻酔による急速導入ができますが、チオペンタールかプロポフォールかで迷いました。小児の集中治療におけるプロポフォールによる鎮静は禁忌ですが、手術での使用は禁忌ではありません。これは山元先生に確認することにしました。

　レミフェンタニルは通常の準備をしました。体重が25kgなので0.1μg/kg/minは1.5mL/hr（＝150μg/hr＝2.5μg/min）に相当します。挿管のためのロクロニウムは0.6～0.9mg/kgなので、15～22.5mg必要ということになります。ロクロニウムは25mgのバイアルを用意しました。

　点滴の速度の計算も必要です。体重が25kgなので、維持輸液量は65mL/hrということになります（表83）。

表82 年齢と喉頭鏡ブレード、気管チューブの内径、挿入する深さの目安

年　齢	喉頭鏡ブレード	カフなし気管チューブの内径 (ID：mm)	カフあり気管チューブの内径 (ID：mm)	挿入する深さ (門歯から、cm)
新生児	Miller #0	3.0～3.5	3.0～3.5	9～10
新生児～乳児 (生後6か月)	Miller #1	3.0～3.5	3.0～3.5	9～11
乳児 (生後6～12か月)	Miller #1	3.5～4.0	3.0～4.0	10～11
1～2歳	Macintosh #1	4.0～5.0	3.5～4.5	11～12
2～10歳	Macintosh #2	4 or 4.5＋年齢／4	3.5＋4／年齢	12＋年齢／4 12＋体重(kg)／5 ID×3

表83 小児における維持輸液量

体重 (kg)	維持輸液量 (/hr)
＜ 10	4mL/kg
10～20	40mL＋(体重－10)×2
＞ 20	60mL＋(体重－20)×1

例：体重が15kgなら、40＋(15－10)×2＝50mL/hr
　　体重が25kgなら、60＋(25－20)×1＝65mL/hr
　　体重が40kgなら、60＋(40－20)×1＝80mL/hr

　導入のための静脈麻酔薬はチオペンタールにすることになりました。プロポフォールの場合には注入時の血管痛を避けたいからということでした。リドカインなどをあらかじめ注入してもよいのですが、麻酔はできるだけシンプルにしようということになりました。

藤堂君がお母さんとお父さんに付き添われて、手術室に到着しました。看護師さんが、サインインの確認をしています。術前に投与した抗菌薬は、ちょうど終了したところでした。
　藤堂君はお父さんとお母さんに手を振って別れ、手術室に入ってきました。もの珍しそうに手術室の中を見ています。
　「藤堂君、麻酔を始める前に、血圧計とか、心電図とか、体の中の酸素を計るモニターとかをつけるね。痛いことはしないから」
　安部先生と山元先生は、説明をしながらモニターをつけていきました。
　「血圧を計るけど、けっこうきつくしまるからね」
　「左手側にある画面は見えるかな。みんな藤堂君の体から出てるんだよ。ゲームみたいだよね。質問があれば、なんでも言ってね」
　「大丈夫だと思います」
　「今度は、このプラスチックのマスクを顔の上にあてるね。風みたいのを感じるかな。これは、酸素、きれいな空気だからね」
　「ちょっとプラスチックのにおいがするけど。まだ、これでは寝ないんですよね」
　「麻酔はゆっくりと始めていくからね」
　山元先生は点滴のチュービングを念入りにチェックしています。
　「小さなVSDがあって、左－右シャントだけだけれど、万一のことを思うと、点滴内の空気泡は完全に取り除いておかないとね」
　そう言いながら、山元先生がアルチバ®を0.5μg/kg/min（7.5mL/hr）で開始しました。
　「もう少ししたら、ちょっと体が温かい感じになってくるからね。その次に眠る薬を点滴から入れるね。そうしたら、すぐに寝ちゃうから。寝てるうちに痛み止めも入れて、目が醒めても痛くないようにしておくからね。どう、準備はいい？」
　藤堂君は右手でOKサインを出しました。

「じゃあ、お薬入れるね」

　山元先生がチオペンタール100mgを静注しました。これは、4mg/kgに相当します。30秒もしないうちに、藤堂君は意識がなくなり、睫毛反射も消失しました。山元先生は、少量の生理食塩液で点滴をフラッシュしていました。

「チオペンタールとロクロニウムが混じると沈殿が生じるからね。プロポフォールだと、そんなことはないんだけれど」

「安部ちゃん、換気はOKね？」

「大丈夫です。カプノグラムも出てきました」

　山元先生は気泡を入れないように、ロクロニウム25mgを静注しました。

「小児での挿管量は0.6～1.2mg/kgくらいなのよ」

　安部先生はぐらぐらの前歯に注意しながら、挿管をしました。

「カフが隠れました」

「はい、じゃあ、呼吸回路をつなげて。聴診」

「呼吸音は左右均等です」

「チューブの深さも14cm、ちょうどよさそうね。まだ、カフに空気を入れていないけどリークはある？」

　安部先生はAPL弁を閉じて、陽圧をかけ、頸部の聴診をしました。

「18cmH$_2$Oくらいでリークがあります」

「じゃあ、1mLくらいだけカフに空気を入れておこうか」

「今度は24cmH$_2$Oくらいでリークがあります」

「そうね。これくらいでよさそうね。カフ内圧も計測してみようね」

「カフ内圧は10cmH$_2$Oです」

「だったら、問題ないわね」

「緊急投与薬の投与量とか計算してきた？」

「いえ、とてもそんな時間はなくて」

「アトロピンの投与量くらいはわかるわよね」

「0.01～0.02mg/kgです」

「ということは、この患者さんでは何mgということ？」

表84 小児における薬物投与量(参考投与量)

薬剤名	濃度(例)	投与量
アトロピン	0.5mg/mL(原液)	0.01〜0.02mg/kg
エフェドリン	5mg/kg	0.1〜0.2mg/kg
フェニレフリン	0.1mg/mL	1〜10μg/kg
リドカイン	20mg/mL(原液)	1mg/kg
エスモロール	10mg/kg(原液)	0.5〜1.0mg/kg

上記に小児における投与量を示す。添付文書には記載されていないことが多い。参考投与量と考えてほしい。濃度については例を示してある。その濃度に応じた容量(mL)を考えておく必要がある。

「0.25〜0.5mg。硫酸アトロピン0.5〜1mLを投与するということですね」

「小児のときには、薬の投与量を術前に計算する習慣をつけておいてね。もちろん大人だって同じだけれど」(表84)

タイムアウトも終了し、手術が始まりました。

麻酔維持はレミフェンタニル0.2μg/kg/minとセボフルラン1.5%、酸素、空気で行いました。術者が、切開部にアドレナリン添加リドカインで浸潤麻酔をしてくれました。

精巣捻転を整復し、精巣固定術が行われました。手術時間は1時間10分。執刀後30分にフェンタニルを50μg、手術終了10分くらい前に25μgと分割して投与しました。手術後半にアセリオ®(アセトアミノフェン)350mgを15分かけて静注しました。小児でのアセトアミノフェンの投与量は10〜15mg/kgです。

出血量は少量。総輸液量は100mLでした。

手術終了後、アルチバ®、セボフルランの投与を中止しました。5分ほどで、藤堂君は開眼しました。痛がる様子もありません。無事に抜管しました。

「藤堂君、手術は無事に終わったよ。痛くない? 大丈夫?」

「終わったの？　痛くないけど」

安部先生は思わず、してやったりの表情になりました。

それに釘を刺すように、山元先生が一言。

「上出来とはいわないけど、合格点。でも、抜管したからって安心してはだめよ。そのあとに、痛くなってきたり、悪心が出たりすることもあるんだから。麻酔後回復室（PACU）まで、しっかり、藤堂君の状態に目を配ってね」

山元先生は、顔を見合わせました。

サインアウトのときに、外科の先生には、4時間ごとに同量のアセリオ®を投与してほしいと伝えました。1日の総量は60mg/kgであることもつけ加えました。

安部先生は、そのあと、忙しそうな部屋の食事交代をすませ、昨日からの予定通り、呼吸器外科の症例の手伝いに行きました。

Self Study Tips 42

■ 心室中隔欠損症 (ventricular septal defect；VSD)

□ **頻　度**
- 2〜6人/1,000出生
- 先天性心疾患の中で最も頻度が高く、全体の30〜60％を占める。

□ **部　位**：部位から4つの型に分類できる
① 室上稜上部欠損
② 室上稜下部膜性部周囲欠損：最も頻度が高い
③ 房室管または流入部欠損
④ 筋性中隔欠損

□ **欠損孔の大きさ、重症度による分類**

① **小さな欠損**
- 肺体血流比 < 1.4
- 肺動脈圧/体収縮期血圧 < 0.3
- 血行動態変化をほとんど生じない
- 心室肥大なし、肺高血圧症なし
- 生後6〜12か月までに75％が自然閉鎖

② **中等度の欠損**
- 肺体血流比 1.4〜2.2
- 心室容量負荷増加
- 肺高血圧症、左房・左室肥大
- 自然閉鎖も起こりうる
- 悪化傾向であれば欠損孔閉鎖術

③ **大きな欠損**
- 肺体血流比 > 2.2
- 心不全、発育不良 (failure to thrive)
- 心肥大
- 肺血管抵抗増大
- 生後6か月以内に欠損孔閉鎖術が必要なことが多い

研修 24 日目

内視鏡下腎臓摘出術、気道内圧上昇、高二酸化炭素症

Key messages

1. **高血圧の服用薬には注意せよ。**
   Check the anti-hypertensive medications and stop or continue the medications.
2. **血糖値コントロールは緩めが安全。**
   Tight blood glucose control may be hazardous.
3. **術前腎機能評価は大切である。**
   Evaluate renal function preoperatively.
4. **End-tidal CO_2 の測定意義を理解せよ。**
   Understand the clinical implications of end-tidal CO_2.

Key words

高血圧、ARB、糖尿病、血糖値

麻酔科での研修期間も残り少なくなってきました。最近は手技も上達してきたし、麻酔も楽しくなってきました。もちろん、どきどきしたり、緊張はするけれど、頼りになる指導者がついてくれているので安心しているところもあります。石田教授の「失敗するなら、今のうちにいっぱいしておきなさい。たくさんのことを学べるから。指導者がちゃんとカバーするから、患者さんは大丈夫だからね。人に失敗談もよく聞いて学ぶことも大切だからね」という言葉を思い出しました。

今日は、堀北勉さん、65歳の男性。身長170cm、体重77kg。左腎癌に対しての内視鏡補助下腎尿管摘出術です。10年来の高血圧があり、ブロプレス®とアムロジン®を服用していま

す（☞ Tips 06、p.58参照）。病棟での血圧は、140〜150/80〜90mmHgとコントロールやや不良です。心拍数は70〜80bpmです。糖尿病もあり、アマリール®（グリメピリド、スルホニル尿素剤）とベイスン®（ボグリボース、αグルコシダーゼ阻害薬）を服用しています（☞ Tips 27、p.203参照）。空腹時血糖は100〜120mg/dL、ヘモグロビンA1cは6.1％です。血尿で発見されました。ヘモグロビン値は12.6g/dLです。BUN、血清クレアチニン値は基準値範囲内、eGFRは78mL/minです。20本、40年間の喫煙歴があります。麻酔は硬膜外麻酔併用全身麻酔です。動脈カテーテルも挿入することにしました。今朝は、糖尿病治療薬とブロプレス®の投与は中止しました。

▶血糖値のコントロール

「安部ちゃん、おはよう。どう調子は？」
「おはようございます。絶好調に近い状態です」
「あら、頼もしいわね。今日の麻酔計画もばっちりね。聞かせてくれる？」
「硬膜外麻酔併用全身麻酔です。左腎癌に対しての手術で、体位は右側臥位なので、点滴は右上肢に確保します。体位をとってから、右橈骨動脈に動脈カテーテル、左上肢に輸血用の太い点滴をとろうと思います。麻酔維持は、レミフェンタニルとデスフルラン、硬膜外麻酔でいこうと思います」
「それで、よさそうね。動脈カテーテルは仰臥位のうちにとってからにしましょう。そのほうがやりやすいでしょう。今日の麻酔の注意点は何かな？」
「患者さんに関することと、手術に関することなどいろいろとあると思います。患者さんに関しては、血圧のコントロール、血糖値のコントロール、それに腎臓のことを考慮した輸液管理だと思います」
「なるほど。血糖値はどう考えたらいいのかな？」
「術前の血糖値コントロールはまぁまぁだと思います。低血糖は危険だし、あまり高血糖はよくないと思います」

表 85　高血糖の有害な作用

- 浸透圧利尿による脱水、低カリウム血症などの電解質異常
- 中枢神経系障害の悪化：脳梗塞巣の拡大
- 心筋虚血・梗塞巣の拡大
- 感染率の上昇
- 糖尿病性ケトアシドーシス (diabetic ketoacidosis)
- 高浸透圧性昏睡 (hyperosmolar coma)

「血糖値はどれくらいにコントロールするつもり？」
「250mg/dL以下なら許容できると思います」
「あんまりtightにコントロールしようと思うと低血糖を起こす恐れがあるから気を付けてね。もし、250mg/dLを超えたら？」
「速効性インスリンの静注を行おうと思います」
「さすが、絶好調男。ボーラスで静注、必要に応じて持続静注が必要な場合もあるわよ。簡単な計算法は、1時間のインスリン投与量を"**血糖値割る150mg/dL**"とするというものよ。血糖値が300mg/dLなら、インスリンを2単位/hrで投与するというものね。病棟では皮下注とかすることがあるけれど、術中にインスリンを皮下注することはまずないわね。術中は皮下組織への血流も変化するし、効果発現時間も遅いし、手術のストレスにより血糖値も大きく変動する可能性があるでしょ。皮下注では血糖値のコントロールは難しいわね」（**表85**）

▶術前腎機能の評価

「輸液管理はどう？　腎機能はよさそうだけど」
「確かにBUN、クレアチニンは基準値範囲内だし、eGFRも年齢を考えれば問題ないと思います。ただ、片方の腎臓をとってしまうので、腎機能は半分くらいになってしまうと思います。腎癌のあるほうの腎臓も十分に機能しているみたいですから」
「そう、輸液過剰になると、腎臓が対応できないかもね。一方、残った腎臓を守るためには、十分な輸液も必要よ。幸い、糖尿病による腎障害はほとんどないと考えてよさそうだけど」

8時半、堀北さんが緊張した面持ちでやってきました。
「昨夜はよく眠れましたか？」
「それが全然。寝たと思ったら目が醒めて、それからずっと起きていました」
「それは大変でしたね。これから、血圧計をつけたり、パルスオキシメータのプローブをつけたり、心電図をつけたり準備をしていきますね」

血圧は186／110mmHgでした。心拍数も90bpmです。緊張のせいでしょう。SpO₂は98％でした。

「けっこう血圧も高いですね。相当緊張していらっしゃるようですね」
「なにしろ初めてのことだし。他の病室の人が、背中からの麻酔、大変ですよなんて脅かすもんですから。よけいに。ごめんなさい。こんなこと言って」
「なるほど。点滴をしたら、点滴から少し気が楽になるような薬を入れますね」

山元先生は安部先生にフェンタニル50μgを投与するように指示しました。2分ほどして、
「どうですか。少しはリラックスしましたか？」
「ほとんど変化はしませんね」

山元先生は、フェンタニルをさらに50μg静注するように指示しました。
「ちょっと、落ち着いた気がします」

血圧を測定すると、150／90mmHgに低下し、心拍数も80bpm程度になりました。

「血圧も落ち着いてきたようですよ。今度は、硬膜外麻酔をしますから、右下になった横向きになっていただけますか。安部先生は、SpO₂に気を付けておいてね。フェンタニルを投与したし」

みんなで協力して、右側臥位になりました。しばらくしてSpO₂が95％にまで低下しました。安部先生は測定の問題かと思いましたが、パルスオキシメータの脈波はきれいに描出されています。

「堀北さん、深呼吸を3回くらいして下さいね」

堀北さんが3回ほど深呼吸をしてしばらくすると、SpO₂は98％にまで上昇してきました。フェンタニルを投与すると、患者さんの意識はあっても呼吸抑制が起きて、酸素化が悪くなることがあるようです。

「安部先生、呼吸状態をよく診ておいてね。SpO₂が下がったら、今のように深呼吸をしてもらってね」

山元先生は、今日もまた手際よく硬膜外カテーテルを挿入し、テストドーズを投与しました。

「さぁ、仰向けになりますね。つらかったですか？」

「いいえ、脅かされてびくびくしていたのですが、なんともありませんでした。強いて言えば、針を刺す痛みより、このでっぱったおなかが邪魔して丸くなるほうがつらかった感じです」

硬膜外カテーテルから0.75％ロピバカインを3mL、その数分後にさらに3mL追加しました。血圧も130/80mmHgにまで低下し、心拍数も70bpm程度にまで減少してきました。硬膜外麻酔レベルも、T6からT12くらいまであることが確認できました。

「十分に酸素も吸入していただいたし、硬膜外麻酔も効いてきたし、血圧も落ち着いてきたので、これから全身麻酔を始めますね」

「はい、よろしくお願いします」

安部先生はレミフェンタニル持続静注を0.4μg/kg/minで開始しました。肥満の患者で、体重通りに投与すると、オーバードーズになりやすいと言われていたのと、硬膜外麻酔の効果も出てきたためです。プロポフォールを静注し、用手換気ができることも確認できました。ロクロニウム60mgを投与しました。挿管も成功しました。幸い、血圧もほとんど上昇しませんでした。

「さぁ、A-lineと点滴を入れようか」

安部先生は、右上肢にまず18ゲージの静脈カテーテルを入れました。今日も、山元先生が、動脈の走行と、穿刺針の刺入点のところにマークをしてくれました。

「落ち着いてやれば大丈夫だからね。穿刺部位は動脈の真上だからね。動脈の走行に合わせて穿刺するのよ」

安部先生は山元先生が先日A-lineを入れている姿をイメージしながら、動脈穿刺をしました。

「血液が逆流してきました」

「よし、そうしたら、針を少し寝かせて。そうそう。それから、ほんの数ミリ、進めてごらん。内筒針はしっかりとそこに固定して、左手でカテーテルをねじり込む感じで進めていくのよ」

カテーテルはスムーズに進みました。

「そうしたら、カテーテルの先端あたりを左の指で押さえて、内筒針を抜いてきてごらん」

鮮紅色の血液が逆流してきて、少し飛び散りました。

「まわりを汚さないようにね。掃除がめんどうだから。まぁ、成功したから許そうか」

耐圧チューブを接続すると、きれいな動脈圧波形がディスプレーに描出されました。

「みなさん、お待たせしました。体位をとりましょう」

山元先生の音頭で泌尿器科の先生や、看護師さんが堀北さんの左右につきました。なかなかのチームワークです。

「安部先生は、ライン類とか、ワイヤーとかの位置を確認。よかったら、気管チューブと呼吸回路の接続をはずして。頭は、脊椎とのアライメントがずれないように動かすのよ。はい、では号令！」

「では、みなさん、いきます。一、二の三」

すんなりと側臥位になりました。血圧も大丈夫です。呼吸回路も接続しました。

「血圧もよさそうね。呼吸音をもう一度聴診して、チューブの位置を確認してね。それから、耳が変なふうに折れていないかも確認。眼が圧迫されていないかも確認ね」

泌尿器科の先生が、

「腋窩枕を入れますから。よろしくお願いします」

と言いました。

「また、呼吸回路をはずして。今度は体幹に合わせて頭部を持ち上げるのよ」

泌尿器科の先生たちや山元先生、看護師さんたちは、下肢の位置などの確認をしています。体位変換をする手術は大変です。

▶ end-tidal CO_2 の意義

タイムアウトも終了。手術が開始されました。そのうちに、呼気終末二酸化炭素分圧（end-tidal CO_2、$P_{ET}CO_2$）が上昇してきて50mmHgを超えました。圧規定換気にしていたのですが、1回換気量も250mLにまで減少しています。

「気道内圧の設定を上げて。呼吸回数も増加してね。10分くらいしたら、血液ガスの測定もしてみようか」

$P_{ET}CO_2$ は38mmHgにまで低下しました。10分後に動脈血液ガスの測定をしました。F_IO_2 0.50で、pH 7.38、$PaCO_2$ 44mmHg、PaO_2 200mmHg、BE −0.5でした。

「血液ガスの結果はどう？」

安部先生は、この前、血液ガスの読み方を習ったし、今回の血液ガスは正常に近かったので、すぐに解答できました。

「酸塩基平衡は問題ありません。$PaCO_2$ は正常範囲ぎりぎりです。酸素化はやや低下しているようです」

「そう、これなら特に換気量の調整はいらなさそうね。$PaCO_2$ と $P_{ET}CO_2$ との差はどう思う？」

「6mmHgの差というのは、普通ではないでしょうか」

「術中は $P_{ET}CO_2$ をモニターすることで、$PaCO_2$ を推定しているわけだから、$P_{ET}CO_2$ と $PaCO_2$ の差について理解しておくことは重要なのよ。$P_{ET}CO_2$ は持続的で非侵襲的モニターという利点もあるわよね。気管挿管に成功したことも、カプノグラムが観察されることでできるのも重要ポイントだけれど」

「$P_{ET}CO_2$ は、毎日見たり、記録をしていますけれど、その意味についてはなんとなく理解しているくらいです」

「加藤先生は、教えてくれなかった？」

「加藤先生には定性的なことを教わりました。$P_{ET}CO_2$ は、換

気量や、PaCO$_2$ だけでなく、死腔や、肺血流量を反映することも教わりました。換気が0でも、心拍出量が0でもカプノグラムは平坦になるって教わりました。怖いのは、これだって」

「まぁ、加藤君にしては上出来ね。end-tidal という意味はわかるわよね？」

「呼吸の最後ということですか？」

「呼気の最後ということね。End はおしまい、tidal の名詞は tide、潮の干満とか、流れという意味。1回換気量は tidal volume っていうのは知っているでしょう。呼気の最後は、肺胞内のガスをよく反映しているのよ。最初のほうは、口とか鼻とか、挿管中なら気管チューブ内とか、気管内とかのガス交換をしていない部分、物理的死腔（anatomical dead space）からのガスなわけ」

山元先生は、カプノグラムを描きながら説明してくれました。

「そのうちに、肺胞からのガス、つまり血液とガス交換をしたガスが混じってきて、カプノグラムは上向きになるの。そのあとは、肺胞内のガスだけになってプラトー部分が形成されるのよ。ただ、すべての肺胞が同じようにガス交換をしているわけではないの。換気・血流比不均等が大きければ、プラトーにならずに右上がりの曲線になっていくというわけ。そして、吸気が始まれば、カプノグラムはすとんと下がるのよ」（図83）

「この図、教科書によく載っていますよね。今一つ、ピンとこなかったんですが。加藤先生には異常のパターンを覚えろって言われました」（☞ p.71、図14参照）

「それも臨床上、とても重要なことね。PaCO$_2$ と P$_{ET}$CO$_2$ の差が大きいということは、死腔換気量が多いことを意味しているの。死腔っていうのは、換気があるけれど血流がない呼吸器系の部分のこと。解剖学的死腔は、6歳以上のヒトなら、2mL/kg くらいあるわけ。体重が50kgなら100mLということね。そのほかにも、血流分布が不十分なために換気はあるけれど、血流が少なかったりしてガス交換に参加していない部分を含めて生理学的

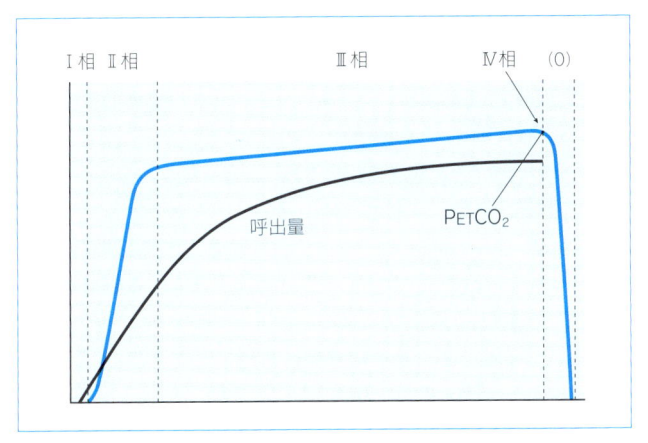

図83 カプノグラム

死腔(physiological dead space)と呼ばれるのね。V_Dと書くの。1回換気量はtidal volumeだからV_Tと書かれるわけ。死腔換気比(V_D/V_T)は0.2〜0.4、一般的には0.33とされているのよ。V_Tが500mLならばV_Dは165mLくらいになるというわけ。有効肺胞換気量は、($V_T - V_D$)×呼吸回数という計算になるわ」

「ガス交換をしていない部分が1/3もあるっていうことですね。けっこう効率が悪い気がするなぁ」

「そうよ。だから、気管切開とかして解剖学的死腔を減少させると、ガス交換に関与する換気量($V_T - V_D$)が多くなるから、呼吸不全の人でも自発呼吸で大丈夫になったりするのよ。V_D/V_Tは次に式で表せるの。

$$V_D/V_T = (PaCO_2 - PCO_2)/PaCO_2$$

PCO_2は、呼気中で測定した混合気のPCO_2。この式を変形すれば、

$$PaCO_2 - PCO_2 = PaCO_2 \times V_D/V_T$$

になるでしょ。($PaCO_2 - PCO_2$)が大きくなるのは、$PaCO_2$が上昇したり、死腔換気量が増加したり、1回換気量が減少したりすることがわかるわよね。そう考えると、今の死腔換気量はそう多くはなさそうと言えるわけね」

「データにはいろんな意味が含まれているんですね」

「解剖学的死腔は、年齢や体位、首の位置でも変わったりするのよ。立位より仰臥位では少なく、首は屈曲したほうが解剖学的死腔は少なくなるのよ。アトロピンとか気管支拡張薬投与で解剖学的死腔は多くなったりするの」

そうこうするうち、手術は順調に進行していきました。しかし、麻酔濃度は特に変えていないのに、突然、血圧と心拍数が上昇しました。

「麻酔が浅いんでしょうか？」

「きっと、副腎のところを触ったんだと思うわ。しばらく、デスフルランの濃度を上げておこうか。少し待てば、低下してくるから大丈夫」

実際、5分もしたところで、血圧は元のレベルに戻りました。尿量も十分です。

手術は3時間半で無事に終了しました。出血量も200mLもいかないくらいでした。

研修 25 日目

耳下腺腫瘍手術、顔面神経刺激

Key messages

1. **ステロイド服用患者ではステロイドカバーを考慮せよ。**
   Consider supplemental steroid in patient on steroids and with a history of recent use of high dose steroids.
2. **術中の神経刺激を行う場合は筋弛緩薬投与を控えろ。**
   Avoid muscle relaxants when nerve stimulation is planned.
3. **神経筋モニタリングを使いこなせ。**
   Be familiar with neuromuscular monitoring.

Key words

ステロイド、ステロイドカバー、甲状腺機能、関節リウマチ、神経筋モニタリング、四連刺激法、post-tetanic count (PTC)

▶ステロイドカバー

今日の患者さんは横山文代さん、43歳の女性です。身長158cm、体重52kg。良性耳下腺腫瘍に対して耳下腺腫瘍切除術が予定されています。10年前に甲状腺腫瘍に対して甲状腺切除術を受けており、現在はチラージン®を服用中です。関節リウマチもあり、3年前からプレドニゾロン5mgを服用しています。

朝のプレゼンテーションでは、甲状腺機能の評価と、チラージン®のこと、関節リウマチの合併症のことと、ステロイド投与について質問されました。横山さんはチラージン®を服用していて、自覚症状もないし、検査上も甲状腺機能は正常と考えられます。関節リウマチは、朝の指のこわばりが主で、関節の変形もご

くわずかです。環軸椎亜脱臼もありません。腎臓や肺、心臓などの合併症もないようです。今朝はチラージン®と、プレドニゾロン5mgを服用してもらっています。

慢性的にステロイドを服用している患者さんでは、脳下垂体-副腎系 (pituitary adrenal axis) が抑制されているため、手術などストレスがかかる時期にはステロイドカバーと言って、ステロイド (ヒドロコルチゾン) をさらに投与するということでした。

「山元先生、ステロイドカバーについて調べたんですが、本によってずいぶんと違うような気がするんですが」

「ステロイドカバーは英語では steroid replacement っていうのよ。ステロイド投与による脳下垂体-副腎系の抑制は、投与量と投与期間に関係するの。一般的には過去6～12か月の間に、少なくとも1か月間投与を受けていたら脳下垂体-副腎系は抑制されていると考えたほうがいいとされているけど、個人差も大きいのよ。手術ストレスにより脳下垂体が刺激されて corticotropin-releasing hormone (CRH) が分泌され、下垂体からは副腎皮質刺激ホルモン (ACTH) が分泌されて、コルチゾール分泌量が増加するわけ。コルチゾール分泌が不十分だと、急性副腎不全みたいになるわけ。コルチゾールは血管の緊張度 (tone) や透過性保持、体液の血管内分布、カテコラミンへの反応性増加などに関係しているから、急性副腎不全だと、体血管抵抗減少とか心筋抑制による低血圧、ショックが起こることになるの。もっとも、私が調べた範囲では、実際に急性副腎不全になった例は、たいしてないのよ。もちろん、ステロイドカバーをするのが一般的になっているからかもしれないけど」

「どれくらいの量のステロイドを、どれくらいの期間投与するかがよくわからないんです」

「コルチゾールの分泌量は、手術侵襲の程度により異なるでしょう。正常の副腎だと、1日最大量300mg分泌されると言われているわ。だから、術前、術中、術後と100mgずつ3回を投与するという人もいるのよ。私たちの施設だと、朝は生理的な量として25mgを投与して、その後12～24時間に100mg投与

表86 ステロイドの効力と持続時間

薬物名	等価の量	効力の比	持続時間（hr）
ヒドロコルチゾン	100	1	8～12
プレドニゾロン	25	4	12～36
メチルプレドニゾロン	20	5	12～36
デキサメタゾン	4	25	＞24

して、そのあと48～72時間かけてtapering（減量）していく、ということが多いと思うけど。今日は耳下腺手術で侵襲も大きくないし、朝の通常量のプレドニゾロンと、術中にヒドロコルチゾン100mg投与だけで十分だと思うわ」（表86）

今日は耳下腺手術なので、気管チューブはRAEチューブにしました。レミフェンタニルとプロポフォールで導入をしました。マスク換気もできます。

「エスラックス®を静注するわよ。35mgね」

▶術中の神経刺激

今日の手術では顔面神経を温存する必要があります。術中に神経刺激を行うので、エスラックス®の投与量も少な目です。挿管もスムーズにできました。

「これだけ投与しても、術中に神経刺激をするころには、効果は十分に切れているから大丈夫。神経刺激装置で、念のためチェックしておいてね」（図84）

「今は四連刺激（TOF）でも、一発も出ませんけれど」
「心配しなくても大丈夫。消毒して、ドレーピングして、執刀して、さらに耳下腺の手術が始まるまでには、30分はかかるからね。PTC（post-tetanic counts）も見てみれば」
「TOFは2Hz、4回の刺激に対する反応ですよね。PTCは、どうやるんですか？」
「PTCでは、まず50Hzのテタヌス刺激を5秒間して、3秒

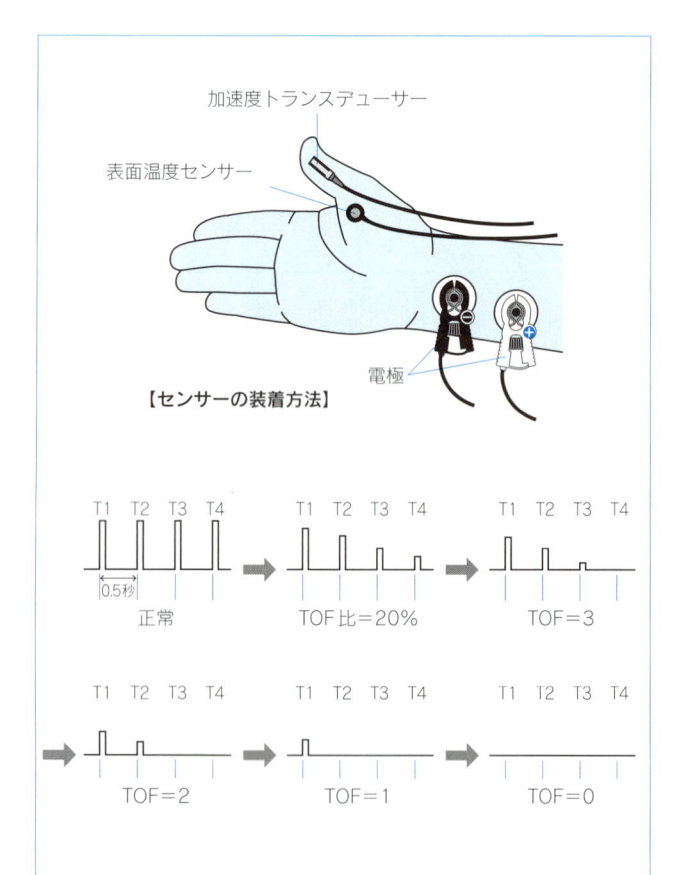

ACh受容体占拠率	TOF	単収縮
75%	4発目が消失	低　下
80%	3発目と4発目が消失	
90〜95%	2、3、4発目が消失	消　失

図84　四連刺激（train of four；TOF）

- 顔面神経麻痺の評価は、Bell麻痺や、Hunt症候群による顔面神経麻痺患者で、重症度の判定や、治療効果の判定のために、40点柳原法がよく用いられる。
- 手術室においては、顔面神経障害の有無を知ることが目的なので、そのなかの数種類を行うだけでよい（例：「イー」と歯を見せる）。

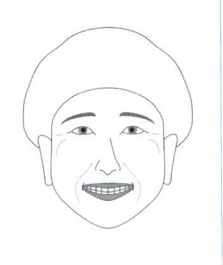

図85 顔面神経麻痺の評価（40点柳原法）

おいてから1Hzで刺激するわけ。いくつ収縮がみられるかで、TOFの回復が推定できるのよ。1発なら、15分から20分でTOFも見られるはずよ」
「PTCは、3発見られます。じゃあ、心配ないですね」
「安部ちゃんに心配されるようなことしないから大丈夫。信用ないなぁ」
「いえ、決してそういう意味じゃないですから。100％、いえ、120％信頼しています」
「調子いいんだから。ほんとに」

　手術も無事に終了しました。覚醒も良好で、イーッと歯を見せたりもできて、顔面神経麻痺もありませんでした（図85）。

研修 26 日目

肝疾患患者の麻酔

○━ Key messages

1 肝機能は合成能、解毒能など多面的に評価せよ。
Evaluate the liver function in terms of protein and coagulation factors production, drug metabolism, and glucose hemostasis.

2 肝血流について理解せよ。
The liver receives a dual blood supply, i.e. the portal vein and the hepatic artery.

3 肝機能低下患者における注意点を理解せよ。
Understand the effects of surgery and anesthesia on the liver.

4 肝機能低下患者では凝固障害、血小板減少症を伴うことがあるので輸血療法は重要である。
Judious use of blood products is mandatory in patients with severe liver disease.

5 薬物作用の遷延により覚醒遅延を起こすことがある。
Slow emergence may occur because of decreased drug metabolism.

6 覚醒遅延の要因を理解せよ。
Name the list of factors resulting in slow emergence.

○━ Key words

肝硬変、Child-Pugh 分類、PT-INR、血小板数、腹水、低酸素血症、輸血トリガー、赤血球濃厚液、新鮮凍結血漿、血小板濃厚液、覚醒遅延

表87 Child-Pugh分類

項　目	1点	2点	3点
脳　症	ない	軽度	時々昏睡
腹　水	ない	少量	中等量
血清ビリルビン値 (mg/dL)	2.0未満	2.0〜3.0	3.0超
血清アルブミン (g/dL)	3.5超	2.8〜3.5	2.8未満
プロトロンビン活性値 (%)	70超	40〜70	40未満

判定（上記5項目の合計点を求める）
A：5〜6点、B：7〜9点、C：10〜15点。

　今日の患者さんは、河崎誠一さん、62歳の男性。身長174cm、体重66kg。32年前に胃潰瘍で胃切除術を受け、そのときに受けた輸血が原因でB型肝炎、さらに肝硬変へと進んだ患者さんです。残胃に胃癌が見つかり、胃全摘術が予定されました。AST、ALTは軽度上昇しています。アルブミンは3.3g/dL、PT-INRは1.4、ビリルビンは1.3mg/dLです。BUNと血清クレアチニンは基準値範囲内です。CTでは腹水はないようです。ICG15分値は14％でした。食道静脈瘤もあり、硬化療法を受けています。ヘモグロビン値は11.4g/dL、血小板数は12.5万です。Child-Pugh分類では、合計点数が6点なので、クラスAに分類されます（表87）。
　臨床的に明らかな出血傾向はないのですが、PT-INRも軽度延長しているので、麻酔は全身麻酔としました。肝機能が悪いので、薬物の投与量にも気を付ける必要があります。

「安部先生、今日はけっこう大変そうね。癒着剥離もあるし、門脈圧亢進症もあるし、PT-INRも延長しているし、出血量が多くなる可能性もあるわね。血小板数も少なめだから、出血量が多くなったら、血小板濃厚液も必要になるかもね。動脈カテーテルの準備はできているわよね。普通の胃切だと動脈カテーテルなんか入れないんだけど。FloTrac™の準備もしておいた？」

「はい。濃厚赤血球液8単位と、新鮮凍結血漿10単位が用意されています」

「術後鎮痛は、IV-PCAにしようね。薬物はまたあとで相談しようね。それから、針刺しを起こさないように気を付けてね。予防のためのHBワクチンは打っていると思うけど。HBs抗体はあるわよね」

入室時の血圧は130/86mmHg、心拍数は80bpm、SpO_2は96％でした。BIS値は98でした。静脈路を確保し、輸液は重炭酸リンゲル液にしました。

▶肝機能低下患者における注意点

「肝臓外科の先生には、ナトリウム投与は控えてほしいって言われるんですけど、重炭酸リンゲル液でもいいんですか？」

「導入時は血管拡張などで血圧が下がりがちだから、やっぱり細胞外液系輸液剤が必要なのよ。酢酸リンゲル液や乳酸リンゲル液があるけれど、重炭酸リンゲル液だと、肝臓での代謝の必要がないから重炭酸リンゲル液にしたの。酢酸リンゲル液でもいいけどね」

「SpO_2も低めですけれど」

「肝硬変患者では肺内右－左シャントがあるために、酸素化効率は低下することが多いのよ。腹水が大量に貯留していると、横隔膜の運動性制限があるために、PaO_2が60〜70mmHgくらいまで低下したりすることもあるのよ。十分に前酸素化をしましょうね」

プロポフォール60mgとレミフェンタニル0.4μg/kg/minで麻酔を導入しました。ロクロニウム60mgを投与したのちに気管挿管をしました。

「肝硬変患者の薬物投与量は、やっぱり少なめがいいんですか？」

「答はYesでもあり、Noでもあるわね。初期投与と追加投与でも違うの。分布容積が増加しているから、初回投与量は多めにする必要がある場合もあるし、アルブミン濃度が低下していると、

薬物との結合が少なくなって遊離の薬物量が増加するから、投与量を少なめにする必要がある場合もあるの。肝臓で代謝される薬物だと、効果発現時間が長くなるから、2回目以降の投与間隔を長くしたり、投与量を少なめにする必要があったりもするわけ。いろいろな要因がキャンセルし合って、最終的には、投与量は通常とほとんど同じということも多いわね。筋弛緩にしろ、モニターで評価することは重要よ」

動脈カテーテルも挿入しました。血圧は 100 / 70 mmHg、心拍数は 70 bpm、FloTrac™ で測定した心係数は 2.8 L/min/m^2 でした。

「血圧が低いので、心拍出量はもっと少ないかと思っていました」

「肝硬変患者の血行動態は、hyperdynamic のことが多いのよ。循環血液量の増加とか、末梢や内臓血管の拡張とか、肺における動静脈シャントなどのために体血管抵抗が低くなっていることが要因ね。貧血で血液粘性が低下していることによる体血管抵抗減少も関係したりもしているわね」

「肝硬変があると、いろんなところが違うんですね」

「肝血流量のことも考えないといけないのよ。肝臓は、門脈と肝動脈から血流を受けているのは知っているでしょう。正常だと、血流量は門脈から 2/3、肝動脈から 1/3、酸素供給という点では両者同等なの。ところが、門脈圧亢進症だと、門脈血流量が減少しているから、肝動脈からの血流がより重要になってくるわけ。だから、低血圧などが起こると、肝血流量が減少するということになるの。低心拍出量、低血圧は術後の肝機能を保つためにも避けないといけないからね」

「手術が始まる前に、もう疲れてきました」

「逆でしょ。ここからが勝負なんだから。気合入れて、頑張っていこう！」

▶肝機能低下患者に対する輸血療法

 術者は案の定、苦戦をしています。出血量も600mLを超えました。ヘモグロビン値は8.9g/dL、血小板数は9.5万です。
 「これからもまだ出血は続くから、輸血をしようか。輸血をする場合には、患者さんの体格とか、術前の血算とかも考慮するほか、それまでの出血量も重要だけれど、これからどれくらい出血するのかという予想も大事なのよ。血小板濃厚液も10単位、オーダーしておこう。血小板濃厚液は届くまで2～3時間かかることが多いからね」
 「先生の予想では、かなり出血しそうということですね」
 「癒着剥離がまだ終わっていないのに、これだけ出血してるんだからね。2,000か3,000mLくらい出血するかもよ」
 20分ほどして赤血球濃厚液が到着しました。出血量は既に900mL程度になっています。
 直前にとったヘモグロビン値は7.8g/dLでした。早速、輸血を開始しました。
 「輸血で重要なことは、輸血のトリガーを知ることも重要だけれど、輸血の目標値をどこに定めるか、それを達成するためにどれくらいの輸血用血液を輸血すべきかも考えておくことも忘れないでね」(表88、89)
 「この患者さんの体重は66kgだから、400mL由来の赤血球濃厚液輸血でヘモグロビン値は1.2g/dLくらい上がるということですね」
 「2単位の投与でもいいけど、出血も続いているから4単位入れたほうがいいんじゃないかな。さっきのデータだって、輸液がまだ追いついていない状況だったから、実際のヘモグロビン値はもっと低い可能性もあるしね。2単位投与したところで、もう一回検査してみましょう」
 2単位の赤血球輸血を終わったところで、検査をしました。ヘモグロビン値は8.4g/dLと予想よりも低い値でした。血液ガスは、FiO_2 0.5で、pH 7.34、$PaCO_2$ 36mmHg、PaO_2 190

表88 通常の輸血のトリガー値

血液成分	トリガー値・目標値
ヘモグロビン値	7〜8g/dL 冠動脈疾患患者では10g/dL
血小板数	5万、頭蓋内手術・眼科手術では10万
凝固因子	プロトロンビン時間 (PT) 　　INR ≧ 2.0 　　活性 ≦ 30% 活性化部分トロンボプラスチン時間 (APTT) 　　≧各施設による基準値の2倍 　　≦ 25% フィブリノゲン濃度 　　< 100mg/dL

表89 輸血と期待される効果

製品名	貯蔵方法と有効期間	包装	体重 50kg	体重 60kg	体重 70kg
照射赤血球濃厚液-LR 「日赤」Ir-RCC-LR	2〜6℃ 21日	400mL由来、 1バッグ 280mL	1.5g/dL	1.3g/dL	1.1g/dL
新鮮凍結血漿-LR 「日赤」FFP-LR	−20℃以下 1年	400mL由来、 1バッグ 240mL	24%	20%	17%
照射濃厚血小板 「日赤」Ir-PC-LR	20〜24℃ 振盪保存、 4日	10単位、 1バッグ 200mL	3.8万/μL	3.2万/μL	2.7万/μL

mmHg、BE −5.6でした。イオン化カルシウムは0.85mg/dL、血糖値は75mg/dLでした。

「まぁ、予想通りのデータかな。肝臓が悪いと赤血球濃厚液に含まれているクエン酸の代謝も遅れるから、低カルシウム血症になりがちなのよ。普通は、カルシウムは骨からも動員されて、急速輸血しても10分くらいで正常化するんだけどね。血圧も低めだし、2%塩化カルシウムも500mgくらい投与しておこう。次

の2単位を投与したら、もう500mgを投与しようか。肝硬変だと低血糖の危険もあるしね。アルチバ®投与のラインはフィジオ®140にしてゆっくり流しておこうか」

手術開始3時間半ほどしたところで、めどもついてきました。出血量は既に1,500mLになっています。血小板濃厚液も届きました。

「血小板濃厚液、投与しますか？」

「もう少し、待ってもいいんじゃないかな。Woozingが起きている感じじゃないし。門脈圧亢進で脾腫もあるみたいだから、血小板を投与してもすぐに血小板数は減少してしまうかもしれないし。最後のほうで、一気に入れることにしようよ。それまで、室温で振盪しておいてちょうだい。新鮮凍結血漿も5単位融解しておこうかしら。出血量も増えてきたし、術前のPT-INRも延長していたしね。きっと外科からもそろそろリクエストがくるわよ」

「血小板濃厚液は届くまで時間がかかるから大変ですね。なぜ、血小板だけ時間がかかるんですか？」

「血小板濃厚液は受注生産なのよ。赤血球濃厚液は21日、新鮮凍結血漿は−20℃以下で1年間の保存が可能だけれど、血小板濃厚液の有効期間は採血後4日しかないの。だから、作りおきはできないわけ」

「血小板の活性を保つために室温保存にするんですね。でも、振盪する理由は何ですか？」

「血小板が解糖系で産生した乳酸と重炭酸の反応でできた二酸化炭素をバッグの外に逃がすためよ。pHが低下すると血小板の活性が低下するからね。このバッグは、二酸化炭素を透過する優れものなのよ」

「新鮮凍結血漿もオーダーします」

「そろそろ、さっき中検に出した検査の結果も出ているんじゃないかな。フィブリノゲン値はどう？」

「今、コンピュータで調べてみます。……フィブリノゲン値は120mg/dLあります」

「微妙な値ね。FFP（新鮮凍結血漿）投与の一つの基準はフィブ

リノゲン濃度が100mg/dL未満なのよ」

新鮮凍結血漿も届きました。手術も吻合に入っています。出血量は1,800mL程度になりました。赤血球濃厚液は6単位輸血しています。

「よし、ここでFFPと血小板濃厚液を投与しようか」

「このFFPは450mL、成分輸血由来なんですね」

「全血由来とは違うっていうこと。成分輸血由来のほうがナトリウム濃度は153mEq/Lと、全血由来のものよりもナトリウム濃度は低いのよ。全血由来は167mEq/Lなんだから。もっともこれだけ出血すれば、ナトリウムを投与しても大丈夫だから。FFPにもクエン酸が含まれているから、低カルシウム血症には気を付けてね」

出血もそれ以上はほとんどありませんでした。術中にフェンタニルを150μg投与し、その後30分ごとに50μg、25μg、25μg投与しました。術後鎮痛はIV-PCAにしました。持続投与はなしとして、フェンタニルのボーラス投与量は50μg、ロックアウト時間は15分に設定しました。

手術時間5時間、出血量は1,900mL、濃厚赤血球6単位、新鮮凍結血漿450mL、赤血球濃厚液10単位を投与しました。尿量は450mLでした。

▶覚醒遅延

手術は終了し、セボフルランを中止して10分ほど経つのですが、覚醒する気配がありません。

「山元先生、醒めが悪いみたいですけれど」

「原因を検索しないとね。こういうときは、ひとつずつ覚醒不良の要因をチェックしていく必要があるのよ。セボフルランは中止してあるし、呼気中の濃度も0.2％まで下がっているわね。筋弛緩モニターはどう？」

「スガマデクスを投与した後は、四連刺激で4発出ているし、TOF比も0.9あります」

「SpO_2は100％で、低酸素血症も否定的。血液ガスを測定し

てみようね。低血糖になっている可能性もあるし。低体温も関係 しているかもね。今の体温は35.6℃まで下がっているからね。 フェンタニルの代謝も遅れて、けっこう濃度が高い可能性もある ね。術中の血行動態も維持できていたし、術前の肝機能から考え て肝性脳症も考えにくいしなぁ」

血液ガス分析の結果、高度の高二酸化炭素症もなく、血糖値も90mg/dLありました。

「是正が必要な決定的なものはなさそうね。いろいろな要因の複合かしら。とりあえず、ベアーハガー™で復温しましょう」

それから、10分ほどして体動が見られました。呼びかけで開眼したり、手を握ったりもするようになりました。SpO_2は100％、呼吸回数も12回/minあり、end-tidal CO_2も45mmHgです。気管吸引や口腔内吸引もしました。

「よし、抜管しよう」

抜管後も血液ガスは多少の二酸化炭素貯留と酸素化効率の低下はあるものの許容範囲内でした。痛みもあまりないようです。

研修 27 日目【週末】

困難気道に対応するためのアルゴリズム

🔑 Key messages

1 困難気道に対応するためのアルゴリズムを理解せよ。
Understand the difficult airway algorhytms.

🔑 Key words

困難気道、Cannot Ventilate, Cannot Intubate (CVCI)、声門上器具、輪状甲状膜切開

ようやくの休みです。まずは、掃除、洗濯。今週はけっこうヘビーな週でした。これまでの麻酔科トレーニングでいろいろと学んできましたが、一番気になったのは気道管理です。マスク-バッグ換気もあれば、声門上器具、気管挿管などによる気道管理もあります。声門上器具にしても、i-gel®、ラリンジアルマスクにしてもいろいろな種類があります。気管チューブもいろんな種類があるし、喉頭鏡にも通常のMacintosh型喉頭鏡もあれば、McGRATH™やエアウェイスコープ™などがあります。その選択が難しいと思いました。

もっと気になったのは、挿管困難のときにどう対応するかです。この前の緊急手術のときは、気管挿管がうまくいったからよかったけれど、気管挿管に失敗することもあるわけだし、なかには換気も挿管もできないCannot Ventilate, Cannot Intubate (CVCI) といった状況もあると聞いています。輪状甲状膜切開など外科的気道確保が必要なこともあるということでした。

今日は、米国麻酔科学会 (ASA) が出している困難気道への対処アルゴリズムについて勉強することにしました (図86)。

1. 基本的な気道管理上の問題が発生する可能性と臨床上の重要度について評価する。
   - 患者の協力や同意を得るのが困難
   - マスク換気困難
   - 声門上器具（SGA）挿入困難
   - 喉頭展開困難
   - 気管挿管困難
   - 外科的気道確保困難

2. 気道確保困難時でも積極的に酸素投与を行う。

3. 選択した管理方法の得失について考慮する。
   - 意識下挿管 vs 全身麻酔導入後の挿管
   - 非侵襲的手技 vs 侵襲的手技（挿管の最初のアプローチとして）
   - ビデオ喉頭鏡（挿管の最初のアプローチとして）
   - 自発呼吸を残す vs 自発呼吸を止める

4. 最初の方針、それに代わる代替の方針を立てる。

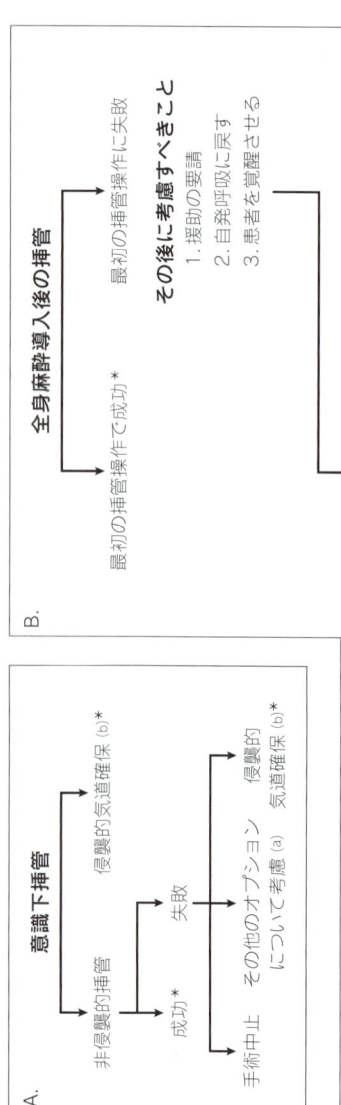

A.

意識下挿管

```
非侵襲的挿管 ──→ 侵襲的気道確保(b)*
    │              ↑
    ↓             失敗
  成功*            │
    │    その他のオプション(a) ──→ 侵襲的
    ↓    について考慮          気道確保(b)*
手術中止
```

B. 全身麻酔導入後の挿管

```
                  ┌─→ 最初の挿管操作で成功*
                  │
                  └─→ 最初の挿管操作に失敗
```

その後に考慮すべきこと
1. 援助の要請
2. 自発呼吸に戻す
3. 患者を覚醒させる

図86　米国麻酔科学会の困難気道への対処アルゴリズム

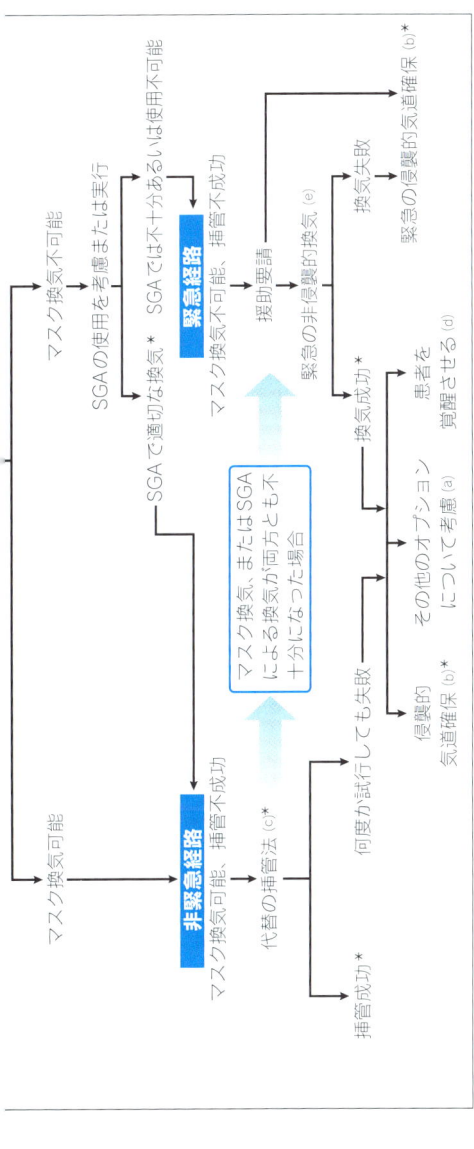

研修27日目

```
                                    マスク換気不可能
マスク換気可能         ↓              ↓
    ↓              SGAの使用を考慮または実行
    ↓                    ↓
    ↓              *SGAでは不十分あるいは使用不可能
    ↓   SGAで適切な換気*      ↓
    ↓         ↓         【緊急経路】
【非緊急経路】              マスク換気不可能、挿管不成功
マスク換気可能、挿管不成功(c)*      ↓
    ↓                      援助要請
代替の挿管法                緊急の非侵襲的換気 (e)
  ↓         ↓                ↓         ↓
挿管成功*   何度か試行しても失敗    換気成功(d)   換気失敗
                ↓              ↓         ↓
         マスク換気、またはSGA    患者を     緊急の侵襲的気道確保 (b)*
         による換気が両方とも    覚醒させる
         十分になった場合
              ↓
         その他のオプション (a)
         について考慮
         ↓         ↓
      侵襲的      その他のオプション
      気道確保 (b)*
```

*呼気二酸化炭素によって、換気、気管挿管、および声門上器具（SGA）挿入時が正しくされていることを確認する。

(a) その他のオプション（これだけに限らない）：マスクやSGA（LMA、挿管用LMA、ラリンジアルチューブなど）を用いて麻酔しながら手術続行、局所浸潤麻酔や区域麻酔により手術続行。これらのオプションができることは、マスク換気には問題ないことを意味する。したがって、緊急経路のアルゴリズムからこのステップに至っても、これらのオプションの価値は限られている。

(b) 侵襲的気道確保は、外科的あるいは経皮的気管切開、ジェット換気あるいは逆行性挿管を含む。

(c) 代替となる困難気道に対する非侵襲的アプローチ（これだけに限らない）：ビデオ喉頭鏡、異なる咽頭鏡ブレードの使用、SGAを挿管のガイドとして使用（気管支ファイバースコープのガイドありなし）、気管支ファイバースコープを用いた挿管、挿管用スタイレット、気管チューブエクスチェンジャー、盲目的経口あるいは経鼻挿管。

(d) 意識下挿管のための準備のし直し、あるいは手術中止を考慮。

(e) 緊急の非侵襲的換気はSGAによる。

最初から気道確保困難と予想されている場合には、意識下挿管を計画したり、さまざまな気道確保デバイスを準備するなどができるので、気道確保に精通した人がいれば対処もできると思います。脊髄くも膜下麻酔や硬膜外麻酔、神経叢ブロックなどの区域麻酔などを行うことも考える必要があると思います。しかし、区域麻酔の効果が不十分であったり、手術時間の延長や術式の変更などがあった場合などには、術中に気道確保困難に対応しなければならず、よけい大変な気がします。区域麻酔をする場合でも、当然、気道確保困難に対応するための準備が必要になってきます。

今の安部先生にとって挿管できなかったり、マスク換気が難しかったりなどの「気道確保困難」はしょっちゅうです。そんなとき、指導医の先生が、「マスク換気ができているから大丈夫だからね。あわてずに」と言ってくれると安心します。SpO_2が100％であるのを見て、前酸素化しておいてよかったとよく思います。マスク換気中に胸が上がり、波形が小さくても、カプノグラムが出てくるとほっとします。気道確保困難時のアルゴリズムを見ていて、非常時に備えて、何種類かの大きさのラリンジアルマスクや、McGRATH™、エアウェイスコープ™などが手術室内に備えてある意味がよくわかりました。

麻酔導入をして、マスクによるバッグ-マスク換気ができるのを確認してから、指導医の先生は筋弛緩薬を投与しています。でも、緊急手術で迅速導入の際には、気道確保困難がないことを病歴や身体所見などから確認して、バッグ-マスク換気をすることなく、筋弛緩薬を投与しています。安部先生はこの前のイレウスに対する緊急手術のことを思い出していました。ロクロニウムを入れて換気ができないときは、どうしたらいいのでしょうか。ロクロニウムの作用を拮抗するためには、スガマデクスの16mg/kgという大量投与が必要ということでした。体重が60kgの患者さんなら960mg必要ということになります。500mgのバイアルが2つ必要、200mgのバイアルなら5つ必要ということになります。それで、非常時用に500mgバイアルが麻酔カートの

中に入っているのも納得できました。

　安部先生は、気道確保困難に対応するためのアルゴリズムをよーく眺めながら、自分ならどうしたらいいかを考えていました。今度の医局勉強会は、市販されているキットを用いた輪状甲状膜穿刺のワークショップだと聞いています。麻酔科ローテーションが終わっているけれど、参加させてもらおうと思いました。

研修 28 日目【週末】

麻酔関連偶発症

🔑 Key messages

1 手術中の心停止の原因としては、危機的出血、気道管理不適切、麻酔薬の誤投与・過量投与、高位脊髄くも膜下麻酔が重要である。
Causes of intraoperative cardiac arrest include critical hemorrhage, inappropriate airway management, misuse and overdose of anesthetics and high spinal anesthesia.

2 さまざまなタイプのショックに対応する必要がある。
Understand the treatment of various types of shock.

🔑 Key words

麻酔関連偶発症例調査、Closed Claims Study、心停止、出血性ショック、「危機的出血への対応ガイドライン」、「産科危機的出血への対応ガイドライン」、異型適合血輸血、気道管理

今日は、麻酔合併症について勉強することにしました。これまでは、手技を行うことに夢中で、安全ということはあまり気をかけていませんでした。加藤先生や山元先生が、いつもついていてくれたおかげでもあります。加藤先生にも、山元先生にも、麻酔は安全を守ることが大切と何度も指導されました。

麻酔合併症については、米国麻酔科学会のClosed Claims Studyや、日本麻酔科学会の麻酔関連偶発症例調査などが参考になると教えてもらいました。第3次調査の結果の概要をまとめると以下のようになります。

心停止の原因は呼吸器系のものが多いということでした。導入時の気道操作や、維持中の気道管理の不適切、換気不適切などと、

それにより引き起こされた重大な低酸素血症が現在でも重大な心停止の原因になっています。そのほか、主麻酔薬の過量投与や、薬物の選択の不適切や過量投与も重大な原因になっています。高位脊髄くも膜下麻酔による高度の低血圧や不整脈の発生も多く、心停止の重大な原因にもなっています。不適切な輸液・輸血による高度の低血圧の発生も多く、心停止の原因にもなっています。

心停止に関係した術中発症の病態としては、急性冠症候群、重度の不整脈、肺塞栓、心不全、アナフィラキシーショックなどが上位を占めていました。

出血性ショックも心停止の重大な原因でしたが、多かったのは大動脈瘤破裂、外傷、消化管出血、術後再出血でした。産科的出血例もありました。手術に関連する死亡のうちの半数以上は、術前からの出血性ショックや、術中の大量出血などに関連するものということでした。これらに対して、日本麻酔科学会は『危機的出血への対応ガイドライン』と、『産科危機的出血への対応ガイドライン』を出しているということでした。その中で、交差した輸血用血液が間に合わない場合には、交差適合試験を省略し同型血を用いるとか、さらに時間的に切迫していたら、O型血や、患者血液型がAB型の場合にはA型やB型といった異型適合血を使用するということも学びました。

昨日の症例でも、ショックにはならなかったけれど、ずいぶんと循環、輸液・輸血管理に苦労をしました。アナフィラキシーショックもいつ起きてもおかしくありません。ショックや、心筋虚血などへの対応は、麻酔科だけでなく、どの診療科に行っても重要な問題だと思いました（Tips 43）。こうしてみると、術前の十分な気道評価と、気道確保器具の準備、そしてそれらの器具を使いこなせる技量、そして昨日勉強したように、それらをこなしていくアルゴリズムの理解が重要だということが理解できました。

薬物投与も慎重にしなければならないということも、よくわかりました。麻酔薬は、強い呼吸・循環の抑制作用を持っているので、細心の注意を持って使用しなければならないと思いました。

麻酔科って救急の要素も多いことをあらためて感じました。

Self Study Tips 42

■ アナフィラキシーショックの治療

□ すべての薬物はもちろんのこと、血液製剤やラテックスはアナフィラキシーショックを起こしうる。迅速で的確な治療を行わないと、致死的となりうる。エフェドリンなど通常の薬物には反応しない高度の低血圧、頻脈、気管支痙攣、酸素化の悪化、容量調節換気時の気道内圧の上昇や圧調節換気中の1回換気量減少、皮膚の紅潮、膨疹等から診断される。

□ **アナフィラキシーショックが起きた場合の対応**

① アレルゲンと考えられる物質の投与を中止する。
② 外科医、看護師へアナフィラキシーが起きたことを伝える。
③ 支援を要請する。
④ 純酸素で換気する。
⑤ アドレナリンを投与する。初期量は0.5〜1μg/kgとする。血圧上昇が不十分であれば、10μg/kgまで投与する。
⑥ 必要に応じてアドレナリン持続静注0.02〜0.2μg/kg/minの投与を行う。
⑦ 細胞外液輸液剤10〜30mL/kgを投与し循環血漿量を補う。
⑧ 気管支痙攣がある場合には、β受容体刺激薬を吸入させる。
⑨ 補助的治療として
  (a) ヒスタミンH_1拮抗薬(ジフェンヒドラミン1mg/kg、最大50mg)と、
    ヒスタミンH_2拮抗薬(ファモチジン0.25mg/kg、あるいはラニチジン1mg/kg)を静注する。
  (b) コルチコステロイドを静注する。メチルプレドニゾロン1〜2mg/kg、あるいはデキサメタゾン0.2mg/kgを静注する。
⑩ 動脈カテーテルを挿入する。動脈血液ガス分析を行う。トリプターゼ測定を行う。
⑪ 集中治療室をアレンジする。
⑫ 術後、アレルギー専門医にコンサルトする。

研修 29 日

脳腫瘍手術、髄膜腫、頭蓋内圧の管理

🗝 Key messages

1 脳外科手術においては頭蓋内圧 (ICP) の管理が大切である。
Management of intracranial pressure (ICP) is mandatory in neurosurgical anesthesia.

2 脳灌流圧の理解なしには脳外科手術の管理はできない。
Understand the cerebral perfusion pressure.

🗝 Key words

頭蓋内圧、頭蓋内コンプライアンス、脳灌流圧、Cushing の三徴、血液脳関門、フロセミド、マンニトール、コルチコステロイド、vasogenic edema、cytotoxic edema、血糖

▶頭蓋内圧 (ICP) の管理

麻酔科研修も残り2日となりました。今日は、脳外科の手術です。患者は荒井里美さん、36歳の女性です。身長160cm、体重54kg。頭痛を主訴に来院し、ゴルフボール大の髄膜腫が側頭部に発見されました。神経学的には大きな問題はないようですが、CT検査、MRI上ではmidline shiftも起きており、頭蓋内圧 (intracranial pressure ; ICP) の上昇が示唆されます。今まで、大きな病気もしたことがないということです。

「山元先生、頭蓋内圧上昇時にはCushingの三徴が現れると言いますけど、荒井さんは高血圧とか徐脈とかはありませんね」

「Cushingの三徴がそろうことは、あまり多くないのよ。高血圧は、頭蓋内圧上昇に対して脳灌流を保つ代償反応みたいなものよね」

「脳外傷で高血圧があるときに、降圧療法をするのは危険だということは習いましたが」

「臓器灌流圧は、通常は臓器に入る入口の圧と、臓器出口の圧の差と考えればいいの。脳灌流圧だったら、入口の圧は平均血圧、出口の圧は中心静脈圧か、頭蓋内圧のどちらか高いほうと考えるのよ。脳腫瘍とか、脳出血などによる頭蓋内圧上昇があれば、出口の圧は頭蓋内圧になるわね」

山元先生は、

> 脳灌流圧（cerebral perfusion pressure ; CCP）＝
> 平均血圧－中心静脈圧（あるいは頭蓋内圧）

という式を書いてくれました。

「ICP上昇時に降圧療法が危険なのは上の式からわかるでしょ。平均血圧は低下するだけではなくて、ニトログリセリンなどの血管拡張薬で頭蓋内血液量が増加すれば頭蓋内圧はさらに上昇するために、脳灌流圧は低下することになるわね。脳病変があると脳血流の自己調節能が消失したり、減弱しているから、血圧低下はそのまま脳血流量の減少につながるのよ」

「ICPが上昇していないときは降圧療法はしてもいいんですか？」

「残念ながら、それほど単純ではないのよ。頭蓋内病変があったりすると、ICPが正常でも頭蓋内コンプライアンスが低下しているわけ」

山元先生は図を描きながら説明してくれています。

「これは、頭蓋内容量と頭蓋内圧とを表した図よ。正常な場合は、この曲線の左側にいるから多少頭蓋内容量が増加しても、ICPは正常にとどまるけど、頭蓋内病変があったりすると、この曲線の緩い上昇部分にいるわけ。すると、高二酸化炭素症などで頭蓋内容量が増加すると、ICPは大きく上昇してしまうのよ。それが、頭蓋内コンプライアンス低下の説明」（**図87**）

「となると、頭蓋内容積をどうコントロールするかが問題とい

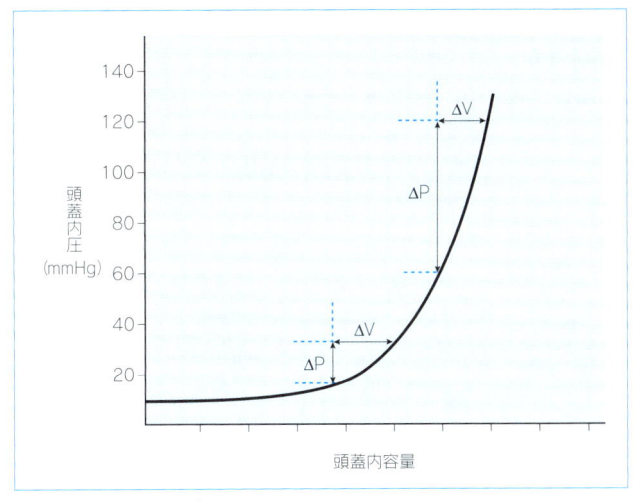

図87 頭蓋内コンプライアンス
頭蓋内の限られた容量の中に、脳組織、脳脊髄液、血管、血液などが存在している。わずかな容量の増加であれば、脳脊髄液が頭蓋内から脊髄腔内に移動するため、頭蓋内圧は上昇しない。しかし、どれかの容積が異常に増加すると、頭蓋内コンプライアンス（ΔV/ΔP）が低下する。頭蓋内コンプライアンスが低下すると、わずかな容量の増加で頭蓋内圧は大きく上昇する。Intracranial elastance curve（しばしば intracranial compliance curve）と呼ばれる。

うことですね」
「その通り。察しがいいじゃない。国試も通っているし、当然か。だから、頭蓋内には何が存在しているかを考えれば、答えも出てくるわよ」
「頭蓋内に存在しているのは、脳実質、脳脊髄液、それに血液ですよね。荒井さんみたいに腫瘍があれば、占拠性病変（space occupying lesion；SOL）が加わるわけですね」
「脳実質には、細胞膜や細胞内構造物、細胞内液、細胞外液などが含まれるでしょ。血液は動脈血もあれば、静脈血もあるわよね。この容量をどうやって少なくするか、少なく保つかを考えればいいわけ。もちろん、頭蓋骨をはずしたり、硬膜を切開して

「『箱』を大きくすれば、ICPは下がるけど。まず、脳実質から考えてみようか」

「解剖学的構造の容量は変えられないから、細胞内の水分をどうするかということですよね」

「その通り。腫瘍などで周辺の血液脳関門（BBB）が機能しなくなると、周辺の浮腫が生じるの。これはvasogenic edemaと呼ばれているわ。外傷とか低酸素血症などで起こる細胞内液量が増加するcytotoxic edemaも生じることがあるし、両者が合併していることも多いのよ。Vasogenic edemaに対してはデキサメタゾンなどのコルチコステロイドが有効なのよ。悪性脳腫瘍なんかでvasogenic edemaがあるときは、術前から投与されていることが多いわね。ただ、私たちが術中に相手にしているのは、正常な脳部分なの。利尿薬のマンニトールは知っているわよね」

「はい。床にこぼすと真っ白になるやつ。こぼしたってすぐばれますよね」

「そのマンニトールは浸透圧利尿薬に分類されているの（表90）。白い粉みたいなやつ、つまりマンニトールが高浸透圧にして尿量を増加させるわけ。脳では、正常な部分から水分を浸透圧で引っ張ってきて脳実質容積が減少してICPが低下するわけ」

「マンニトールはいつ投与すればいいんですか？」

「まずは開頭前ね。投与量は0.25～1g/kgだけど、0.5～1.0g/kg投与することが多いわね。添付文書だと投与量はもっと多いけど。私たちが使っているのは20％マンニトール。荒井さんは54kgだから、250mL、つまり50gを15分くらいかけで投与すればいいんじゃないかしら。投与40～50分後にICP低下の最大効果が得られるから」

「そのあとはどうしたらいいんですか？」

「効果は投与量によるけど。1g/kg投与すれば、2～3時間は効果があるわ。0.25g/kg投与なら1時間ごとに投与する必要があるわね」

「ラシックス®（フロセミド）とかは使わないんですか？」

「さっきも言ったけど、マンニトールによるICP低下は利尿作

表90 マンニトール *Mannitol*

分 類	浸透圧利尿薬
商品名	マンニゲン®、マンニットール®、マンニット®
適 応	① 術中・術後・外傷後および薬物中毒時の急性腎不全の予防と治療 ② 脳圧降下および脳容積の縮小を必要とする場合 ③ 眼内圧降下を必要とする場合
禁 忌	急性頭蓋内血腫の存在する患者
投与量	1～3g/kg、15～20％高張液として点滴静注 投与速度は100mL/3～10分、1日量200gまで
重大な副作用	急性腎不全（大量投与） 電解質異常（代謝性アシドーシス、高カリウム血症、低ナトリウム血症）

用によるものではないけど、ラシックス®を使用したり、マンニトールと併用することもあるわよ。脳実質水分は減らさないけど、頭蓋内血液量を減少させたり、脳脊髄液産生量を減少させたりするからね。マンニトールで初期に起こる循環血液量増大を避けるためにラシックス®を投与することもあるわよ」

「次は頭蓋内血液量ですね。頭を上げれば、脳からの静脈還流はよくなりますよね」
「head-upは一つの方法ね。逆に陽圧呼吸で高いPEEPを使用したりすると静脈還流が妨げられてICPが上昇する可能性もあるわよ。あとは、頭部の静脈圧迫などされていないようにしておく必要もあるわね。では、動脈系はどう？」
「動脈を収縮させれば、動脈内血液量は減少するということですよね。血管収縮薬の投与はどうですか？」
「ちょっと違うわね。一つの方法は過換気。脳動脈や脳細動脈は収縮して頭蓋内血液量は減少するの」
「どれくらい過換気をしたらいいんですか？」
「$PaCO_2$依存性に脳動脈の収縮が起こるけど、通常は30～

35mmHgの軽度過換気にするくらいね。高度の過換気をすると、脳動脈収縮が強すぎて脳虚血を起こす可能性があるから。軽度過換気にしておいて、もし、それでもICPが上昇しているようなら、過換気の程度を強めれば、また効果が出るの。過換気の効果は一時的なことも覚えておいてね。ほかには何かある？」

「えーと……」

「静脈麻酔薬よ。チオペンタールとかプロポフォール。こういった静脈麻酔薬は脳代謝率を低下させ、それに応じて脳血流量も減少させるの。その結果としてICPは低下するというわけ」

「こういったところに麻酔科医の出番があるということですね」

「麻酔科医は手術中の内科的治療、medical treatmentを行っているの。だから、perioperative physicianって呼ばれたりするのよ。Physicianって、英語だと医師全般のほかに、内科医っていう意味もあるのよ。話は戻るけど、ICPの管理や脳保護で重要なことは、脳に悪影響を与えないようにすることが重要だからね。バッキングはよくないし、低酸素血症とか高二酸化炭素症も避けないといけないわね。それから、過ぎたるは及ばざるがごとし、マンニトールの過剰投与や、高度の過換気も危険だからね」

荒井さんが入室してきました。今日の麻酔法はTIVA（全静脈麻酔）です。基本的モニタリングに加え、BISモニターのプローブも術野の邪魔にならないようにつけました。動脈カテーテルは、山元先生に「私なら、局所麻酔して導入前に入れちゃうんだけどね」と言われましたが、麻酔導入後に入れることにしました。

麻酔の導入はスムーズでした。ロクロニウムも60mg投与しました。

「マスク換気は、過換気するくらいの気持ちでね。マスク換気で過換気は実際は難しいけど」

「挿管はあせらず。筋弛緩がしっかり効いてからしようね」

山元先生から次々と指示が出ます。挿管も無事に終わりました。動脈カテーテルも、少しもたつきましたが、なんとか入りました。

「今度は三点固定するからね。ピン挿入前にレミフェンタニルも上げておくよ」

次は体位変換。今日は側臥位です。導入時は、いろいろとやることがあるから大変です。マンニトールも投与しました。しばらくして、尿量も増加してきました。

手術開始。幸い、硬膜も張っていないようです。

「術中の輸液管理はどうしたらいいですか？」

「とりあえずは重炭酸リンゲル液でいいと思うよ。出血したら、ボルベン®も投与しよう。血糖値が上がりすぎないようにすることも重要だからね。脳にretracter（牽引器）をかけたりして脳を圧迫したりしたときにその部分が虚血になると、高血糖により脳傷害が悪化する可能性があるからね」

「血糖値管理も必要なんですね」

「最近はレミフェンタニル持続静注をするようになって、ストレス反応が抑制されるようになったから、以前みたいに高血糖で悩むことは少なくなったわね。術中に糖を投与すべきかどうかについては、議論があるのよ。以前は、術中は、特に脳外科手術中は糖を投与しないのが一般的だったけど、最近は、脳にとっても糖は重要な物質だから、適度に投与すべきという人もいるのよ。フィジオ®140とかは糖濃度も1％と高くないし、ナトリウム濃度もリンゲル液よりも高張だから、いいかもね」

手術は4時間で終了しました。出血量も多くはありませんでした。荒井さんの覚醒は良好で、すぐに神経学的所見もとることができました。

研修 30 日目

無痙攣通電療法（ECT）

Key messages

1 ECT（electroconvulsive therapy）では、気道確保の準備が大切である。

Airway management is important for ECT.

2 ECTでは、プロポフォールあるいはチオペンタール、スキサメトニウムを準備せよ。

Relatively small doses of propofol or thiopental and suxamethonium are used for ECT.

3 ECTでは頻脈や高血圧など大きな血行動態変化が起こりうる。

Severe tachycardia and hypertension may occur during ECT.

Key words

チオペンタール、プロポフォール、スキサメトニウム、ターニケット、線維束性攣縮、徐脈、頻脈、高血圧、エスモロール、ランジオロール、ニカルジピン

　ついに麻酔科ローテーションの最終日です。夜は歓送会を開いてくれるということなので楽しみです。まず、その前に最終日の麻酔をきっちりとして、気持ちよく歓送会に行けるようにしないといけません。といっても、今日は無痙攣通電療法（ECT）の麻酔1件だけです。午後は研修センターに行ったり、次の内科ローテーションのオリエンテーションと引き継ぎがあるからです。

　今日の患者さんは、荒川さとみさん、35歳の女性。精神神経科の患者さんです。身長164cm、体重54kg。薬物抵抗性のうつ病に対しての無痙攣通電療法です。うつ病以外には特に重大な

全身疾患はありません。今日は全身麻酔をすることになります。痙攣時に放出される神経伝達物質の影響は、痙攣後に神経伝達物質濃度が再確立されることによると考えられています。治療効果を上げるためには、痙攣時間が20秒以上あることが必要であるとされています。通常は、10〜15秒程度のtonic phaseに引き続き、30〜60秒のmyoclonic phaseが認められます。

「刺激そのものは10秒くらいで終わるからね。麻酔管理というより、気道管理をしっかりとね。口エアウェイのほか、喉頭鏡や気管チューブなど気管挿管をする器具を含めて、準備をしておいてね。気管チューブは包装に入っているままでいいけど」

「なんで、全身麻酔、それに筋弛緩が必要なんですか？」

「痙攣したときに、体をどこかにぶつけたりしたら大変でしょう。Awakeで、痙攣療法はやりたくないわね」

荒川さんがベッドで入室してきました。無表情です。安部先生は、いつものように説明をしながら、血圧計、心電図、パルスオキシメータなどの基本的モニターをつけていきました。荒川さんは、何か言うと、頷いたりしています。その間に、看護師の関口さんが、左下腿に整形外科で使用するようなターニケットを装着しました。精神科医たちは、顔や、左足に電極を貼り付けています。

安部先生は前酸素化を開始しました。

「荒川さん、これから麻酔を始めますね」

山元先生が、チオペンタール125mgを注入しました。30秒もしないうちに、荒川さんは就眠しました。

「安部先生、換気はできる？」

「はい、できます」

「関口さんは、ターニケットをONにしてね」

「はい、圧は250mmHgです」

関口さんは、機械の数字を確認するとともに、ターニケットにも触れて十分にinflateしていることを確認しました。

「スキサメトニウムを投与するわね。スキサメトニウムは0.5〜1mg/kgの投与が必要だけれど（表91）。今日は40mgね。安

部先生は、過換気にする感じで換気しておいてね」

そのうちに、全身の筋肉が細かく震えるような様子が見え、手の指や足の指がぴくぴくと動いているのが認められました。

「安部先生、これが線維束性攣縮 (fasciculation) ね。これなら、電気刺激ができるわね。安部先生は、精神科の先生と場所を交代。換気はしばらくお休みね」

精神科医が柔らかいマウスピースのようなものを荒川さんの口に入れました。

「では、電気刺激」

荒川さんの顔がしかめ面のようになりました。電気刺激をしてしばらくしてから、左足に痙攣が認められました。精神科医は筋電図と脳波を観察しています。

「安部先生、また換気してね」

「痙攣は50秒。いい感じだね」

血圧は入室時には110/76mmHg、心拍数は78bpmでしたが、現在の血圧は140/90mmHg、心拍数も114bpmです。

「最初のtonic phaseでは、副交感神経系優位となって、一過性に徐脈となるのよ。それから、今のような交感神経系優位の状態となって、高血圧や頻脈が起こるわけ。痙攣が治まるころには、こういった血行動態変化は軽快するの。これくらいの血圧や心拍数の変化なら治療しなくてもいいからね。血圧が非常に上がったり、心拍数が増加するような患者さんでは、ニカルジピンとか、エスモロール (表92) やランジオロール (表93) とかを、電気刺激する前に静注したりすることがあるのよ。ECTは週に3回、全部で10回くらいはやるから、前回の反応を参考にするといいのよ」

安部先生はバッグ-マスクで陽圧呼吸を続けていましたが、そのうちに弱い自発呼吸が出始めました。調節呼吸から補助呼吸に変えました。

そのうちに自発呼吸の1回換気量も大きくなってきました。モニター上、1回換気量も400mLを超えるようになりました。安部先生は、下顎を少し挙上する程度にして、換気の補助はやめま

表91 スキサメトニウム　*Suxamethonium*

分　類	脱分極性筋弛緩薬
商品名	スキサメトニウム（100mg、5mLアンプル、¥115）
適　応	麻酔時の筋弛緩、気管挿管時、骨折・脱臼の整復時、喉頭痙攣の筋弛緩、精神神経科における電撃療法時の筋弛緩
禁　忌	悪性高熱症の素因、高度の高カリウム血症を起こす可能性があるとき（重症熱傷、広範性挫滅性外傷、尿毒症、四肢麻痺、ジギタリス中毒の既往歴あるいは最近ジギタリスを投与
投与量	10〜60mg、気管挿管時は1mg/kg静注
副作用	筋肉痛、血清カリウム濃度上昇、頭蓋内圧上昇、胃内圧上昇、眼内圧上昇、高血圧、低血圧、徐脈（小児や、連続して2回投与した場合）

表92 エスモロール　*Esmolol*

分　類	超短時間作用型選択性β遮断薬 $β_1$受容体選択性が強い。$β_1/β_2$受容体選択性は33倍。
商品名	ブレビブロック® 100mg/10mL（¥4,130） ブレビブロック®注100mg
適　応	手術時の上室性頻脈性不整脈に対する緊急処置
禁　忌	本剤およびβ遮断薬に過敏症、糖尿病性ケトアシドーシス、代謝性アシドーシス、洞性徐脈、房室ブロック（Ⅱ度、Ⅲ度）、洞房ブロック、洞不全症候群、心原性ショック、肺高血圧による右心不全、うっ血性心不全、未治療の褐色細胞腫
投与量	1mg/kgを30秒かけて心電図の連続監視下に静注（適宜増減）。引き続き持続投与を行う場合は150μg/kg/minで投与。心拍数の反応を見ながら適宜増減。 一般的には0.5mg/kgくらいから投与することが多い。
効果発現時間	2〜4分
半減期	約9分

した。嚥下反射も出現してきました。

「荒川さん、終わりましたよ」

と言うと、荒川さんは開眼しました。

「右手で私の指を握って下さい」

握力も十分です。荒川さんは、もういつでも病棟に戻れそうです。

「安部先生、どうだった最短の全身麻酔」

「あっという間でした。記録が全然追いついていけませんでした。もう一度、おさらいをしていただいていいですか」

「まず、チオペンタールは125mg、体重あたりにしたら2mg強というところね。全身麻酔の導入量よりはずっと少ないの。意識を数分間とるだけでいいからね。それに、チオペンタールは痙攣抑制薬だから、投与量が多くなると痙攣も出にくくなるのよ。チオペンタールの代わりに、プロポフォール1～1.5mg/kgでやっている施設もあるのよ。ECTの効果は痙攣持続時間と関係していると言われているからね」

「次にターニケットをONにしたんですよね」

「これは、ターニケットから遠位にスキサメトニウムが到達しないようにするためよ。痙攣をモニターする必要があるでしょ」

「次がスキサメトニウムですね。初めてスキサメトニウムを使用するのを見ました」

「安価だから世界的には多く用いられているんだけど、日本での使用頻度はとても低くなったからね。挿管時には1mg/kgを投与するのが一般的。今日は線維束性攣縮が見えたでしょう。線維束性攣縮とともに、頭蓋内圧が上昇したり、胃内圧が上昇したりするのよ。線維束性攣縮が起こらないように、スキサメトニウム投与前に非脱分極性筋弛緩薬を投与しておくこともあるのよ。以前はクラーレを用いていたからprecurarizationと呼んでいたけど、最近はロクロニウムを5mgくらい投与することが多いわね。precurarizationしたときには、スキサメトニウムは1.5mg/kgくらい投与したほうがいいのよ。私は、通電のタイミングを知るのに線維束性攣縮が見られたほうがいいからprecuraization

表93 ランジオロール　*Landiolol*

分　類	超短時間作用型選択性β遮断薬 $β_1$受容体選択性が強い。 $β_1/β_2$受容体選択性は255倍。
商品名	オノアクト® 　50mg/B（¥6,633） 注射用オノアクト®50
適　応	手術時の以下の頻脈性不整脈に対する緊急処置： 心房細動、心房粗動、洞性頻脈 手術後の循環動態監視下における以下の頻脈性不整脈に対する緊急処置： 心房細動、心房粗動、洞性頻脈
禁　忌	心原性ショック、糖尿病性ケトアシドーシス、代謝性アシドーシス、房室ブロック（Ⅱ度以上）、洞不全症候群など徐脈性不整脈患者、肺高血圧症による右心不全、未治療の褐色細胞腫、本剤の成分に過敏症の既往歴
投与量	（手術時） 1分間0.125mg/kg/minの速度で持続静注後、0.04mg/kg/minの速度で持続静注 （手術後） 1分間0.06mg/kg/minの速度で持続静注後、0.02mg/kg/minの速度で持続静注開始、5〜10分を目安に目標とする徐拍作用が得られない場合は、1分間0.125mg/kg/minの速度で持続静注後、0.04mg/kg/minの速度で持続静注 いずれの場合も、投与中は心拍数、血圧を測定し、0.01〜0.04mg/kg/minの用量で適宜調節 実際には手術後などはさらに低用量（5μg/kg/min）程度で投与することも多い。
半減期	約4分。肝臓および血中のエステラーゼにより速やかに加水分解される。 長時間にわたり投与してもcontext-sensitive half-timeは延長しない。

はしないけどね。Precurarization用の少量投与でも、複視が出たり、嚥下困難や呼吸困難を起こす人がいることも、私がprecurarizationをしない理由。ECTのときは、四肢の大きな動きさえ抑制すればいいから、私は0.5mg/kgくらいしか投与しないわ。そのほうが筋弛緩からの回復も早いしね」

「確かに、すぐに自発呼吸が出てきました。チオペンタールも短時間作用性だし、この2つの薬物はgood combinationですね」

「一人前の口きいて。今日は挿管できなくて残念だったわね。でも、マスク換気は気道確保の基本だからね」

「いえ、今日も新しいことをたくさん学びましたから、満足です」

「今晩の歓送会、来月の引継ぎが終わったら来るんでしょ？」

「はい、もちろん。たくさん教えていただき、ありがとうございました。挿管ができるようになったり、いろいろな薬のことを学んだり、楽しい1か月でした。加藤先生にもお礼を言わないといけないし」

研修 30 日目

レジデント歓送会

　歓送会は、病院の近くのイタリアン・レストランであります。安部先生も、一度家に帰り、服を着替えてこざっぱりしてから出かけました。研修医仲間の星野、高木先生も既に到着していました。二人ともすっきりとした恰好をしています。そのうちに、医局員も若手を中心に集まってきました。総勢十数名のパーティとなりました。
　「では、宴会部長の私、加藤からご挨拶をさせていただきます。研修医の星野、高木、安部先生、1か月間お疲れ様でした。トレーニングに協力してくれた医局員の先生方にも感謝いたします。乾杯の挨拶は、われらが姉御、dangerous beauty 山元先生にお願いします」
　「みなさん、お疲れ様。おかげで私たちも初心にかえって麻酔を見直すことができました。みんな既にグラスを持っているし、乾杯しちゃいましょう。研修医の皆さんの、これからの健闘を祈って。ご唱和願います。かんぱーい！」
　さすが山元先生、グラスの赤ワインで乾杯です。にぎやかな談笑が始まりました。
　「安部ちゃんさぁ、実を言うと、1か月持たないんじゃないかって心配していたのよ。最初、びびりまくりだったでしょ。石田教授にも、攻め込まれていたもんね」
　「確かに、最初の数日は大変でしたけど。チューターがついてくれるのって、すごくいいですね。いっぱい、いろんな相談ができたし。夜は、高木や星野さんとも、けっこう情報交換していたんですよ」
　「安部ちゃんは、確か内科志望だったよね。麻酔では、何を一番勉強したと思う？」
　「患者さんの評価と、それに基づいた準備の大切さを学びまし

た。それがないと、術中の急変だの、異常への対処ができないこともよくわかりました」

「内科医になったって、このローテーションで学んだことは絶対に役に立つから」

「気管挿管や、点滴、動脈カテーテルの挿入などもやらせていただいて、ありがとうございました」

「来年、また選択ローテーションで回ってきたら、もっといろんなことができるからね。硬膜外麻酔とか、中心静脈カテーテル挿入とか、神経ブロックとかね。どう、考えてみない？」

「まじめな話、来年も選択で2か月くらい回ってもいいと思っているんですよ」

「うれしいこと言ってくれるねぇ。僕と、山元先生、どっちがよかった？」

「難しい質問ですね。0からの出発を援助して下さった点では、加藤先生ですけれど、頼りになるのは、やっぱり山元先生でしょうか」

「ここは、先輩に花をもたせることにしよう。さぁ、もっと飲んで、食べて」

「山元先生、加藤先生はどんな研修医だったんですか？」

「えっ、その話はなしにしてくれますか」

「加藤先生は、外科志望だったわよね。まじめだけど、不器用なタイプかな。照れ屋で、けっこう人見知りしてた気がするけど」

「今と、ずいぶんとイメージが違いますね。何しろ宴会部長ですからね」

「それは、山元先生に鍛えられたから。まずは、挨拶から」

「そう、立派に成長したわ。ローテーション中に外科の先生の生活を見ていて、自分には外科は無理だって思ったんだったわよね」

「麻酔科医になろうと思ったのは、大手術をした人でも、痛みもなく覚醒したりするのを見て感激したから。麻酔なしの外科はあり得ないって思ったから、麻酔科志望に変えたんだよ。外科医

になっていても、当然、一流の外科医になっていたと思うけどね」
「なんか、かっこいいですね」
「あと、ローテーション中に大出血があったときに、それにうまく対処できたときに、すごく充実感があったから。あのときのオーベンは、山元先生でしたよね」
「そうだったかしら。あのころは、大出血とかよくあったもんね。輸血、ポンピングとか頑張ったもんね」
「だから、山元先生は、憧れの先輩というわけ」
「今日はいつもにも増して、口がよく回ること。宴会部長さん」
「星野先生は、ローテーションどうだった？ 麻酔科志望だから、物足りなかったんじゃない？」
「いえ、基礎からみっちり勉強できたので感謝しています。安部先生という強力なライバルもいたし。内科志望のレジデントには負けられないですから。私は、もちろん、来年も選択で３か月は回りたいと思っています。ペインクリニックも経験してみたいし」
「うれしいこと言ってくれるねぇ。麻酔科を回るのもいいけど、ほかの診療科でもしっかり勉強しておくといいよ。麻酔科は全診療科に関係していると言ってもいいくらいだからね」
「高木先生はどうだった？ マイナー科志望だったよね」
「僕も、勉強させてもらいました。盛り沢山の１か月でした。診療科はまだ、決めていません。麻酔科医の立場から、いろいろな科の手術を見られたのは、すごい収穫でした」
「高木先生は、留学もしたいって言っていたよね」
「はい、漠然とした憧れなんですけれど、日本でこんなにひーひー言っているのに、外国で医師をやるなんて、おこがましいと思うんですけれど」
「そんなことはないよ。頑張れば、なんとかなるものさ。留学試験に通るための目標とか立てておくといいよ。英語は、楽しんで勉強しているうちになんとかなるさ。映画だって、テレビだって、いくらでも英語に触れられるんだから」

▶専門医制度

「私からも質問があるんですが？　これからは専門医の時代っていいますよね。麻酔科医として専門医になるにはどうしたらいいんですか？」

「星野さんは、麻酔科志望だからね。今、制度が大きく生まれ変わる時期なんだ。今までは、専門医というのは学会が独自に認定するものだったけれど、これからは、麻酔科に限らず、外科、内科、整形外科、救急科など基本領域と言われる診療科は、学会とは別の日本専門医機構という第三者機関により専門医認定が行われるようになるんだ。だから、専門医になる要件も、第三者機関が定める規定に沿ったものになるわけ。専門医を要請するための、トレーニング内容、指導者を含めた施設要件なども第三者機関による審査に通らないといけないことになるんだ。麻酔科では、新専門医制度の開始に先立って、2015年から新制度に準拠した麻酔科専門医養成が開始されるんだよ。責任基幹施設を中心に、基幹研修施設、関連研修施設というグループが形成され、そこで定めた研修プログラムに則って、専攻生の研修が行われるようになるんだ。うちの病院は、責任基幹施設となり、石田教授が研修プログラム責任者となって、到達目標を定めているんだ。専攻生がどれだけ到達目標を達成したかの評価もしなければならないんだよ。専攻生としてのトレーニング期間は4年になるんだ。専門医試験は、日本専門医機構という第三者機関によって実施されることになるんだ。星野先生は、専攻生となるわけだね。高木先生とか、安部先生たちはほかの診療科に進むんだろ。新制度は他の診療科は2年遅れて始まると思うよ」

「日本麻酔科学会には、認定医とか、指導医という認定もありますよね。それから厚労省が認定する麻酔科標榜医。こういったものは、なくなってしまうんですか？」

「厚労省は当面は麻酔科標榜医制度は維持していくという考えみたいだね。ただ、麻酔科標榜医をなくすという議論はずっとあるんだ。学会としては、認定医、指導医というのは残す方針らし

いよ。これらの資格認定は、学会認定になるね。星野さんは、認定施設で24か月の麻酔のトレーニングを受ければ、麻酔科標榜医申請ができるからね。麻酔科標榜医になれば、学会の認定医にも申請すればなることができるから」

「どこでトレーニングを受けるかは、すごく重要な問題ですね」

「認定資格の問題だけでなくね。鉄は熱いうちに打てって言うけれど、どこでトレーニングを受けたかということは、ある意味で一生を左右することになる重要なことだと思うよ。もちろん、主体的にどのように学ぶかは重要だけどね。よい症例や、よい指導者、それによい仲間がいなければ、立派な成長は望めないと思うよ」

「加藤先生、偉くなったわね。これが実例。加藤先生のような人でも、うちの病院なら立派な専門医になれるってことよ」

「相変わらず、手厳しいですね。でも、真面目な話。よいトレーニングは、一生の宝物だからね。山元先生への感謝を忘れたことはありません。足を向けて寝るなんてこともしていませんから」

「あら、この前、ソファにひっくり返って大いびきをかきながら、私に足を向けていたのは誰かしらね。きっと加藤先生のそっくりさんよね」

とても、楽しい宴会でした。星野先生や高木先生とは、同じ釜の飯を食った同志として連帯感も生まれました。

さて、次のローテーションでは、何が学べるんでしょうか。

Fin

あとがき

　1か月間の麻酔科研修という設定のもとに、本書を書きあげた。主人公の安部先生は、平均的だが、よく努力する臨床研修医である。病院で学ぶだけでなく、週末もテーマを決めて自習するなど、積極的に学習をしている。二人のチューターも、口は悪いものの、安部先生をよく指導している。本書で強調したかったことは、こうした積極的な学習態度、自分で考える姿勢を身に付けるということである。基礎知識を学んでおけば、チューターなど上級医との議論も、より高度になり、さらに多くのことを学ぶことができる。

　臨床研修医の頃は、みなが手とり足とりよく教えてくれるが、トレーニングが進むにつれ、人から教わるという機会は減ってくるのが通常である。医師にとって生涯教育は極めて重要である。そのためには積極的な学習姿勢や、エビデンスを基に類推する能力が必須である。エビデンスとなる文献を理解したり、さらには自分自身で研究するためには、scientific mindが極めて重要である。成書や文献を読みこなし、学会発表や論文発表ができるような語学力も是非、身につけてもらいたい。

　安部先生は、1か月の麻酔科研修で多くのことを学び、麻酔科学や周術期管理の面白さを感じてくれたことと思っている。今後、安部先生がさらに麻酔科を選択研修してくれる設定で、続編を書いてみたいと思っている。

　乞うご期待。

2015年3月23日

index

イタリック数字：主要記載ページ

数字

1回換気量 87, 124, *149*, 283(妊婦), 354
1回拍出量 68, 283(妊婦), 323, 336
Ⅰ誘導 247
Ⅱ誘導 64, 246
2,3-DPG 77, 91

欧文

αグルコシダーゼ阻害薬 204, 370
α受容体 337, *344*
α受容体刺激作用 296, 336, 343
A-aDO$_2$ 90, 335
ACE阻害薬 54, 228
ACS(急性冠症候群) 272
ACT(活性化凝固時間) 256
ACTH(副腎皮質刺激ホルモン) 380
Acute Pain Service (APS) 112
A-line 322, 373
aorto-caval compression syndrome 282
Apgarスコア 297
APL弁 40, 49, *50*
APTT(活性化部分トロンボプラスチン時間) 257, 273, 389
ARB *55*, 201, 228
artificial nose 163
ASA(米国麻酔科学会) 26
—— のPS分類 26
—— の困難気道への対処アルゴリズム 394

Aschner反射 251
awake carniotomy 198

β$_1$受容体 344
—— 刺激作用 296
β$_2$刺激薬 12, 17
β$_2$受容体 344
β遮断薬 54, 95, 228, 273
β受容体 337, *344*
B型肝炎 385
Bair Hugger™ 183
barbotage 295
BISモニター 115, 125, 126, *141*, 196
BIS値 142
BMI 307, 312
BMS(ベアメタルステント) 268, *272*
Bromageスケール 288
BURP法 146

Cannot Ventilate, Cannot Intubate (CVCI) 393
CaO$_2$ *90*, 356
capacity 313
Cardiac Risk Index 270
Child-Pugh分類 385
Closed Claims Study 398
closing capacity 75, *313*
CM$_5$誘導 245, 246
CPAP(持続気道陽圧) 357
CRH(副腎皮質刺激ホルモン放出ホルモン) 380
critical oxygen delivery 90

Cushingの三徴候 251, *401*

DAPT (dual antiplatelet therapy) 272
deflation 85
DES(薬剤溶出性ステント) 268, *272*
DLT (double-lumen tube) 347
DPP-4阻害薬 204
DVT (deep vein thrombosis) 206

eGFR 202
ECT (electroconvulsive therapy) 408
end-tidal CO$_2$ 72, 369, *375*
euthyroid 262

FFP(新鮮凍結血漿) *389*, 391
FiO$_2$ *90*, 158, 324, 335
FloTrac™ *323*, 336
FRC(機能的残気量) 75, 307, 311, *313*

γ計算 126, 337
GCS 30
GLP-1受容体作動薬 204

handover 324, 326
HME (heat and moisture exchanger) 163
HPV(低酸素性肺血管収縮) 347, 356, *359*

Hugh-Jones 分類　54

i-gel®　*14*, 300, 303, *305*, 393
inflation　85
IV-PCA（経静脈患者管理鎮痛法）　108, *110*, *113*, 157, 199, 340

JCS　30

lipid rescue　214
LMA　14, *260*, 394
LT 受容体拮抗薬　17

MAC　*34*, 72, 106, 169
MAC-awake　36
Magill 鉗子　275, 279
Mallampati 分類　24
McGRATH™　309, *310*, 332, 393
modified V₅ 誘導　245

nasal CPAP　313
NSAIDs　15, 101

P 波　64, 252
P₅₀　*77*, 91
PaCO₂　82, 84, 122, *124*, 156, 375, 377
PACU（麻酔後回復室）　23, 104, 186, 192
PaO₂　84, *90*, 324, 335, 357
P_AO₂　*90*, 158, 335
Paul Bert 効果　76
PCA ポンプ　*110*, 235, 340
PCI（経皮的冠動脈インターベンション）　272
PCO₂　377

PEEP（呼気終末陽圧）　310, 316, 405
P_ETCO₂　369, *375*
P/F ratio　335
pH　82, 91
PO₂　91, 356
PONV（術後悪心・嘔吐）　*119*, *120*, 167
precurarization　412
PS 分類　26
PT（プロトロンビン時間）　389
PTC（post-tetanic counts）　381
PT-INR　210, 252, *256*, 273, 385
pulmonary embolism (PE)　206

Quincke ポイント針　294

RAE チューブ　*248*, 278, 381
RCC（赤血球濃厚液）　338, *389*
RCRI スコア　270
reinforced tube　264, 318
renal dose　337, 343
Revised Cardiac Risk Index (RCRI)　270

SaO₂　90, 357
SAS（睡眠時無呼吸症候群）　307
SGA（声門上器具）　14, 394
SIRS（全身性炎症反応症候群）　188, 191
sniffing position　136, 144
SO₂　91

SpO₂　63, 88, *90*, 308, 356, 372
stroke volume variation (SVV)　323, 336
SU 薬　*203*, 370
substernal goiter　263
SvO₂　90

T&S　327
TACO（輸液・輸血過剰投与）　95
Takasaki 計算式　306
TCI（target-controlled infusion）　*130*, 141
TCI ポンプ　125, *130*, 141
TCI 標的濃度　151
titration　196
TIVA（全静脈麻酔）　*125*, 131, 200, 350, 406
TOF（train of four）　382
　――比　339, *382*, 391
total intravenous anesthesia (TIVA)　*125*, 131, 200, 350, 406
Tuohy 針　219, 350
type and screening　327

V₅ 誘導　246
vasogenic edema　404
V_D　377
V_D/V_T　377
volume　313
VSD（ventricular septal defect）　361, 368
V_T　377

WHO チェックリスト　79

Y ピース　49

あ

アシュネル反射 251
アスピリン *101*, *257*, 268, 272
アスピリン喘息 15
アセチルコリン 253
　── 濃度の上昇 254
アセトアミノフェン *100*, 250, 366
アセリオ® 98, *100*, 366
アトニン® 297, *299*
アドレナリン 276, *344*, 400
アドレナリン作用性受容体 342
アドレナリン添加リドカイン 278
アドレナリン添加局所麻酔 311
アトロピン 191, 247, *249*, *366*, 378
　── の小児への投与量 365
アナフィラキシー 109, 151, 180, *400*
　── の治療 400
アナペイン® 213
アマリール® 370
アミド型局所麻酔薬 212
アミノパレン® 327
アムロジン® 202, 369
アラーム *46*, 51, 153, 248, 251
アライメント 318, 374
アリクストラ® 210
アルチバ® 126, *128*, 141, 175, 247, 352
アルブミン 231, 386
アレルギー 21, *109*

アンジオテンシンⅡ受容体拮抗薬 (ARB) *55*, 201, 228
アンジオテンシン変換酵素阻害薬 54, 228
アンプル 43
　── 入れ 44
亜酸化窒素 *41*, 72, 302
　── の流量 46
　── 遮断機構 46
悪性高熱症 167, 191
悪性症候群 191
圧規定換気 354, 375
安静時の酸素消費量 87
安全な麻酔のためのモニター指針 19
安定冠動脈疾患 272

い

いびき 308
イソフルラン *72*, 173
イソプレナリン 344
イソプロテレノール 306
イブプロフェン 101
イレウス 336
インスリン 204, 270, *371*
インスリン抵抗性改善薬 204
インスリン療法 204
インドメタシン 101
インフォームドコンセント 18, 114
異型適合血 399
維持 92, 168, 230
維持輸液量 363
意識 30, 115, *142*, 341
意識下挿管 *324*, *394*, 396
胃内圧 331

胃内停滞時間 282
医療ガス配管設備 47
医療事故 6
医療用麻薬 20
一回換気量 87, 124, *149*, 354
一回拍出量 323, 336
一側肺換気 347
　── の合併症 349
　── の方法 348
一方弁 124

う

うつ病 346, *408*
ウォームタッチ™ 183
運動神経遮断 292

え

エアウェイ *126*, 309, 409
エアウェイスコープ™ 393
エアリーク 172
エストロゲン 282
エスモロール 366, *411*
エスラックス® 130, *143*, 352, 381
エドロホニウム 253
エフェドリン *132*, 177, 214, 225, *226*, 266, 291, 296, 366
エホバの証人 238
会陰部の手術 200
会陰部手術 287
腋窩温 182
嚥下反射 412
延髄 84

お

オイグルコン® 202
オーバードーズ 225, 373

オキシトシン 297, *299*
オノアクト® 413
オピオイド 45, *113*, 157, 180, 205, *235*, *292*, 307
　── の薬理作用 131
オモテ検査 328
オルプリノン 343
オルメテック® 54
悪心・嘔吐 *119*, *120*, 167, 205, 289
黄靱帯 *219*, 350
温風対流式ブランケット 182, 183

か

ガーゼ出血量 231
ガイド針 294
ガス供給圧 47
ガス流量の設定 49, 70
カテーテル 222, 258, 321
カテコラミン 244, *342*
カフ 14, 172, *176*, 355
カフ圧計 177
カフ内圧 365
カフ漏れ 266
カプノグラム 61, *71*, 147, *376*
　── のチェック 148
　── 波形からの異常の診断 71
カリウム 228
カルシウム 389
カルシウム拮抗薬 54, 58, 180, 273
ガンマ 126
ガンマ計算 126, 337
嗅ぐ姿勢 136, 144
加温 230
加温器 182

加齢 315
下顎拳上 68, 309
下大静脈圧迫 282
下部食道括約筋 282
下腹部の手術 199, 287
過換気 *158*, 405
外郭温 184
外眼筋牽引 251
開眼 102, 160, 192
開胸 347
開口制限 *24*, 27
回収式自己血輸血 238
解剖学的死腔 376
核温度 183
核心温 183, 187
覚醒 98, *101*, *159*, 168, 230, 235, 312
覚醒遅延 188, 312, *391*
肩の手術 198
片肺換気 199, *349*, 357
　── の適応 348
片肺挿管 134, *320*
片肺麻酔 *346*〜348
褐色細胞腫 95, 191
褐色脂肪 185
活性化凝固時間 256
活性化部分トロンボプラスチン時間 257, 273, 389
眼科手術 244
眼球圧迫 *251*, 320
眼球心臓反射 247
換気 68
　── のチェック 19
換気・血流比不均等 376
換気調節系 84
換気不良 83, 261
肝機能 384
　── 低下 386
肝血流 384

肝血流量 387
肝硬変 385〜387
肝性脳症 385
肝動脈 387
間欠的空気圧迫法 207
看護師 79
患者さんの取り違い 25
患者－医師関係 10
患者管理鎮痛法（PCA）108, *110*, *113*, 157, 199, 340
患者呼吸回路 49
緩徐導入 300, 301
冠動脈ステント 267, *272*
冠動脈疾患 243
冠動脈攣縮 298
顔面神経 381
顔面神経麻痺の評価 383

き

気化器 *48*, *169*, 172
気管カフ 353, 355
気管チューブ *14*, 115, *126*, 136, 137, *147*, 178, 248, 264, 265, 278, 319, 409
　── のサイズ 362
　── の内径 362, 363
気管吸引 157, *159*, 162, 310, 339
気管支カフ 355
気管支ファイバースコープ 353, 355
気管支ブロッカー 347
気管支拡張薬 *17*, 378
気管支喘息 9, *12*, 17
　── のコントロール状態 16
　── の重症度評価 15
　── の術前評価 12

― の治療ステップ　17
気管挿管　115, *144*, 264, 330
気管軟化　263
気管偏位　262
気胸　349
気道　*27*, 393
　　― の術前評価　27
　　― の開通　68
気道確保　27, 125, 394
　　― 困難　394, 396
　　― 難易度の評価　27
気道管理　264, 393
気道内圧　152, 176, *178*, 332, 354
気道反射　161, 341
気道評価　108, 331
気道閉塞　263
気腹　121, 133, *134*, 151
　　― の開始　152
気泡　322, 365
危機的出血への対応ガイドライン　398
機能的残気量　75, 307, 311, *313*
揮発性麻酔薬　*72*, 82, 97, 98, *103*, 106, *170*, 173, 312
基本的モニタリングの装着　62
喫煙　59
喫煙者での注意事項　55
吸引器　43
吸引試験　205, 274, 300
吸引出血量　231
吸気弁　*50*, 153
吸入ステロイド薬　17
吸入酸素濃度　104, 334
　　― の設定　75

吸入麻酔薬　*37*, 72, *103*, 106, *170*, 173
　　― の代謝　103
　　― の物理化学的性質　72
急性冠症候群　272
急性副腎不全　380
急速導入　330
急速輸液　286, 296
虚血性心疾患　270
仰臥位　315, 316
仰臥位低血圧症候群　281, 282
胸郭の動き　61, 148, 320
胸腔ドレーン　350
胸腔内圧　336
胸部の手術　199
胸部の聴診　319
胸部硬膜外麻酔　349, 350
凝固因子　231, *389*
凝固因子活性　281, 282
凝固障害　258, 384
棘間靭帯　219, 350
棘上靭帯　219
局所麻酔　198, 218
局所麻酔薬　*211〜213*, 220, *221*, *285*, 287, 292, 300, 352
局所麻酔薬アレルギー　110
局所麻酔薬中毒　205, 211, *213*, 290
　　― の症候　213
禁煙　52
　　― の経時的効果　56
禁煙期間　56
筋弛緩モニター　19
筋弛緩薬　*143*, 230, 330, 379, 396
　　― の拮抗　159

く

くも膜　219, 259
くも膜下腔　219, 259
クエン酸　39, 391
クラーレ　412
クラッシュインダクション　330
クロージングキャパシティ　75, *313*
クロスマッチ　328
クロニジン　228
クロピドグレル　257, 272
区域麻酔　180, 200, *256*, 396
駆血帯　64, 320
空気　41
空気注入量　260
空気抜き　322
空腹時血糖　204
口エアウェイ　*126*, 309, *409*

け

ゲージ数　65
ケタミン　68
外科医　79, 92, 94, 247, 417
経口血糖降下薬　201, *203*, 207
経静脈患者管理鎮痛法　108, *110*, *113*, 157, 199, 340
経鼻挿管　275, 277
　　― の手順　279
経尿道的膀胱腫瘍切除術　267, 274
継続薬　54, *228*
頸椎損傷　318
頸動脈洞圧迫　251
頸部の伸展　266

痙攣 409
痙攣抑制薬 412
血圧 *178*, 249, 266, 283 (妊婦), 295, 302 (小児), 372
血圧計 63, 319
血圧上昇 *92〜97*, 168, 298
血圧測定 *63, 178*, 296
血圧調節 225
血圧低下 132, *179〜181*, 289, 298, 402
血液ガス分析 334, 338
血液／ガス分配係数 37, 72, 168, 169
血液型判定 327
血液酸素含量 88
血液製剤 389
血液脳関門 404
血液濃縮状態 336
血管拡張薬 180
血管収縮 186, 298
血管収縮薬 276
血管迷走神経反射 110, *181*, 251
血算 233
血小板 *257*, 390
血小板減少症 258, 384
血小板数 389
血小板濃厚液 233, 388, 390
血清アルブミン 385
血清クレアチニン 270
血清ビリルビン値 385
血糖値 97, 204
　── のコントロール 201, *244*, 369, 370, 407
　── の測定 242

こ

コールドサインテスト 287
コカイン 276
コミュニケーション 78, 94
コルチコステロイド *12*, 400, 404
コルチゾール 244, 380
コンパウンドA 36, *86*, 155
誤嚥 263, 283, 329, *331*
誤嚥性肺炎 329
股関節全置換術 206
呼気終末二酸化炭素分圧 93, 123, 152, 261, 369, *375*
呼気終末陽圧 316
呼気弁 *50*, 153
呼気予備量 313
呼吸バッグ 50, 51
呼吸回数 *124*, *302* (小児), 354
呼吸器系 28
呼吸器系の術前評価 28
呼吸商 90, 121, 335
呼吸性変動 336
呼吸中枢 *84*, 231
呼吸抑制 *80*, 168, 205, 231, 289, 293, 373
降圧薬 54, 228
降圧療法 402
高位脊髄くも膜下麻酔 285, 398
高血圧 53, 369
　── の術前管理 54
　── の術前評価 58
高血糖 *203*, 244, 247, 371, 407

高次脳機能低下 346
高浸透圧性昏睡 371
高体温 191
高二酸化炭素許容 261
高二酸化炭素症 95, 97, *156*
高比重ブピバカイン 291, 292
高齢者 346
効果部位オピオイド濃度 157
口蓋弓 24
口蓋垂 24
口腔外科 275
口腔内吸引 339
交感神経系 253
　── 遮断 254, 289
交差適合試験 328, 399
抗凝固薬 202, 210, *256*
抗凝固療法 206, 207
抗血小板薬 *256*, 267, 272
抗血小板療法 272
抗血栓療法 273
甲状切痕-オトガイ間距離 24
甲状腺クリーゼ 191
甲状腺機能 262
甲状腺疾患 32, 262
甲状腺手術後の合併症 263
喉頭蓋 145
喉頭鏡 115, *126*, *144*, 409
喉頭鏡ブレード *126*, 136, 362, 363
喉頭展開 *145*, 309, 330
硬膜外オピオイド 235
硬膜外カテーテル 207, *258*, 351

硬膜外腔 215, *219*, *259*, 350
硬膜外血腫 207
硬膜外鎮痛 354
硬膜外麻酔 95, 97, 205, 211, *216*～*223*, 256, 259, 290, 373
　── の禁忌 258
　── の実際 216
　── の穿刺部 218
硬膜外麻酔併用全身麻酔 199, 202, 224
肛門の手術 200
絞扼性イレウス 329
骨盤高位 152
混合静脈血酸素飽和度 90
困難気道 393
　── への対処アルゴリズム 394

さ

サーフロー® 留置針 65
サインアウト 78
サインイン 78
サドルブロック 200, 288
サリンヘス® 296
差し歯 116
坐位 178
嗄声 167
最高気道内圧 310
最小肺胞濃度 *34*, 72, 106, 169
最大吸気 339
細胞外液系輸液剤 39
酢酸リンゲル液 39
酸塩基平衡 335, 375
酸素 41, 75, *86*
　── に関する主な指標 90
　── の流量 41, 46
酸素フラッシュ 49
酸素ボンベ 46
　── の圧の確認 42
　── 容量 42
酸素マスク *104*, 341
酸素運搬量 90
酸素化 97, 334, 373
　── の障害 315
　── のチェック 19
酸素解離曲線 77, 91
　── の右方シフト 77, *91*
　── の左方シフト 77, 187
酸素供給圧 47
酸素消費量 86, 281
酸素中毒 75
酸素投与量 87
酸素濃度計 49
酸素備蓄量 88, 91
酸素分圧 90
酸素飽和度 88
酸素流量 104
産科危機的出血への対応ガイドライン 398
残気量 313
三方活栓 136, *140*

し

ジクロフェナク 101
シバリング *186*, 192, 193
ジピリダモール 257
ジフェンヒドラミン 191
シャント効果 311
ショック 399
シリンジポンプ 130
シロスタゾール 257
子宮の左方移動 286, 291, 295
子宮血流量 282
子宮収縮 282
子宮収縮薬 297
子宮胎盤循環 296
死腔 376
死腔換気比 377
死腔換気量 124, *376*
自己回収血 231
自己血回収装置 231
自己血貯血 201, 231
自己血輸血 231
　── の方法 238
自己紹介 10
自己調節能 214, 226, *229*
自然気胸 349
自動血圧計 319
自発呼吸 *71*, 76, 81, 156, 162, 394, 414
視神経 320
持続硬膜外鎮痛 202
指導医 418
耳鼻咽喉科の手術 265
脂肪製剤 214
脂肪肉腫 317
痔瘻手術 288
膝関節全置換術 206
失明 167, 320
主試験 328
手術のストレス 371, 380
手術のリスク 242
手術の安全性 80
手術室 20, 185
手術室入室 61
手術侵襲 188
手術台 265, 317
手術部位と麻酔法 198
手術申し込み 8
収縮期血圧 85, 178
周術期の高体温 191
周術期管理 5

周術期管理計画　4
周術期血圧上昇　*92〜97*
周術期血圧低下　180
周術期高二酸化炭素症　156
修正 Bromage スケール　288
修正 V_5 誘導　245
重炭酸リンゲル液　*39*, 247, *386*, 407
出血　180, 231, 262, 263, 317, ***388***
出血傾向　256, 258, 277
出血性ショック　399
出血　231, 385, 388
術後せん妄　346
　── の危険因子　347
術後悪心・嘔吐　***119***, ***120***, 167
　── のリスクスコア　120
術後回診　165, 240
　── における注意点　167
術後管理　4
術後鎮痛　98, 114
術後鎮痛法　108
術後認知機能障害　346
術後肺合併症　52, 60
術後返血　238
術式　264
術前に中止すべき薬剤　228
術前の気道評価　108
術前管理　4
術前血算　324
術前腎機能の評価　369, 371
術前絶飲時間　301
術前絶飲食ガイドライン　300

術前中止薬　52, 54, 201, *228*, 370
術前投与薬　52
術前評価項目　27
術前面接　10
術中回収血　231
術中管理　4
術中血圧上昇　92, 97
術中低体温　182
潤滑ゼリー　42, 276, 303
循環のチェック　19
循環系合併症発生率　243
循環血液量　88, 234, 282 (妊婦), 323
　── 不足　336
純酸素　318, 354, 356
　── 吸入　334
徐脈　252, *253*, 284, 289, 410
　── の鑑別診断　250
　── の原因　253, 254
　── の対応　255
昇圧薬　95, 97, ***132***, 227, 291
消化器系の術前評価　31
上肢の手術　198
上腹部の手術　199
照射赤血球濃厚液-LR　389
照射濃厚血小板　389
小児　300, 360
　── における薬物投与量　366
　── のバイタルサイン　302
小児緊急手術　360
小児麻酔　300, 360
小児用枕　301
静脈カテーテル　321
静脈還流　178

静脈還流量　266, 336
静脈血酸素分圧　90
静脈血栓塞栓症　206
　── の発生率　208
　── の予防　209
静脈穿刺　64
静脈内区域麻酔　198
静脈麻酔薬　68, 330, 406
　── による導入　68
静脈路確保　61, *64*, 136, 138, 320
睫毛反射　175
食道温　182
食物アレルギー　21
心イベント発生率　270
心筋虚血　179, 242, 246
心係数　387
心血管系の術前評価　29
心室中隔欠損症　361, 368
心臓リスク　243
心臓交感神経　289
心停止　285, 398
　── の原因　398
心電図　64
心電図電極　175, 264, 318
心電図誘導　242, 245
心毒性　213
心内膜炎　361
心拍出量　281, 345
心拍数　29, 249, *253*, 283 (妊婦), 295, 302 (小児), 345
　── の決定因子　254
　── 減少　253
　── 増加　168, 298
心房細動　*252*, 259, 267, 268, 273
心抑制　181

腎機能障害 270
腎臓の術前評価 31
腎毒性 36, 155
腎不全 203
神経ブロック 198, 200
神経筋モニタリング 379
神経系の術前評価 30
神経刺激装置 381
神経軸麻酔 256
神経軸麻酔法 290
深呼吸 373
深部静脈血栓症 206
人工呼吸 148
人工呼吸器 51, 310
　──の設定 124, *148*
人工膠質液 296
人工鼻 157, *163*, 182
新鮮ガス流量 49, 73, 86
新鮮凍結血漿 *389*, 391
迅速導入 324, *330*
身体所見 23
浸透圧利尿薬 405
診療録 5
　──の確認 8

す

スープレン® 170
スガマデクス 157, 159, *160*, 235, 332, 391, 396
スキサメトニウム 191, 330, 408, 409, *411*
スタイレット 137
ステロイド *380*, 381
ステロイドカバー 379
ステント 267, 272
ストレス 380
ストレス反応 407
ストレッチャー 317
スルホニル尿素薬 203, 370

頭蓋底骨折 277
頭蓋内コンプライアンス 402
頭蓋内圧 401
　──亢進 95, 258
頭蓋内病変 402
頭痛 289
髄液漏 277
水素イオン濃度 77, 91
睡眠時無呼吸症候群 307

せ

せん妄 346
セボフルラン *34*, *36*, 72, 73, 101, 173, 235, 302
セロトニン症候群 191
整形外科手術 209
精巣捻転 360
声帯 145
声門 145
声門上器具 *14*, 33, 37, 261, *394*
正中法 349
制吐薬 117
成分輸血 391
生理学的死腔 376
生理食塩液 39
脊髄 219, 259, 285
脊髄くも膜下麻酔 95, 199, 256, *258*, *284*, *287*, 290, 291
　──の禁忌 258
　──の合併症 289
脊髄縦断図 219, 259
脊椎の手術 200, 317
脊椎穿刺 284
脊麻　⇨脊髄くも膜下麻酔を見よ
脊麻後頭痛 167, 285, *289*, 294

脊麻高 296
脊麻針 295
絶飲食ガイドライン 301
赤血球濃厚液 328, 338, *388*
舌根 145
線維束性攣縮 410
仙骨硬膜外腔 304
仙骨硬膜外麻酔 200, *300*, 303, 305
仙骨裂孔 300, 304
仙尾靱帯 304
前酸素化 *68*, 308, *330*, 332, 386
前投薬 25
穿刺針の持ち方 322
全身性炎症反応症候群 188, 191
全身麻酔 *198*, 264, 307, 409
　──の維持 169
全静脈麻酔 *125*, 131, 200, 350, 406
喘息　⇨気管支喘息を見よ
喘鳴 12
蠕動運動亢進 205
浅麻酔 95
繊毛運動 162
専門医 418
専門医試験 418

そ

ソーダライム 86, 97, *122*, 151, 154, *155*
鼠径ヘルニア 300
鼠径靱帯 221, 274
鼠径部の手術 200
挿管困難 24, 393
　──の既往 27
　──の要因 24
臓器血流量の自己調節 214, 226, *229*

側臥位　211
速効型インスリン分泌促進薬　203
速効性インスリン　371

た

ターニケット　*85*, 92, 97, 303, 412
ターニケットペイン　93
ターニケット痛　85
タイムアウト　78
タキフィラキシス　226
ダビガトラン　273
ダブルルーメンチューブ　353
蛇管　61
第Ⅱ誘導　64
体位　177, 181, 216
体位変換　133, 172, *318*, 354, 375
体温　91, 183
　——のチェック　19
　——の再分布　188
体温上昇　188, 327
体温設定ポイント　189
体温喪失の機序　183
体温中枢　184
体温調節機構　182
体温低下　189
　——防止　230
体血管抵抗　345
胎児　281
　——の高血糖　286
胎児心音　296
胎盤娩出　297
代謝性アシドーシス　336
大豆アレルギー　21
大腿動脈　274
大腿内転筋群　269
大動脈圧迫　282
大動脈遮断　95

脱水　371
卵アレルギー　21
短時間作用性オピオイド　45
弾性ストッキング　208

ち

チアミラール　67
チエノピリジン　272
チオペンタール　*67*, 363, 365, 406, 408, *409*
チクロピジン　*257*, 272
チラージン®　379
中央配管　39, *47*
中止薬　52, 54, 201, *228*, 370
中心静脈圧　402
中枢化学受容体　84
昼食交代　325
貯血式自己血貯血　238
腸骨稜　217
長時間作用性経口血糖降下薬　207
聴診　353, 365
調節呼吸　156
超短時間作用性オピオイド　128
鎮静薬　307
鎮痛効果　111
鎮痛薬　111

つ

椎間　218

て

テオフィリン徐放製剤　12, 17
デキサメタゾン　*117*, 120, *381*, 400, 404
デクスメデトミジン　193

テストドーズ　205, 216, *220*, 223, 306, 373
テスト肺　50
デスフルラン　*72*, 168, *173*, 312
テタヌス刺激　381
デルマトーム　*222*, 287, 306
低カリウム血症　371
低カルシウム血症　262, 263, 389
低換気の害　157
低血圧　54, *179*, 205, 211, 224, *284*, 400
低血糖　95, 207, 244, 286, 371
低酸素　357
低酸素血症　75, *83*, 95, 308, 357
低酸素症　106
低酸素性肺血管収縮　347, 349, 356, *359*
低体温　182, 189
　——の悪影響　190
低二酸化炭素症　158
低分子ヘパリン　258
低用量未分画ヘパリン　207, 208, 210
帝王切開　290
抵抗消失法　215, 216, *220*, 350
滴定　196
電解質輸液　39
点滴　64
　——の速度　81, 362
点鼻　276

と

ドパミン　324, *336*, 342, *344*
ドパミン受容体　337

ドブタミン　344
トラマドール　193
トリプターゼ　400
トレンデレンブルグ位　134
ドロペリドール　117, 141
ドロレプタン　120
頭頸部手術　264
頭高位　288
頭低位　121, 152, 288
頭部の手術　198
頭部後屈　68
橈骨動脈　178, 321
糖尿病　201, *203*, 244, 270, 370
　―の三大合併症　203
　―の術前評価　203
糖尿病神経症　203, 237
糖尿病腎症　203, 237
糖尿病性ケトアシドーシス　371
糖尿病網膜症　203, 236, 237
動脈カテーテル　317, 334, 370
　―挿入　321
動脈圧波形　322, 336, 374
動脈血液ガス分析　334
動脈血酸素含量　90, 356
動脈血酸素分圧　90
動脈血酸素飽和度　90
動脈血二酸化炭素分圧　81, *84*, 121, 122, *124*, 156
　―の上昇　124
動脈硬化　58, 203
動脈塞栓　322
等容積性血液希釈式自己血輸血　238

な

ナファゾリン　275
ナプロキセン　101
内臓牽引　251
内筒針　322, 374
内分泌系の術前評価　32

に

二腔気管支チューブ　347, *352*, 353
二酸化炭素　41, *121*, 133, 156
　―の排泄量　121
二酸化炭素応答の低下　81
二酸化炭素吸収剤　155
二酸化炭素吸収装置　49
二酸化炭素再呼吸　124
二酸化炭素産生量　121
日本麻酔科学会　398, 418
乳酸リンゲル液　39
乳歯　361
入室　61
妊娠性糖尿病　283
妊婦　281
　―における生理学的変化　283
認定医　418

ね

ネオシネジン®　227
ネオスチグミン　253
熱産生　189
熱喪失　189
粘膜下挿入　277

の

ノルアドレナリン　343, 344
脳灌流圧　401

脳外科手術　401
脳血管障害　270
脳梗塞　273
脳症　385
脳脊髄液　295
脳低体温療法　187
脳波　115

は

バーボタージュ　295
バイタルサイン　61
バッキング　160, 265, 331
バニラエッセンス　302
パルスオキシメータ　*63*, 259, 303
馬尾症候群　289
肺活量　163
肺気量分画　314
肺血栓塞栓症　206
肺血流量　376
肺線維症　315
肺体血流比　368
肺内右→左シャント　386
肺胞　158
　―の内容　157
肺胞換気量　122
肺胞換気量　*121*, 122, 124, 156, 281
　―の減少　124
肺胞気式　90, 158, *335*
肺胞気内の水蒸気圧　335
肺胞虚脱　163
肺胞酸素分圧　90
肺胞動脈血酸素分圧較差　90, 335
配管の色　41
敗血症　258
抜管　161, 192, 339, 392
　―の基準　341

針刺し事故 136, 232, 386
針捨て 140
反回神経麻痺 262, 263
反跳性高血圧 228
反応性充血 94
半閉鎖回路 73

ひ

ビーチチェア 177
ビグアナイド薬 204
ヒスタミンH_1拮抗薬 400
ビデオ喉頭鏡 310, 394
ヒドロコルチゾン 381
ビリルビン 385
ピンプリックテスト 287
ピンプリック法 222
ピン方式 39
引き継ぎ 326
鼻カニューレ 104, 329
鼻粘膜 276
非ステロイド性抗炎症薬 15, 101
非心臓手術 243
日帰り麻酔 169
泌尿器科手術 267
皮膚壊死 337
皮膚紅潮 400
肥満 307
頻脈 400

ふ

ふるえ 186, 192, 193
フィブリノゲン値 390
フィブリノゲン濃度 389
フェニレフリン 132, 227, 291, 296, 366
フェンタニル 20, 45, 67, 113, 116, 205, 235, 253, 291, 292, 372

フェンタニルクエン酸塩 45
フォンダパリヌクスナトリウム 207, 210
ブドウ糖 39
ブドウ糖加酢酸リンゲル液 39
ブピバカイン 212, 285
ブラ切除術 349
ブリーフィング 78
フリーラジカル 89
ブリディオン® 159, 160
プリビナ® 276
フルストマック 324
—— 患者の緊急手術 329
フルルビプロフェンアキセチル 99
プレゼンテーション 53
プレドニゾロン 379, 381
フロートラック™ 323
フロートラック™センサー 323
プロゲステロン 282
プロスタサイクリン 282
フロセミド 404
プロトロンビン活性値 385
プロトロンビン時間 389
プロプレス® 54, 202, 369
プロポフォール 408
プロポフォール 21, 33, 35, 43, 67, 97, 125, 130, 151, 253, 331, 362, 406
—— のTCIポンプへの準備 130

プロメタジン 120
不安定凝固因子 233
不規則抗体 238, 327
不整脈 179, 298
不適合輸血 232
腹臥位 317
腹腔鏡下手術の麻酔 134
腹水 386
副交感神経系 253
副甲状腺機能低下 263
副腎 95, 378, 380
副腎皮質刺激ホルモン 380
物理的死腔 376
分時換気量 87
分娩 282

へ

ベアーハガー™ 183
ベアメタルステント 268
ベイスン® 370
ベチジン 113, 192, 193, 235
ヘッドアップ 266, 313, 405
ペニシリンアレルギー 109
ヘパリン 208, 231, 257
ヘパリン持続静注 256, 273
ヘモグロビン 88, 356
ヘモグロビンA1c 204
ヘモグロビン値 90, 234, 282(妊婦), 338, 388, 389
ベローズ 51, 148
ペンシルポイント針 290
ペンタゾシン 193

平均血圧 68, 179, *226*, 402
米国麻酔科学会 393, 398
閉鎖孔 274
閉鎖神経 269
閉鎖神経ブロック 267, 269, 274
返血 231

ほ

ボアズイユの法則 321
ホースアセンブリ 47
ホスオジエステラーゼ (PDE) Ⅲ阻害薬 343
ポストラウンド 240
ポップオフ弁 49
ポプスカイン® 212, 221
ボルベン® 296, 407
ボンベの色 41
補助ボンベ 46
膀胱充満 95, 97
膀胱穿孔 269
傍正中法 349

ま

マスク 301
マスク換気 331, 381, *395*, 396, 406
マッキントッシュ型 362
マックグラス™ 309, *310*, 332, 393
マランパチ分類 24
マンニトール 404, 405
麻酔の承諾書 25
麻酔カート 396
麻酔ガス排除装置 51
麻酔維持 *92*, 168, 230
麻酔域 214
麻酔科医 4, 79, 196, 416

麻酔科研修 1, 3
麻酔科専門医 418
麻酔科標榜医 418
麻酔合併症 165, 398
麻酔管理 6, 196, 327
麻酔関連偶発症 398
麻酔関連偶発症例調査 285, 398
麻酔器 40
　― の位置 265
　― の構造 40
　― の始業点検 38, *46*
麻酔後回復室 23, 104, 186, 192
麻酔高 95, 284, 285, *287*, 296
　― のチェック 221
　― の調整 288
麻酔導入 66
　― に用いる薬物 67
麻酔法の選択 195, 198
麻酔申し込み 8
麻酔薬 33
　― の禁忌 33
　― の誤投与 398
　― の適応 33
麻薬による呼吸抑制 80
前歯 365
枕 265, 301, 374
末梢化学受容体 84

み

ミダゾラム 68, 300
ミニトラック 331
ミルリノン 343
未分画ヘパリン 207, 258
水中毒 298
脈波 259

む

無気肺 357
無痙攣通電療法 408
無呼吸 308, 332
無症候性心筋虚血 244

め

メチルエルゴメトリン 299
メチルプレドニゾロン 381, 400
メトクロプラミド 117, 120
メピバカイン 205, 212
迷走神経刺激 254
迷走神経反射 251

も

モニター 19
モルヒネ *113*, 205, 235, 291, 292
申し送り 325
目標血漿濃度 130
目標効果部位濃度 130
門歯 147
門脈 387
門脈圧亢進症 385, 387

や

ヤコビー線 *218*, 293
薬剤溶出性ステント 268
薬物の投与量 195
薬物相互作用 195
柳原法 383

ゆ

輸液剤 39
輸液・輸血過剰投与 95
輸液管理 371, 407
輸血 201, 328, *388*

輸血
　——のトリガー値　389
　——の効果　230
　——の方法　230
　——の目標値　388
輸血加温器　233
輸血効果の予測　233
輸血準備　324
輸血療法　384
有効肺胞換気量　377

よ

予想出血量　324
予定帝王切開術　291
溶血　327
溶存酸素　88
用手換気　162
用量調節ワルファリン　210
用量調節未分画ヘパリン　210
腰部硬膜外麻酔　211
四連刺激　382
四連反応比　339

ら

ラシックス®　404

ラテックス　400
ラテックスアレルギー　109
ラリンジアルマスク　14, *69*, *260*, 394
　——のサイズ　260
　——挿入　69
ランジオロール　413

り

リーク　61, 365
リークテスト　49
リザーバーバッグ　51
リスクの層別化　242
リズム治療　273
リドカイン　205, *212*, *213*, 218, 366
利尿薬　228, 404
硫酸マグネシウム　193
留置針　65
両側肺換気　357
輪状甲状軟骨の挙上　146
輪状甲状膜　331
　——切開　393
輪状軟骨　331
　——圧迫　330

れ

レート治療　273
レベルチェック　296
レボブピバカイン　205, *212*, *213*
レミフェンタニル　97, 125, 126, *128*, *129*, 253, 261, 362, 407
　——の投与量　129

ろ

ロイコトリエン受容体拮抗薬　12
ロクロニウム　*131*, *143*, 330, 362, 396
ロタメータの色　41
ロックアウト時間　112
ロピオン　98, *99*
ロピバカイン　205, *212*, *213*, 351
肋間神経ブロック　350
肋間神経麻痺　205

わ

ワルファリン　208, 252, *256*, *257*, 273
腕神経叢ブロック　198

著者プロフィール

稲田 英一（いなだ・えいいち）

順天堂大学医学部麻酔科学・ペインクリニック講座主任教授

1980年	東京大学医学部医学科卒業
1984年	Massachusetts General Hospital (MGH) 心臓麻酔臨床および研究フェロー
1985年	MGH麻酔助手、ハーバード大学医学部講師
1997年	帝京大学医学部麻酔科学講座教授
2004年	現　職

みんなの麻酔科学

2015年3月23日　第1版

著　者	稲田 英一
発行者	稲田 誠二
発行所	株式会社 リブロ・サイエンス
	〒163-8510　東京都新宿区西新宿2-3-3
	KDDIビル アネックス2階
	電話 (03) 5326-9788
印　刷	株式会社ルナテック

©LibroScience, 2015
ISBN978-4-902496-51-2
Printed in Japan

落丁・乱丁は小社宛にお送り下さい。
送料小社負担にてお取り替えいたします。
定価はカバーに表示してあります。